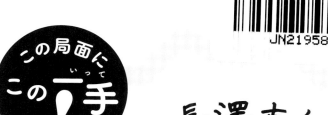

この局面にこの一手！

Dr.長澤直伝！
番外編
腎生検・腎病理の定跡

監修
佐藤 博
東北大学名誉教授

著
長澤 将(たすく)
東北大学病院 腎臓・高血圧内科

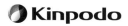

監修のことば

　学生時代は「薬理学」や「生理学」に興味を持つ一方で、「病理学」が大の苦手であり、顕微鏡実習がその最たるものだった。とりわけ腎病理においては「膜性腎症」や「膜性増殖性糸球体腎炎」などの専門用語をまったく理解できず、「暗中模索」の状況を強いられた。そういう私が後に腎生検病理に深く関わることになったのだから、世の中は分からない。

　当然のことながら腎臓内科入局後も腎病理には苦労させられた。しかし、当時の研究室内には「ずぶの素人」でも何とか拾い上げてくれる「マンツーマン・システム」が構築されており、私の場合も、上司にあたる古山隆先生や斉藤喬雄先生から「組織読みのノウハウ」を手取り足取り教えていただいた。さらに、当時「腎生検診断の神様」的存在であった坂口弘先生（慶応大学病理学教授）から直接ご指導をいただく幸運にも恵まれた。

　このような経験を振り返ってみると、腎病理を効率よく理解するためには、テキストを読んだり講義を受けたりするだけの受動的学習のみならず、実際に顕微鏡を挟んで上級医と「ディスカッション」しながら経験を深める能動的学習が必要に思える。

　今回、長澤将先生が書きあげた『この局面にこの一手！　Dr.長澤直伝！　＜番外編＞　臨床で役立つ！　腎生検・腎病理の定跡』は、この能動的学習を誌上で可能にした画期的な指南本である。これまでの「Dr.長澤直伝！」シリーズと同様、主人公として新人医師の古賀先生が登場し、ハカセ先生との対話を通じて、一つ一つ小さな階段を登るかの如く、着実に「腎病理」の真髄に踏み込んでいく内容になっている。読者の方々も、何気なく読み進めるうちに、いつのまにか腎病理の面白さに引き込まれていくのではないだろうか。本書は「腎生検組織読み」の入門書として最適のガイドブックになること請け合いである。

2024年11月
東北大学名誉教授
佐藤　博

はじめに

腎臓内科の長澤 将です。

　この度は『この局面にこの一手！　Dr.長澤直伝！　＜番外編＞　臨床で役立つ！　腎生検・腎病理の定跡』を上梓できたことを嬉しく思います。

これまでの3冊に出てきた古賀先生が腎病理を習いに行くという形でスピンオフとして書き上げました。編集部から、ぜひ腎病理の本を、というお声がけをいただいていたのですが、しばらくどうしようか悩んでおりました。むしろ、腎病理の本を書くつもりは全くありませんでした。なぜかといえば腎臓学会に行けば分かると思いますが、腎病理になると煩型というか一言居士がたくさんいて、その人たちと対峙するとなると非常に気が重かったからです（腎病理というのはあまり市場が大きくないために、売り上げ的にも心配な面もありましたし）。

若手の腎臓内科と話す機会が増え、「腎病理がよくわからない」という声を耳にする機会が増えました。話を聞いていくと、どうしても形態学的なパターン認識にとらわれすぎており、病気の成り立ちに対する理解が十分でないなと気付きました。

私の腎病理の師匠である佐藤博先生が退官の際に、ご自身の講義資料をUSBメモリに入れて渡してくれました（私だけでなく関係者みんなにです）。私は2003年卒ですので4年生の腎臓内科の講義（当時は第二内科というくくりでしたが）の資料（およびそれ以前の講義の資料から最後の講義まで）が入っていました。しばらく机の中に眠っておりましたが、アーカイブをしていた際に、「そうだ！　佐藤博先生から習ったことを後世に残そう！」と急に思い立ったのが、本書を書き始めたキッカケです。

東北大学腎臓・高血圧内科にある30,000件弱ある腎生検の検体（一部は2011年の東日本大震災で散逸していましたが）から教育的なものや貴重なものをピックアップし、数千に及ぶ電顕写真は一度電子化して（4か月以上かかりました）、そこから選りすぐりの画を本書の中に入れました。どうしても珍しい病理像に目が行きがちですが、病理学的な所見、それに至る病態について、できる限り分かりやすく解説しました。たくさんの名著がある腎病理の分野ですが、本書を読んでいただけると、名著をより理解しやすくなると思います。

長い間当科で腎病理に関わる仕事をしてくれた金須清美様、最近腎病理をつくってくださっている加羽澤慧様、奥底からプレパラートを出してくださった高橋智子様、また、本書のお声がけいただいた金芳堂編集部の黒澤健様、4冊連続で担当してくださった「恥ずかしがり屋の熊さん」（名前の由来はオレンジ本をご覧ください）、私をはじめ古賀先生、里見先生の絵、今回はハカセ先生を生み出して、本書の素敵なデザインを描いてくださったnaji designさんにこの場を借りて感謝を申し上げます。

いつもは「7回読んでいただき……」ということが多いですが、本書に関しては長く手元に置いていただき、ことあるごとに読み返していただければと思います。なかなか腎病理の本が重版されないことを考えると、読む用に1冊、保存用に1冊の最低2冊は買っていただければと思います。

2024年秋

長澤　将

目次 contents

監修のことば……i
はじめに……ii

プロローグ ……………………………………………………………………… 1

第 1 局 腎病理診断に進む前の知識 …………………………… 5

その 壱 ハカセ先生と対面 …………………………………………………… 6
その 弐 染色の話 ……………………………………………………………… 10
その 参 免疫染色01 …………………………………………………………… 13
その 四 免疫染色02 …………………………………………………………… 16
その 五 免疫染色03 …………………………………………………………… 20
その 六 IgG ……………………………………………………………………… 23
その 七 補体、特にC3 ………………………………………………………… 25
その 八 C3の話 ………………………………………………………………… 28
その 九 IgAやIgMの話 ……………………………………………………… 31
その 十 免疫染色C1qとFib ………………………………………………… 34

第 2 局 腎病理はループス腎炎より始めよ！ ………………… 39

その 壱 最初に何から見るか？ ……………………………………………… 40
その 弐 前提の話（糸球体の数） …………………………………………… 41
その 参 慢性病変 ……………………………………………………………… 45
その 四 急性病変 ……………………………………………………………… 48
その 五 ループス腎炎の病型01 …………………………………………… 54
その 六 ループス腎炎の病型02 …………………………………………… 58
その 七 MPGN、TMAの話 ………………………………………………… 60
その 八 ループス腎炎まとめ、電顕 ……………………………………… 65

第 3 局 IgA腎症 ………………………………………………………… 71

その 壱 IgA腎症の総論 ……………………………………………………… 72
その 弐 IgA腎症の典型的な組織像 ………………………………………… 75
その 参 IgA腎症の分類 ……………………………………………………… 80
その 四 IgA腎症病理（個別の病変、糸球体） …………………………… 88
その 五 IgA腎症の個別の間質病変 ………………………………………… 98
その 六 IgA腎症電顕、そして素朴な疑問 ……………………………… 102
その 七 IgA腎症とIgA血管炎の違い …………………………………… 108
その 八 IgA血管炎の分類について ……………………………………… 111

iii

第 4 局　ANCA関連血管炎 ································· 117

その壱　ANCA関連血管炎の総論 ································118
その弐　ANCA関連血管炎の病理01 ·····························121
その参　ANCA関連血管炎の病理02 ·····························129
その四　ANCA関連血管炎のグレーディング ·····················133
その五　抗GBM抗体型糸球体腎炎 ······························136

第 5 局　膜性腎症 ······································· 139

その壱　膜性腎症の総論 ·······································140
その弐　膜性腎症のグレーディング ·······························145
その参　膜性腎症の予後 ·······································149
その四　PLA2Rについて ······································152
その五　膜性腎症の治療 ·······································154

第 6 局　IgG4関連腎臓病 ······························· 159

その壱　IgG4関連腎臓病 ······································160
その弐　IgG4関連腎臓病の特徴 ·································162
その参　真のIgG4関連腎臓病 ···································167
その四　IgG4関連腎臓病の浸潤細胞（および通常の間質性腎炎の話） ····171
その五　空胞化と泡沫化 ·······································179

第 7 局　腎硬化症 ······································· 185

その壱　腎硬化症の総論 ·······································186
その弐　悪性腎硬化症と良性腎硬化症 ·····························188
その参　腎硬化症の所見01 ·····································190
その四　腎硬化症の所見02 ·····································194

第 8 局　糖尿病関連腎臓病 ······························· 199

その壱　糖尿病関連腎臓病 ·····································200
その弐　糖尿病関連腎臓病の病理 ·······························202
その参　びまん性変化と結節性変化 ·······························206
その四　滲出性病変、係蹄の二重化 ·······························211
その五　Polar vasculosisとその周辺 ····························216
その六　糖尿病っぽい変化 ·····································220
その七　Remission and regression of DMN（diabetic nephropathy、糖尿病関連腎臓病）··········225
その八　結節性病変があれば糖尿病関連腎臓病でよいか？ ················232

第 9 局　MGRS（monoclonal gammopathy of renal significance）関連 ……237

その 壱　MIDD とその周辺 …………………………………238
その 弐　細線維構造 …………………………………………244
その 参　クリオグロブリン …………………………………253
その 四　LCDD、HCDD ……………………………………264
その 五　結節をきたす疾患 …………………………………272
その 六　MPGN という病気は存在しない …………………279

第 10 局　巣状分節性糸球体硬化症 ………………………287

その 壱　巣状分節性糸球体硬化症 …………………………288
その 弐　Diffuse podocytopathies …………………………290
その 参　一次性 FSGS について ……………………………293
その 四　FSGS の病理 ………………………………………297
その 五　IgG dusting ………………………………………301
その 六　電顕による podocyte effacement について ……307

第 11 局　電顕が診断のキーとなる疾患 …………………309

その 壱　電顕で診断できる腎疾患 …………………………310
その 弐　Alport 症候群、TBMD の電顕 …………………313
その 参　Alport 症候群の遺伝子など ………………………319

むすびに……326

索引……327
著者プロフィール……329

v

プロローグ

「古賀先生、もう少し病理を読めるようにならないとね……」

「すみません……一体どうやって勉強をすれば〜」

「そうねぇ、私が勉強した本のリストをメール送っておくから」

「わかりました！　確認して勉強します！」

〜〜デスクにて〜〜

「里見先生からのメールっと、あ、きてたきてた……」

古賀先生

腎病理の話です。まずは腎臓学会誌 2024 年 66 巻 5 号は（学会員だから当然）読んでいますよね？　しっかり勉強するには、
- Heptinstall's Pathology of the Kidney
- Silva's Diagnostic Renal Pathology
- Diagnostic Atlas of Renal Pathology, Practical Renal Pathology
- A Diagnostic Approach: A Volume in the Pattern Recognition Series

あたりがお勧めです。
- Renal Disease: Classification and Atlas

これは古い本でプレミアがついているのでちょっと手に入りにくいかも、でも 15,000 円も出せば買えます。
日本語ならば、とっかかりとして
- 〜所見を「読んで」「考える」〜臨床医のための腎病理読解ロジック 1〜3（中外医学社）
- 腎生検病理アトラス 改訂版（東京医学社）
- 腎生検診断 Navi（メジカルビュー社）
- 臨床のための腎病理　標本作製から鑑別診断まで（日本医事新報社）

これは手に入りにくいかもしれないけど
- 腎と透析 2017 年 82 巻 増刊号 腎生検・病理診断—臨床と病理の架け橋（東京医学社）

はお勧め。
何冊か読んだら
- なぜパターン認識だけで腎病理は読めないのか？（医学書院）

を読むと、頭の中が整理されると思います。

ある程度勉強が進んだら、
・腎生検からここまで解る臨床病態50症例（東京医学社）
・ジョーシキ！　腎病理診断エッセンシャル（南山堂）
電顕はこれがお勧め
・腎病理を学ぶすべての人のためのやさしい腎生検電子顕微鏡アトラス（医薬ジャーナル社）
・ジョーシキ！　腎生検電顕アトラス（南山堂）
あとは……いろいろあるけれど、このあたりを読めばそれなりにできるようになると思います。

里見

「どれどれ……本屋でも見てみるか。う……どの本も高い……あっ、里見先生からもう1通きている」

「追伸：医学書はお金をかけないと、身にならないからね」

「……。僕の反応をどこかで見ているのかな……さて、どうしよう」

〜〜ある日〜〜

「この日の外勤、ちょっと代わってもらえる？」

「いいですよ！　ちょうどお金が必要だったので」

「彼女に貢ぐの？」

「違います！　病理アトラスを買おうと思って。でもどれも高くてちょっと予算が……。里見先生には"自分で買わないと身にならないよ"と釘を刺されて、こんなメールがきたんですよ」

（携帯を見せる）

「ははは、里見先生らしいね。里見先生も医学書マニアだからね」

「で、勉強しようと思っているのですが、どれも2万円以上でちょっと大変なんですよ」

「なるほど、病理の本は持っておいたほうがいいね。貴重な症例が載っているし。まず重版されないから、あとで手に入らなくなる。ただ、お金をかけないでできる方法もあるよ」

「ホントですか？」

「ちょっと、時間はかかるけどね」

「どういうことですか？」

「僕の師匠がいるんだけど、朝時間取ってくれるのよ。朝6時くらいからだけど、これに30回くらい行けばある程度読めるようになるよ」

「……。やってみます！」

「じゃあ、連絡しておくから」

～～数分後～～

「というわけで、火曜日の6時にここに来て、だって」

「あのー、返事早すぎませんか？」

「うん。そういうタイプの先生、頭の回転もしゃべりもめちゃくちゃ速い。僕の知る限り、これまで出会った頭のいい人の3人には入るね」

「怖い先生ですか？」

「全然怖くないよ。とても良い先生。ラーメンと鮨が大好きな先生だね」

「あのー、お名前は」

「そうだね、博士、僕は"ハカセ師匠"って呼んでいるよ。学生時代からいろいろ教えてもらったからね。会ったらよろしくお伝えして」

「わかりました」

第 1 局

腎病理診断に進む前の知識

その 壱	ハカセ先生と対面	
その 弐	染色の話	
その 参	免疫染色01	
その 四	免疫染色02	
その 五	免疫染色03	
その 六	IgG	
その 七	補体、特にC3	
その 八	C3の話	
その 九	IgAやIgMの話	
その 十	免疫染色C1qとFib	

第1局 腎病理診断に進む前の知識

ハカセ先生と対面

腎病理は糸球体、間質、血管を読む

「ハカセ先生よろしくお願いします」

「ｱｰｷﾐｶﾞ ｺｶﾞ ｾﾝｾｲｶ、ﾅｶﾞｻﾜｾﾝｾｲｶﾗｷｲﾃｲﾙﾖ、ｼﾞﾝﾋﾞｮｳﾘｦﾖﾒﾙﾖｳﾆﾅﾘﾀｲ……ｿｳﾅﾝﾀﾞ。ｳｰﾝ、ｿﾝﾅﾆｵｼｴﾗﾚﾙｺﾄﾓﾅｲﾝﾀﾞｹﾄﾞ、ｳﾝｳﾝ、ｼﾞｬｱﾖﾝﾃﾞｲｺｳｶ」

> ※編集部より
> 極めて早口の登場人物のため、筆者の意向として、半角カタカナで伝えたいという希望がありましたが、諸事情により、通常の記載としております。筆者の意向を尊重して、ハカセ先生のセリフは4倍速で脳内再生していただければと思います。

「それでは古賀先生、これから参りましょう」

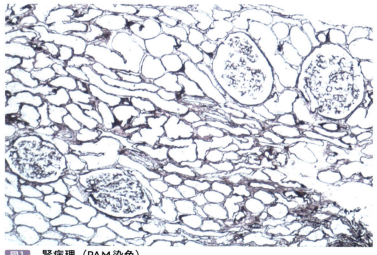

図1　腎病理（PAM染色）

「まず、何を伝えればよいでしょうか？」

「そうですよね。意外とそこですよね。まず、当たり前だけれど腎組織かどうかですね。たまに別の組織があったりします」

「そうなのですか？」

「まあ、数千例に一つくらいですね。明確なデータはあまり見たことがありません。稀に肝臓とか脾臓だったりします。まあ、それは例外としておいていいので、皮髄比はいかほどでしょう？」

「皮髄比？」

「皮質と髄質の割合です。7：3とか、6：4とかでよいですよ」

「7：3くらいでしょうか？」

「OKです。では次は、糸球体の数は」

「いち、にい、さん……23個あります」

「概ねOKですね」

「概ねとは？」

「糸球体の数って、プロが数えても合わないことがあります。そうですね、例えば、ここにあるような小さな切れ端の糸球体など数えましたか？」

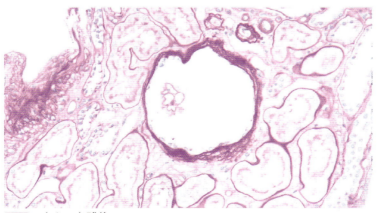

図2　小さい糸球体

「僕は数えました」

「こちらの、ボウマン囊がないような端にある糸球体はいかがでしょうか？」

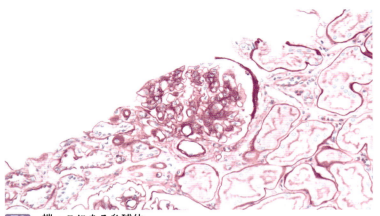

図3　端っこにある糸球体

「数えました」

「そのあたりが好みや癖が出るところです。厳密に言うと、ループス腎炎などでびまん性病変などを評価するとき、糸球体の50％以上以下、という話が出てくると困ります。そのあたりの話は追々にして、ではこちらは？」

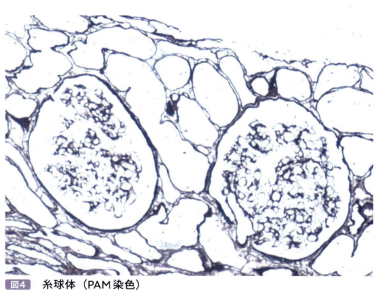

図4　糸球体（PAM染色）

「糸球体です」

「OK、これは？」

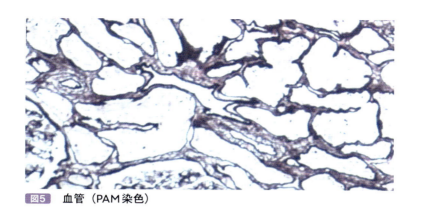
図5 血管（PAM染色）

「尿細管と血管です」

「OKです。強いて言えば血管はどのくらいのサイズですか？」

「50 μmくらいでしょうか」

「うん、よいですね。左側に20〜30 μmの血管もありそうですね。血管のサイズは血管炎の分類で必要になるので、そのうち解説しましょう。こちらは？」

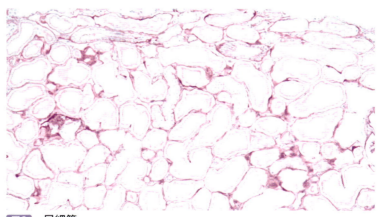
図6 尿細管

「尿細管です。近位か遠位かは自信がありません」

「うん、そのくらいできればレベル1ですね。では、1回目はこのくらいで次は染色の話にしましょう」

「ありがとうございました！」

第1局 腎病理診断に進む前の知識

染色の話

どの染色が何を見るのに適しているかを覚えましょう

「おはようございます」

「おはよう。じゃあ、今日も見てまいりましょう」

「一つ質問があります。よいですか？」

「どうぞ」

「いろいろな染色がありますが、これはどうやって見るんですか？（こんな質問をすると里見先生に怒られるだろうなぁ……）」

「そうですね。慣れれば何でもよいと思います。私はAzan染色から見ますが、腎生検で頻用される染色を並べるとこんな感じですね」

- ヘマトキシリン・エオジン染色（hematoxylin and eosin stain：HE染色）……病理の基本、核が見やすくなるため異形成の確認に頻用される、腎臓領域では浸潤細胞の種類（好中球、好酸球など）を見るために使う。核を青から紫、アミノ酸などを赤に染める。
- PAS染色（periodic acid Schiff stain）……糖タンパクを赤く染めるため、糸球体（メサンギウム細胞の増殖やメサンギウム基質の増加）などが見やすい。糸球体や尿細管基底膜、ボウマン嚢なども見やすい。この部分を通常はPAS陽性と呼ぶ。腎生検標本ではまずPASという人も多い。

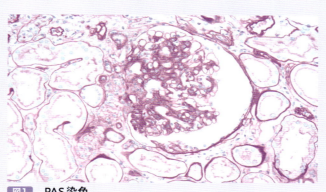

図1　PAS染色

- 鍍銀染色（periodic acid methenamine silver stain：PAM染色）……糸球体基底膜の観察用。そのうち出てくるが、基底膜の状態、断裂や二重化、スパイク形成、bubbling appearanceの観察などに適している。

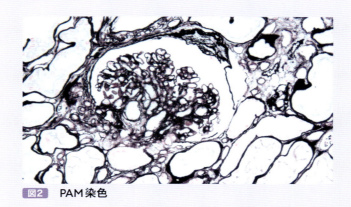

図2　PAM染色

- Azan染色（Azan-Mallory stain）……膠原線維を青で染めて、免疫グロブリンなどを赤色に染める。肝臓のマロリー小体に名前が残っている、Frank. B. Malloryが発明者のようです[1]。

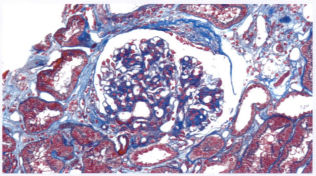

図3　Azan染色

- Elastica Masson染色（EM染色）……線維化を緑に染めるものの、Masson trichrome染色をしているところもある（むしろこちらが多数派かも）。このMassonはフランスの病理医のPierre Masson。3色なので"tri"と付いている。核をヘマトキシリンで黒く、ポンソーキシリジン、酸フクシンで細胞質を赤く、アニリン青で膠原線維を青く染める。Azan染色から進化した染色。

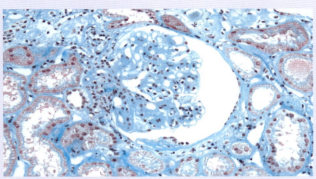

図4 Elastica Masson染色

「なるほど、そんな感じで見ているのですね、最初に何を見ればいいですか？」

「どうせ全部見ますから、どの順でもいいですよ」

「……。先生の見ている順を教えてください」

「私はまずAzan染色でざっと見ます。慣れればこれだけで糸球体に粗大な病変があるか、係蹄に何か沈着していないかがある程度わかります。その後PAS染色で糸球体のメサンギウムなどを見ます。そして係蹄に何かあると思えばPAM染色でしっかり見て、免疫染色で染色パターンを確認します。そして、EM染色で線維化の度合いをチェックします。間質性腎炎などで浸潤細胞のパターンをHE染色で確認、となるでしょうか？」

「わかりやすいですね。免疫染色については？」

「キリがいいので次回にしましょう」

参考文献

1) Rice Jr. JD, et al. The prognostic significance of so-called Mallory bodies in portal cirrhosis. JAMA Arch Intern Med. 1960; 105: 99-104.

第1局 腎病理診断に進む前の知識

免疫染色01

★★★

病型分類に必要

「ここでは、免疫染色なんですね」

「歴史的にそういうふうになりました。一般的には**免疫蛍光染色（immunofluorescence：IF）**のほうが**酵素抗体法（免疫ペルオキシダーゼ染色、immunoperoxidase staining：IP**の略語が使われることが多い）より感度が良いことになっていますね。私はマイクロウェーブによる賦活化や抗体の進歩で、IPでも遜色ないと思います。そしてIPでしかできない染色もまだまだあります。凍結切片でIFを行う人手の問題もありましたし。そのあたりは施設の事情などによるでしょう。良い凍結切片が作れないのであれば、IPは十分に選択肢に入ると思います。もちろん、パラフィン切片でIFということもできますし。以前はIF至上主義みたいな先生が学会にいましたが、最近はガミガミ言わなくなってきましたね。まあ、IPが絶滅危惧種だから相手にされないだけかもしれませんが……。この本ではIPで話していきましょう。IFの施設の方はIP≒IFと読み替えていただければと思います」

「国家試験ではIFだけで、病気を診断するというテクニックがありました」

「まあそれでいいと思いますよ。IFはパターンである程度の病名が決まりますから」

「IgGは染色がよくわからないです」

「IPはIgGが一番難しいですね。バックグラウンドが高めに出るから、特に糖尿病などでは非特異的に染まることが多いですし。**免疫染色で大事なのは分布と質的な記載**ですね」

「分布とは？」

「これは光顕でも言えますが、まずdiffuseなのかfocalなのか。これは検体の中の糸球体において、

> Diffuse（びまん性）……全体の領域の50％以上
> Focal（巣状の日本語訳があるが、英語のfocalのまま使われることが多い）……全体の領域の50％未満

という約束があります」

「なるほど」

「次にglobalかsegmentalかです。1つの糸球体において、

> Global（全節性）……1つの糸球体領域の50％以上
> Segmental（分節状）……1つの糸球体領域の50％未満

という約束もあります。ここがきちんと記載があると、病理組織レポートを見てわかりやすいですね。全節性硬化、global sclerosis（GS）は日本腎臓学会・腎病理診断標準化委員会、日本腎病理協会」が出している『腎生検病理アトラス』p.144の「表2 糸球体病変の定義」の脚注に「糸球体硬化に関しては全節性、分節性の定義が他の病変の場合とは異なり、全節性硬化とは糸球体の全体（少なくともほぼ全体）に及んだ場合をいうべきである、とあります。『腎生検病理診断取扱い規約』p.24の全節性硬化には「正常の係蹄は残存しない。線維化や硝子化、および高度の虚脱が分節性にあってもよい」となります。簡単に言えば完全に潰れている、となります」

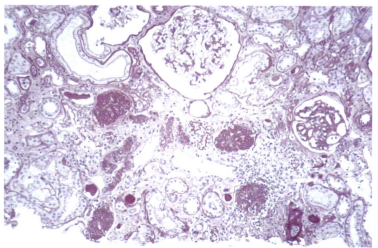

図1　Global sclerosis（PAS染色）。下方の4つの糸球体はGSととらえる。画面右側の糸球体は潰れかかっている印象

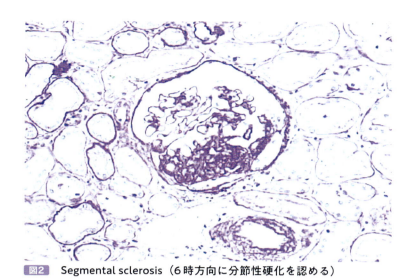

図2　Segmental sclerosis（6時方向に分節性硬化を認める）

「わかりました。微妙なときはどうするのですか？」

「かなり読み手の主観が入ると思います。臨床的にはdiffuseとして60％と80％であまり差がないと思いますが、印象として5％と45％は同じfocalに分類されても臨床像は結構差があると思います。また、他の糸球体の状態にも引っ張られていく印象があります」

「なるほど、ところでこの硬化部分を見ていくのですか？」

「いや、この硬化部分ではないところを評価する必要があります、次で解説しましょう」

第1局 腎病理診断に進む前の知識

免疫染色02

評価するべき係蹄の考え方

「免疫染色では硬化がないものを見ていくのが定跡となります。GS（global sclerosis）になっていない、私たちは潰れていない糸球体などと言いますが、そこの血流がよさそうな内腔が保たれた糸球体を見ることが前提になります。そうなると、次の 図1 の11時から12時方向はあまり適しません。5時方向などがいいかもしれません。そうなると 図2 のような糸球体を選んだほうがいいですね」

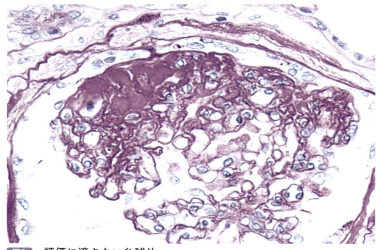

図1　評価に適さない糸球体

四 免疫染色 02

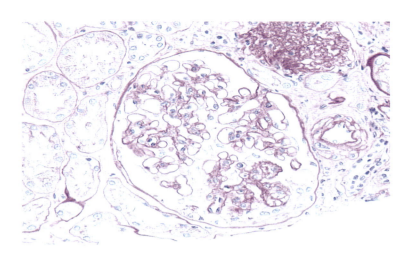

図2　評価に適した糸球体

「評価する糸球体の選び方がかなり重要ということですか？」

「そうとらえてもよいかと……。組織の状態にもよりますが、例えば血管極などは"くちゃくちゃ"とまとまっていることが多いのであまり評価には適していないと思います。また、内腔がはっきりしないような部分だと、メサンギウム領域と係蹄の区別がわかりにくいですし、沈着の種類も係蹄壁であればfine granular（微細顆粒）、coarse granular（粗雑顆粒）、linear（線状）の分類が不確かになります。他にも無構造な沈着などがありますが、これは"amorphous"とか"confluent"、"smudgy"などと英語で表記します」

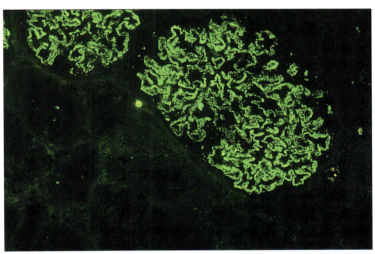

図3　IgG（fine granular pattern）のIFによる染色

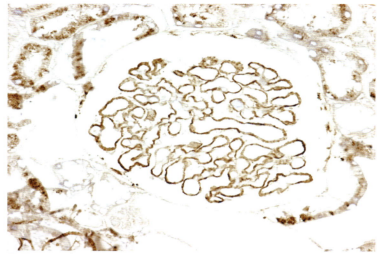

図4 IgG（fine granular pattern）のIPによる染色

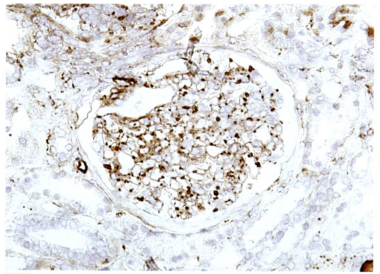

図5 Infection related glomerulonephritis（IRGN）におけるC3のcoarse granular deposit pattern

「こんなにいろいろあるんですか？」

「ここはそれほど難しくないですよ、慣れれば一瞬です」

「そうなんですね！　見ていないうちに言うのもアレなんですが、fine granularとcoarse granularって簡単に区別できるのでしょうか？」

「これは厳密に計測して大きさを測っているわけではないですが、ある程度数を見るとわかるようになります。Fine granularという場合はだいたい係蹄についていますね。検体が悪いとlinearと判断に困ることはあるかもしれません。Linearであれば、まずは

抗GBM抗体型糸球体腎炎ですね。糖尿病などはpseudo-linear stainingと呼びますが、この場合はボウマン嚢上皮、尿細管基底膜なども染まって、全体的に汚い印象の染色になります。このあたりが観察できると糖尿病かな？ という印象が高まりますね。Coarse granularは大きいし、密につかない印象ですね。Starry skyなんて呼ばれることもあります。Coarseといえば、やはり粗挽きの胡椒をまぶしたような印象で、fine granularは良い喩えがないですが、スノースタイルのカクテルみたいな感じですかね。基本的にはfine granularは上皮下沈着だろうなと思っています。厳密には電顕で観察する必要がありますが」

「スノースタイルがわかりません」

「今度、長澤先生にバーに連れてってもらってください。彼、お酒好きでしょ？」

「はい、でもウイスキーばかり飲んでいる気が……」

「そうかもしれないですね。ソルティドッグとかマルガリータとか雪国とかですかね」

「わかりました！」

1局　腎病理診断に進む前の知識

免疫染色03

メサンギウム沈着について

「それでは、係蹄のパターンは概ねgranularかlinearですね。ここでメサンギウム領域です。こちらは簡単で、解剖を意識しておくと、だいたいこんな感じの部分をメサンギウム領域と呼びます。英語で"mes－"と付くのは何々の間という意味があるようで、アンギウムというのはアンギなので、血管の間という意味ですね。メソポタミアとかもそういう意味があったと記憶しています。メスチーソ、メソアメリカなどもそういう意味があるかもしれません。いずれにせよこんな感じです。メサンギウム領域の尿腔側をパラメサギウムと呼びますが、立体的に考えると尿腔側ではない部分がないですよね。

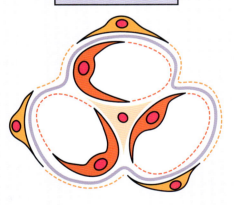

図1　メサンギウム領域。赤が内皮細胞、オレンジが上皮細胞、肌色の部分がメサンギウム領域（パラメサンギウム）

これがIgA腎症だとこんな感じに染まります」

五 免疫染色 03

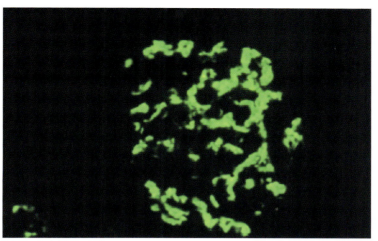

図2 IgA染色（IF）

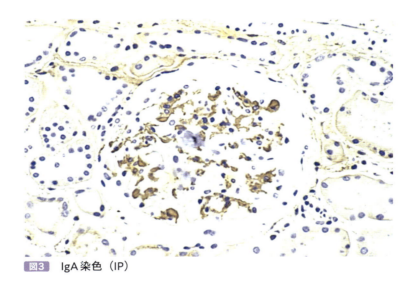

図3 IgA染色（IP）

「これはわかりやすいですね。メサンギウムか係蹄のどちらかしか染まらないのですか？」

「そんなことはないですよ。メサンギウム領域と係蹄の両方に染まることもあります。そのために、**どこに沈着しているか**を記載する必要がありますね」

「そのことで質問です。この免疫染色で−から4＋となっていますが、これには絶対的な決まりがあるのでしょうか？」

「これは絶対的ではありません。誰が見てもないものは−（ネガティブ）、誰が見ても明らかな場合は4＋、その間は適当に好みでつけています。本当にうっすらとついている場合には＋/−やtraceと言うことがあります。実際は他の染色と比べて、そうですね、例

えば、IgGとIgAを比べて、IgA腎症ならばメサンギウム領域にIgAが優位につくからというのを根拠に診断していく必要があります。ただし、ここは自分の知識というか先入観を持ちすぎないことが大事ですね。例えば、**抗GBM抗体型糸球体腎炎はIgGがlinearに染まる**ことが特徴ですが、**IgM型の抗GBM抗体型糸球体腎炎というケースレポートがあります**[1]。光顕を見るとcrescentic GN（半月体形成性糸球体腎炎）ということですから、病歴のRPGN（急速進行性糸球体腎炎）と併せてうまく診断したなと思います。ちなみにIgA型のanti-GBM型の糸球体腎炎という報告もあります[2,3]。国家試験では、膜性腎症はIgGが係蹄に顆粒状というのが典型例になりますが、こちらのようにIgA＞IgGの膜性腎症なんかも報告はあります[4]。このようにいろいろなパターンがあるので、教科書的な基本を押さえつつ、面白い症例を経験したら、症例報告に残しておくのがよいですね。長澤先生も指導してくれるでしょ？」

「はい、まず『「論文にしよう！」と指導医に言われた時にまず読む本』（中外医学社）を参考にして書いて、と言われます。そういえば2nd Editionが出たって宣伝していました」

「長澤先生らしいですね。それはさておき、基本のパターンを押さえておきましょう。ルーチンの染色は、IgG、IgA、IgM、C1q、C3c、C3d、Fibですかね。ここは施設によっていろいろありますよ。IgGから話していきましょう」

参考文献

1) Antonelou M, et al. Binding truths: Seronegative anti-GBM disease mediated by IgM anti-GBM antibodies. Kidney Int Rep. 2023; 8: 1117-1120.
2) Antonelou M, et al. Binding truths: Atypical anti-glomerular basement membrane disease mediated by IgA anti-glomerular basement membrane antibodies targeting the α1 chain of type IV collagen. Kidney Int Rep. 2018; 4: 163-167.
3) Borza DB, et al. Recurrent Goodpasture's disease secondary to a monoclonal IgA1-kappa antibody autoreactive with the alpha1/alpha2 chains of type IV collagen. Am J Kidney Dis. 2005; 45: 397-406.
4) Li B, et al. Idiopathic membranous nephropathy with solitary immunoglobulin a deposition: A case report and a review of the literature. Intern Med. 2022; 61: 2019-2025.

IgG

第1局 腎病理診断に進む前の知識

IgG

★★☆

いろいろな沈着をするのでバックグラウンドが高いことに注意！

「それではIgGですね。古賀先生、国家試験的にはいかがでした？」

「係蹄の顆粒状の染色は膜性腎症、前回までの話だとfine granularのパターンだったと思います。線状（linear）の染色は、抗GBM抗体型腎炎でした」

「免疫染色で明らかにそれが見られると診断に近づきますね。注意すべきは、他にもIgGが染まる疾患としては、下記の通りです」

- ループス腎炎は膜型であれば係蹄に granular
- Fibrillary GN では、べったり染まる

「いろいろあるんですね。Fibrillary GN って何ですか？」

「それはレア疾患なのでそのうちに。他にもありますよ。染まるのは糸球体だけではありません。次の通りです。

- 糖尿病性糸球体硬化症……pseudolinear pattern：糸球体基底膜にうっすら、尿細管基底膜も染まる。ボウマン嚢上皮も染まることがある
- BK virus nephropathyでは尿細管基底膜に染まることがある
- DDD（dense deposit disease）も尿細管基底膜が染まることがある
- ループス腎炎では umcomplicated vascular immune complex deposit が見られることがある

　他にはanti brush border antibody disease（ABBA）なんていうのもあります。これは近位尿細管やボウマン嚢にIgGがcoarse granularに染まります[1-3]。蛍光抗体法限定の話になりますが、リウマチ関係の疾患であれば、tissue ANA phenomenonや抗核抗体のパターンがある程度わかるという人もいます。こんな論文も読んでおくといいですね[4]」

「難しいです……」

「実はIgGが一番多彩で難しいですから」

「有意に染まっているって、どう判断するんですか？」

「そうですね。明確な基準はないですが、ふわりと空に飛んだ気分で俯瞰的に見て浮かび上がってるようだと2＋はあるかな、ととらえます。バックグラウンドと同じくらいだと有意な所見とは言いにくいですかね。このあたりは100例くらい見ればわかるようになりますよ」

「やっぱり、100例はいるんですね……」

参考文献

1) Dvanajscak Z, et al. Anti-brush border antibody disease (Anti-LRP2 Nephropathy) associated with lupus nephritis. Kidney Int Rep. 2020; 5: 1590-1594.
2) Murphy JD, et al. Clinicopathologic features of antibrush border antibody disease. Kidney Int Rep. 2023; 9: 370-382.
3) D'Agati VD. All about ABBA: New insights into anti-brush border antibody disease. Kidney Int Rep. 2024; 9: 197-200.
4) Chhabra S, et al. Tissue antinuclear antibodies in renal biopsies of patients with systemic connective tissue disorders. J Nat Sci Biol Med. 2015; 6: 279-280.

第1局 腎病理診断に進む前の知識

補体、特にC3

炎症カスケードの基本、押さえると病態がわかる

「次は補体にまいりましょう」

「あれ？ IgAじゃないんですか？」

「見る順番はそれでかまいませんが、病因について少し考えておいたほうが知識を整理できます」

「どういうことでしょう？」

「腎臓病の病因としてとらえたとき、次の4つになります」

- 免疫グロブリンと補体が同時に沈着する場合
- 免疫グロブリンだけが沈着する場合
- 補体だけが沈着する場合
- どちらも沈着しない場合

「はい、そうですね」

「それぞれ病気が思いつきますか？」

「膜性腎症は免疫グロブリンで、ループス腎炎は免疫複合体（immune complex：IC）が沈着するので免疫グロブリンと補体の両方でしょうか？」

「はい、そうですね。順番に整理しておくと、

免疫グロブリンと補体が両方（IC）沈着する病気
- ループス腎炎（lupus nephritis：LN）
- 感染後糸球体腎炎（infection related glomerulonephritis：IRGN）

などが挙げられますね。ループス腎炎では自己抗体の産生がメインの病態ですし、IRGNであれば外来抗原に対しての抗体産生なので、前者は免疫抑制の治療が必要になります。後者はそれほど必要ないかなと思うわけです。ただし、ループス腎炎は様々な抗体が作られるので、IgAとのIC、IgMとのICなども沈着することが多いので、いわゆる"full house pattern"になります」

「なるほど」

「それでは、免疫グロブリンのみが沈着する病気。ここは単クローン性の沈着ととらえたほうがよいですが、例えば下記になります。

単クローン性の免疫グロブリンが沈着する病気
・アミロイドーシス
・MIDD（monoclonal immunoglobulin deposition disease）
・PGNMID（proliferative glomerulonephritis with monoclonal immunoglobulin deposits）

ただし、PGNMIDでは補体もつくという説があります」

「ここ、全然わかりません」

「難しいですよね。あとでまとめるとして、先に進みましょう。

補体だけが沈着する病気
・C3腎症

などがあります。最後に、

どちらも沈着しない病気
・ANCA関連血管炎
・FSGS
・腎硬化症

などがあります。ちょっと長くなってきましたが、免疫複合体が沈着する病気、LNやIRGNですが、これは血中の免疫複合体が腎臓にトラップされている場合にはgranularのパターンをとりますし、抗GBM抗体型糸球体腎炎のように糸球体基底膜につく場合にはlinearになりますよね」

「だんだんスッキリとしてきました」

七 補体、特にC3

「沈着部位の違いによって病気も変わってきます。IgA腎症は"粘膜の免疫異常により、糖鎖異常をもつIgA 1の多量体が糸球体のメサンギウム領域に沈着"して炎症を起こします」

「なぜメサンギウム領域に沈着するのに係蹄に炎症が起きるのですか？」

「そこは各論で少し触れましょう」

「わかりました。ところでどうして補体はC3なのですか？」

「古賀先生、補体の経路について説明できますか？」

「全くできません」

「それでは、次で話しましょう」

第1局 腎病理診断に進む前の知識

C3の話

補体経路を覚えていますか？

「古賀先生はあまり得意そうではないので、まずC3のところだけ取り出してみましょう」

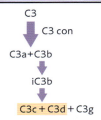

図1　C3の部分

「全然わかりません……」

「……。このあたりは、何回か勉強すればできるようになりますし、私もよく忘れています。C3がC3 convertase（C3転換酵素）によってC3aとC3bになります。C3bの活性は強いものの、C3bはすぐに不活化して、iC3bになります。これが分解されて、C3cとC3d、C3gになります。これが、補体が活性化された場所にとどまるため、腎生検の標本では実際にはC3cやC3dを染めていることが多いです」

「ううう……」

「まあ、繰り返し行えばわかりますから。これに対して、古典経路（classical pathway）では抗原が抗体と接して補体C1を活性化していくわけです。細かく言えば免疫グロブリンのFc部分にC1qがついて、C1r、C1sと活性が始まっていくわけですね。そのためにC1qが染まる場合、免疫複合体関連の腎炎と考えます。副経路（alternative pathway）は免疫複合体を介さなくても活性化されますね」

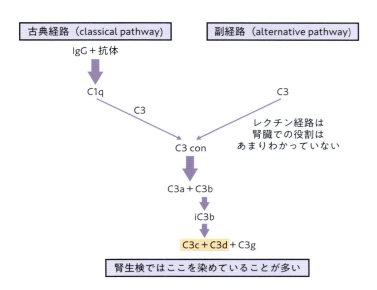

図2 補体経路

「混乱してきました」

「シンプルに、

C1q陰性、C3陽性の場合には副経路（alternative pathway）やレクチン経路が活性化
C1qとC3の両方が陽性であれば、古典経路（classical pathway）の活性化

ととらえるとよいでしょう。補体の話は非常にややこしい部分もありますが。C5が関連する非典型溶血性尿毒症症候群（atypical hemolytic uremic syndrome：aHUS）とか遺伝性血管性浮腫（hereditary angioedema：HAE）などがありますよね。最近ではIgA腎症においても補体が病態に関与している可能性があるとされ、補体制御薬が治療選択肢になってきそうですね」

「うう、こんがらがってきました……」

「まあ、臨床的にはパターン分類で、C1qが染まるのはLN（ループス腎炎）、C1q腎症くらいです。C3はかなり非特異的に染まります」

「……。ますますわかりません……」

「各論でも解説しますが、IgA腎症ではメサンギウム領域にIgAだけではなくC3が染まることが多いです。係蹄にC3が本当に単独で染まるのであればC3腎症を疑います。ところが、IRGN（感染後糸球体腎炎）の慢性期だと、IgGなどは抜けてしまってC3単独

だけ残っていることがありますし、膜性腎症でも慢性期だと、C3しか沈着していないことなどはあります。糖尿病関連腎臓病やFSGSなどでの血管極などには強く染まることもあります。このあたりを考えると、上記で解説したように、生理活性の高いC3を直接染めているわけではなく、腎臓に悪さをしているのかがあまりわからないことが多いため、C3単独でどうこう言うのは難しいですね」

「……」

「魂が抜けてしまったようですね……。当科の後輩の大江佑治先生のこちらの論文で、HCDD（heavy chain deposition disease）ではC3が染まるケースがあることが報告されていますよ[1]。さらにadvanceな知識としてC4dがあります。古典経路、レクチン経路でC3の上流にあります。移植腎などの抗体関連型拒絶反応（antibody-mediated rejection：AMR）などの診断に使われます。傍尿細管毛細血管（peritubular capillary：PTC）などの毛細血管内炎症（microvascular inflammation：MVI）などの診断に有用とされています。移植腎での報告が多かったですが、最近は通常の腎生検でも有用かも？ という報告が散見されますね[2-6]。IgA腎症でも補体の関与が重要視されてきています[7,8]。ちなみにIgA腎症でもC4d沈着が予後が悪いかもという話が出てきています[9,10]。ここまで染めるか？ は施設でよく相談しておくのがよいと思いますよ（『腎生検病理診断取扱い規約』p.41に移植病理には必須とあります）。まあ、このあたりまで突っ込むとずいぶん上級者なので、今日はこのくらいで」

参考文献

1) Oe Y, et al. Heavy chain deposition disease: an overview. Clin Exp Nephrol. 2013; 17: 771-778.
2) Sethi S, et al. C4d as a diagnostic tool in proliferative GN. J Am Soc Nephrol. 2015; 26: 2852-2859.
3) Drachenberg CB, et al. Epidemiology and pathophysiology of glomerular C4d staining in native kidney biopsies. Kidney Int Rep. 2019; 4: 1555-1567.
4) Chandra P. C4d in Native Glomerular Diseases. Am J Nephrol. 2019; 49: 81-92.
5) Hresko S, et al. The diagnostic significance of C4d deposits, as an immunohistochemical proof of complement activation, in kidney glomerular pathologies and kidney transplantation. Bratisl Lek Listy. 2024; 125: 275-280.
6) Pradeep I, et al. Utility of C4d immunohistochemistry as an adjunct stain in diagnostic renal pathology of glomerular diseases. Int J Surg Pathol. 2024; 32: 21-26.
7) Medjeral-Thomas NR, et al. Complement activation in IgA nephropathy. Semin Immunopathol. 2021; 43: 679-690.
8) Jiang Y, et al. Glomerular C4d deposition and kidney disease progression in IgA nephropathy: A systematic review and meta-analysis. Kidney Med. 2021; 3: 1014-1021.
9) Espinosa M, et al; Spanish Group for Study of Glomerular Diseases (GLOSEN). Association of C4d deposition with clinical outcomes in IgA nephropathy. Clin J Am Soc Nephrol. 2014; 9: 897-904.
10) Segarra A, et al. Mesangial C4d deposits in early IgA nephropathy. Clin J Am Soc Nephrol. 2018; 13: 258-264.

第1局 腎病理診断に進む前の知識

IgAやIgMの話

国家試験ならば簡単

「補体の話は難しかったですか？」

「はい。まだ消化しきれていません」

「C3だけで決まるものではありませんので、繰り返し腎病理を見て、論文を読むとわかっていくと思いますよ。それでは、今回はIgAとIgMですね。これはシンプルです」

「やった〜」

「国家試験ではどうでした？」

「国家試験ではIgAが染まればIgA腎症でした。この他の問題は出た記憶がありません」

「はい、それでよいかと思います。メサンギウム領域にIgAが沈着する、これでIgA腎症は診断ができます。臨床的な意義などは光顕などを含めて判断する必要があります。聞いたことがあるかもしれませんが、日本人ではIgA沈着症と呼ばれる人が結構いて、腎移植のドナーでは16％あると言われています[1]。この論文では肝硬変だと31％、消化管の癌は20％程度と他の疾患より高めです[2]。これは海外の報告より多いと言われていますね[3-7]。腎生検で、IgAが沈着するのは、IgA腎症、紫斑病性腎炎、ループス腎炎程度なので、あまり気にしなくてよいでしょう」

「わかりました！」

「IgMはもっとシンプルです。染まるのはループス腎炎でIgG、IgAと一緒に染まります。また、FSGSの硬化性病変として染まりますね。もちろんIgMが多い病気、原発性マクログロブリン血症（Waldenström macroglobulinemia）などで染まります。専門的に言えばIgM PC-TIN（tubulointerstitial nephritis with IgM-positive plasma cells）という新しい疾患概念があります。この場合はIgM陽性の形質細胞が浸潤しているので、メサンギウムや係蹄への沈着とは違う話ですが……[8-10]」※

「全然知りませんでした」

「まあ、まだ新しい概念ですから、シェーグレン症候群と診断されている中に結構いると思います。他にはIgM腎症という病気があります」

「IgM腎症？　聞いたことがありません」

「タンパク尿やネフローゼ症候群をきたす疾患の中に、メサンギウム細胞が増加していてIgMがメサンギウム領域に沈着する疾患と考えられています。C3も染まることが多いですね。結構古い疾患概念で、私の知る限りこちらが一番古い論文です[11]。最近の論文もありますね[12]。微小変化型ネフローゼ症候群は"光顕や免疫染色で特別な所見がなく、電顕でもdepositがない"のが定義なので、メサンギウムにdense depositが沈着するIgM腎症は異なります。いわゆる一次性のFSGSとしても沈着物がある以上、別の疾患としてとらえる必要がありますね。ただし、臨床上は微小変化型ネフローゼ症候群やFSGSとの区別がはっきりしない印象です。まあ、ここはそういう病気もあるのだな、くらいでよいかと思います。いずれにせよ、このような所見をきちんと残しておくことになります」

「論文ですか？」

「理想的にはそうですが、微小変化型ネフローゼ症候群だから、IFが陰性だ、メサンギウム細胞も増えていない、これは検体の質の問題だ、なんてことにせず、陽性ならば陽性、メサンギウムが増えているならば増えていると、客観的に書くことが必要ですね。日本でもいくつか報告があります。ステロイドの反応性もいろいろあるようですよ」

「わかりました」

「次はC1qについて話しておきましょう」

「はい！」

※　さらに特殊な疾患として、シェーグレン症候群＋Mピークの症例にIgAκ陽性の形質細胞が浸潤した間質性腎炎などの報告などもあります[13]。

参考文献

1) Suzuki K, et al. Incidence of latent mesangial IgA deposition in renal allograft donors in Japan. Kidney Int. 2003; 63: 2286-2294.

2) 菅沼辰登. 剖検腎における糸球体IgA沈着. 日腎会誌. 1994; 36: 813-822.

3) Sinniah R. Occurrence of mesangial IgA and IgM deposits in a control necropsy population. J Clin Pathol. 1983; 36: 276-279.

4) Waldherr R, et al. Frequency of mesangial IgA deposits in a non-selected autopsy series. Nephrol Dial Transplant. 1989; 4: 943-946.

5) de la Rivière GB, et al. Preexisting glomerulonephritis in allografted kidneys. Occurrence in man. Arch Pathol Lab Med. 1976; 100: 196-198.

6) Sanfilippo F, et al. Fate of four cadaveric donor renal allografts with mesangial IgA deposits. Transplantation. 1982; 33: 370-376.

7) Sofue T. Latent IgA deposition in donated kidneys in an ethnically diverse population. Kidney Int Rep. 2020; 5: 1853-1855.

8) Takahashi N, et al. Tubulointerstitial nephritis with IgM-positive plasmacytoid large lymphocyte infiltration in a patient with primary biliary cirrhosis and Sjögren's syndrome. Clin Nephrol. 2010; 74: 74-80.

9) Takahashi N, et al. Tubulointerstitial nephritis with IgM-positive plasma cells. J Am Soc Nephrol. 2017; 28: 3688-3698.

10) Matsuoka-Uchiyama N, et al. Tubulointerstitial nephritis cases with IgM-positive plasma cells. Kidney Int Rep. 2020; 5: 1576-1580.

11) Cohen AH, et al. Nephrotic syndrome with glomerular mesangial IgM deposits. Lab Invest. 1978; 38: 610-619.

12) Connor TM, et al. The natural history of immunoglobulin M nephropathy in adults. Nephrol Dial Transplant. 2017; 32: 823-829.

13) Sonomura K, et al. Tubulointerstitial nephritis with IgA kappa-positive plasma cells in a patient with primary Sjögren's syndrome and monoclonal gammopathy. CEN Case Rep. 2023; 12: 200-204.

第1局 腎病理診断に進む前の知識

免疫染色C1qとFib

C1q沈着＝ループス腎炎でもよいが……

「C1qはどうですか？ 古賀先生」

「C1qといえばループス腎炎、という印象です」

「まあ、それでよいですね。C1qの正体って何でしょうか？」

「さっき復習していました。補体のclassical pathwayの上流の抗体と抗原がくっついて、Fc部分に補体のC1qがくっついて、補体カスケードが進むと覚えました」

「それでよいでしょう。ループス腎炎では、IgGと似たようなパターンで染まりますね。またIgMと似たようにFSGSの硬化部にうっすら染まることがありますね。そういえば、古賀先生、C1q腎症って知っていますか？」

「いえ、聞いたことがありません」

「ネフローゼをきたす疾患の中にメサンギウムにC1qが染まる疾患群があるのです。珍しいですが。私の知る限りこちらが最も古い論文です[1]。電顕で見ると、メサンギウム領域にelectron dense depositが沈着します。こちらの論文に特徴がまとめられています[2]」

「やった日本語だ！」

「古賀先生、英語は苦手ですか？」

「はい」

「病理などでは日本語でも良い論文がたくさんありますから、まずは読みやすいものをたくさん読んでから英語も読むといいですね」

「……、わかりました」

「それはさておき、C1q腎症はメサンギウム領域にC1qが沈着するのでいいのですが、臨床的にはSLE（全身性エリテマトーデス）が否定的であることが大事です」

「IgM腎症と違うのですか？」

「非常に面白いですね。もちろんC1q腎症においては、たまたまC1qが沈着したのでは？とする論文もあります[3]。ただし病理学的には特徴が違うものを同じカテゴリーに入れてしまうのはちょっとおかしいと思います。MCNS（微小変化型ネフローゼ症候群）であれば光顕ではほとんど変化がないにもかかわらず、C1q腎症だとメサンギウムが増えてそこにC1qがついて、電顕でEDD（electron dense deposit）が見られるわけですから。脱線しますが、IgG腎症っていうのもあるのですよ[4]。これもIgGとC1qが同程度メサンギウムに染まっていて、本当にC1q腎症と違うのか？　と問われると"違う"と答えるしかないですよね。いずれにせよ、将来誰かが見たときにわかるようにきちんと記載することが重要だと思います。IFは後日確認したりできませんし、IPでも時間が経つと色が抜けてしまったりしますから、そういう点では論文などにしておくのが、やはりよいですよね」

「……」

「さて、最後にフィブリンです。これは実にいろいろなところに染まります。IgA腎症ではIgAに一致して染まることが多いですね。血栓も強く染まります。半月体も染まりますし、管内増殖にもよく染まります。内皮細胞障害がある場合は係蹄でも細動脈でも染まりますね。これらを考えるとIgA腎症を除けば障害が強いところに染まってきて非特異的な染まり方をします。古賀先生、フィブリンって何ですか？」

「凝固因子のタンパクの塊です！」

「はい、それでよろしいかと思います。というわけで基本的な免疫染色のパターンはよいでしょう」

「他のκやλはどうすればよいですか？」

「理想的にはルーチンに染めたほうがよいですが、これは各論のところで話をしましょう」

「はい！」

「それでは光顕についてまいりましょう」

「電顕も出てきますか？　あのぅ、僕、電顕について全然わからないのですが……」

「そうですよね、あまり見慣れませんしね。教科書や論文であればこちらを読んでおけばいいでしょう[5]」

「これ……かなり長くないですか？」

「そうなりますよね。そのために本当の本当に簡単なところを見ましょう。

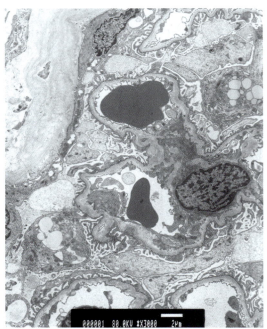

図1　ほとんど正常な電顕

いかがですか？」

「何となくわかります」

「こんな感じまで単純化しましょう」

免疫染色C1qとFib

第1局　腎病理診断に進む前の知識

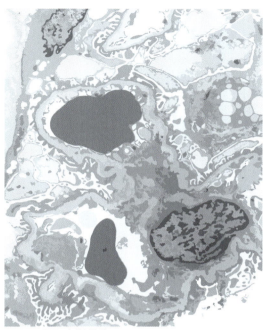

図2　電顕を単純化

「何となくわかるのですが……」

「まあ、そういうものですよね。それでは塗り絵をして見てみましょう。

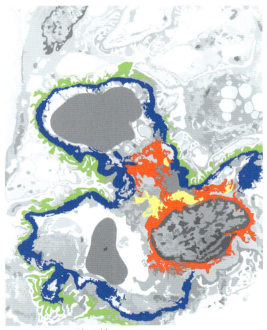

図3　電顕の塗り絵

37

まあ、要素が非常に多いのでどれから見ていいのかわからないと思いますが、緑が上皮細胞ポドサイトですね。青が基底膜、赤がメサンギウム細胞の細胞質、黄色がメサンギウム基質です。電顕は切片を50～60 nmで切っており非常に薄いですし、教科書の模式図はどうやっても綺麗になってしまいます。これから出てきますが、見るポイントとしては、次の通りです。

- 上皮細胞に足突起があるか（effacementはないか）
- 基底膜の厚さ、構造（通常は3層構造）、沈着物の有無
- 内皮は見えるが通常あまり目立たずに壁に張り付いている。内皮は上皮と同じように窓がある
- メサンギウム細胞が増えていないか？（薄いので通常は1個程度しか見えない）
- メサンギウム領域に沈着物があるか？（メサンギウム基質に通常沈着物はない）

まずはどこのことを指しているか？　がわからないと話にならないので、このくらいからスタートですね」

「わかりました！　この図はどうされたのですか？」

「これは取り込んだ画像を、Illustratorを用いてグレースケール8色ぐらいにしたのですよ。グレーは256階調なので、情報量が多すぎますよね。そのため、情報量を圧縮すると8階調くらいならばだいたいの人がわかると思います」

「確かに少しわかります」

「しかも、ここは本来3Dなので、二次元で見るときには少し想像力が必要です」

「わかりました！」

参考文献

1) Jennette JC, et al. C1q nephropathy: A distinct pathologic entity usually causing nephrotic syndrome. Am J Kidney Dis. 1985; 6: 103-110.
2) 西田眞佐志, 他. C1q腎症症例の臨床病理学的検討. 日小児腎臓病会誌. 2014; 27: 1-5.
3) Hisano S, et al. Clinicopathologic correlation and outcome of C1q nephropathy. Clin J Am Soc Nephrol. 2008; 3: 1637-1643.
4) Arai M, et al. A possible role of classical complement pathway activation in the pathogenesis of immunoglobulin G nephropathy: a case report. CEN Case Rep. 2023; 12: 14-22.
5) Haas M, et al. Consensus definitions for glomerular lesions by light and electron microscopy: recommendations from a working group of the Renal Pathology Society. Kidney Int. 2020; 98: 1120-1134.

第 2 局
腎病理はループス腎炎より始めよ！

その 壱　最初に何から見るか？

その 弐　前提の話（糸球体の数）

その 参　慢性病変

その 四　急性病変

その 五　ループス腎炎の病型01

その 六　ループス腎炎の病型02

その 七　MPGN、TMAの話

その 八　ループス腎炎まとめ、電顕

第2局 腎病理はループス腎炎より始めよ！

最初に何から見るか？

「えっ」と思うかもしれませんが、ループス腎炎は糸球体病変が多いです

「どうぞよろしくお願いいたします」

「よろしくお願いします」

「光顕があまりわかりません。何から見ていけばよいのでしょうか？」

「第1局を終えたので、大まかに糸球体か尿細管か血管はわかりますよね？ 腎病理は、**原則的に糸球体疾患を診断すること**が優先です。ここはわかりますか？」

「はい」

「糸球体病変がほとんどなく、間質に細胞浸潤が見られる場合を間質性腎炎と呼ぶことになります。そうすると糸球体をしっかりと診断する必要があります」

「さようです」

「そうなると、**ループス腎炎**からするのがよいと私は考えています」

「ええっ！ ループス腎炎ですか？」

「まあそういうリアクションになりますよね。どうしてループス腎炎がよいかというと、**病変があることが多い**という点です。厳密には、病変がほとんどない分類もありますが、

- 臨床的にSLE（全身性エリテマトーデス）に伴うループス腎炎を疑って腎生検をしている。つまり尿所見やCrの上昇などがあるために、糸球体などの病変を見つけやすい
- 病変に様々な要素があるために勉強になる
- 急性変化と慢性変化が混在しているために最終的な診断には両方の評価が必要

となります。これらのことから、トレーニングとしてはまずループス腎炎を見るのがよろしいかと……。それでは進めていきましょうか」

第2局 腎病理はループス腎炎より始めよ！

前提の話（糸球体の数）

★★★

良い腎生検の検体って何でしょう？

「病変の前に糸球体の数について話しておいたほうがいいですね。古賀先生、糸球体っていくつありますか？」

「教科書的には片方で100万個、両方で200万個という話でした」

「昔からまことしやかに言われていますよね。実はかなり人種差・個体差があるというのが最近の流れです。日本人では少ないとか、低出生体重児では少ないとかいう話もあり、これがCKDに関係しているという論文もあります[1-3]。またglomerular density＝糸球体の密度としてとらえて各種疾患と関係があるという論文もありますね[4, 5]。まあ、それはそれで面白い観点ですが、まず腎病理を診断するために必要な糸球体数っていくつか知っていますか？」

「ええっ!?　考えたこともありません」

「まあ、考えてもわからないところなので、そういうときは勘でいかがですか？」

「それでは15」

「良い線をいっていますね。まあ、そのくらいは欲しいというのが正直なところです。科学的な話をしておきましょう。人間ですので、加齢に伴いだんだん腎機能が低下します。ここでの腎機能は糸球体濾過量（glomerular filtration rate：GFR）ですね。これを測る方法はいろいろあり、イヌリンクリアランスが最も正確と言われていますね。臨床的にはクレアチニン・クリアランス、最近ではeGFRで代用することが多いです。前提として濾過がうまくいっていればだいたいのことはうまくいくという発想です。尿細管機能障害、例えばFanconi症候群や尿細管性アシドーシスなどは機能が問題になります。それはさておき基本的な概念として、**糸球体数が減少していくこと≒GFRが減る**と考えます。そうなると濾過機能がない糸球体は、病理的にはglobal sclerosis（GS）が増えていくと考えられます。ところが、腎生検は原則、何らかの腎臓病を疑って行うので、このGSの割合が病気に伴うものなのか、あるいは生理的な範囲なのか？　というのが難しいです。さて、健康なのに腎生検を行う状況ってどんなことがありますか？」

「うーん、剖検や移植前でしょうか？」

「その通りです。移植ドナーは比較的若い人がなり得ます。海外の論文があります[6]。」

表1 腎移植ドナーの腎生検における全節性硬化糸球体数の上限

年齢 (歳)	糸球体数							
	1	2	3～4	5～8	9～16	17～32	33～48	49～64
18～29	0.5	0.5	0.5	0.5	1	1	1	1
30～34	0.5	0.5	0.5	0.5	1	1	1	1.5
35～39	0.5	0.5	0.5	0.5	1	1.5	2	2
40～44	0.5	0.5	0.5	1	1	2	2.5	3
45～49	0.5	0.5	1	1	1.5	2	3	4
50～54	1	1	1	1.5	2	3	4	5
55～59	1	1	1.5	2	2	3.5	4.5	6
60～64	1	1.5	1.5	2	2.5	4	5.5	7
65～69	1	2	2	2.5	3	4.5	6.5	8
70～74	1	2	2.5	3	4	5.5	7.5	9
75～77	1	2	2.5	3	4	6	8	9.5

(Kremers WK, et al. Distinguishing age-related from disease-related glomerulosclerosis on kidney biopsy: the Aging Kidney Anatomy study. Nephrol Dial Transplant. 2015; 30: 2034-2039 を参考に作成)

こちらの論文も似たような傾向で、年齢が高まればGSが増えていくことがわかります[7]。このKidney International（KI）の論文では、全節性硬化の年齢別の95 percentileがあり、20～29だと7%、30～39で10%、40～49で16%、50～59で20%、60以上で23%とあります[8]。他にも腎硬化症との関連の論文は面白いですね、日本からのものもありますよ[9, 10]。まあ、このあたりGSではない糸球体の数が正常範囲か否かということを確認しておいたほうがいいと思います」

「わかりました」

「そのうえで**疾患別に診断に必要な最低の糸球体の数がいくつか？** という話です。実は、これは疾患別でいろいろとあって、IgA腎症では8～12個とあります[11, 12]。ただし、糸球体数が多いほうが半月体などが見つかるという論文があります。このようなfocalな病変は糸球体の数が重要ととらえています[13]。ループス腎炎では10個必要とありますね[14]。これらはサンプルサイズが重要だという古い論文に基づいています[15]。この論文のアブストラクトにあるように、"a small biopsy sample size will make the exclusion of focal disease difficult"ですね。ちなみに糖尿病関連腎臓病であれば10個という論文があり[16]、"Biopsies should contain at least 10 glomeruli,14 excluding incomplete glomeruli along the biopsy edge."と論文を引用しているのですが、さらなる引用論文では移植腎の話で糖尿病関連腎臓病のことは書かれていないのですよね。

だから多分、勘違いか一般論だと思っています[17]。日本では、少し前の教科書、『新腎生検の病理』（診断と治療社）のp.162に"一般的には糸球体が10個入っていると診断できると言われているが、"という記載があるので、正確を期するには10個は診断したいな、と思うわけです。確かFSGSでは25個以上の糸球体が必要だという話をAgnes Fogoがしていたと思ってこの論文を見たのですが、"Any number of glomeruli can be affected by segmental sclerosis, with or without associated global sclerosis."とあるだけですね。こちらのもっと古いFSGSの論文では81例でどれも40個以上の糸球体を見ていますね[18]。そうなると、先ほどもCorwinの論文から10%しかないfocalな病変を90%の確率で拾うには20個の糸球体が必要という話があるので、数学的に確定診断できる確率を99%にするためには25個程度必要なのかな？　と思ったわけです。古賀先生、数学は？」

「結構得意でした。非常に簡単にして、10%の病変だとすると90%外れるわけですから、0.9。10回行えば、0.9^{10}だからだいたい0.35で35%程度ですね。20回だと0.9^{20}で、0.12で12%。30回だと0.9^{30}で4%程度。先ほどの5〜10%でGSがあるとすると、評価できる糸球体25個くらい欲しいとなると、30個程度の糸球体がとれていたほうがよいということですかね」

「なるほど、その通りですね。診断を確実にするためには、できるだけ評価に必要な糸球体は多いに越したことがありませんね。長澤先生も"もっととれ！"って言うでしょう？」

「はい、いつも16Gで3本って言っていますね」

「彼は結構過激ですからね。もしかしたらこういう話も知っていたのかもしれないですけれど。

～～遠くで長澤先生がくしゃみ～～

まあ、十分に糸球体があったほうが診断に近づきます。インタクトな糸球体の割合。間質の傷み方で腎予後がある程度推察できますから、こちらも重要です。本日は長くなったのでこのあたりで」

「はい」

参考文献

1) Warnock DG. The fault is not in our stars but may be in our embryos: Glomerular number in low birth weight babies. Nephron. 2017; 136: 1-2.
2) Fukunaga S, et al. Low glomerular number at birth can lead to the development of chronic kidney disease. Front Endocrinol (Lausanne). 2023; 14: 1120801.
3) Koike K, et al. Glomerular density and volume in renal biopsy specimens of children with proteinuria relative to preterm birth and gestational age. Clin J Am Soc Nephrol. 2017; 12: 585-590.

4) Tsuboi N, et al. Low glomerular density is a risk factor for progression in idiopathic membranous nephropathy. Nephrol Dial Transplant. 2011; 26: 3555-3560.

5) Tsuboi N, et al. Glomerular density in renal biopsy specimens predicts the long-term prognosis of IgA nephropathy. Clin J Am Soc Nephrol. 2010; 5: 39-44.

6) Kremers WK, et al. Distinguishing age-related from disease-related glomerulosclerosis on kidney biopsy: the Aging Kidney Anatomy study. Nephrol Dial Transplant. 2015; 30: 2034-2039.

7) Asghar MS, et al. Age-based versus young-adult thresholds for nephrosclerosis on kidney biopsy and prognostic Implications for chronic kidney disease. J Am Soc Nephrol. 2023; 34: 1421-1432.

8) Emmons BR, et al. Age-related changes in nephrosclerosis in a multiethnic living kidney donor cohort. Kidney Int. 2023; 104: 394-397.

9) Rule AD, et al. The association between age and nephrosclerosis on renal biopsy among healthy adults. Ann Intern Med. 2010; 152: 561-567.

10) Kabayashi Y, et al. Aging vs. hypertension: An autopsy study of sclerotic renal histopathological lesions in adults with normal renal function. Am J Hypertens. 2019; 32: 676-683.

11) Working group of the international IgA nephropathy network and the renal pathology society; Roberts IS, et al. The Oxford classification of IgA nephropathy: pathology definitions, correlations, and reproducibility. Kidney Int. 2009; 76: 546-556.

12) Trimarchi H, et al. Oxford classification of IgA nephropathy 2016: An update from the IgA nephropathy classification working group. Kidney Int. 2017; 91: 1014-1021.

13) Hotta O, et al. Limitation of kidney biopsy in detecting crescentic lesions in IgA nephropathy. Nephron. 1993; 65: 472-473.

14) Weening JJ, et al. The classification of glomerulonephritis in systemic lupus erythematosus revisited. J Am Soc Nephrol. 2004; 15: 241-250.

15) Corwin HL, et al. The importance of sample size in the interpretation of the renal biopsy. Am J Nephrol. 1988; 8: 85-89.

16) Tervaert TW, et al. Pathologic classification of diabetic nephropathy. J Am Soc Nephrol. 2010; 21: 556-563.

17) Solez K, et al. Banff 07 classification of renal allograft pathology: updates and future directions. Am J Transplant. 2008; 8: 753-760.

18) Schwartz MM, et al. Primary focal segmental glomerular sclerosis in adults: prognostic value of histologic variants. Am J Kidney Dis. 1995; 25: 845-852.

・ D'Agati VD, et al. Pathologic classification of focal segmental glomerulosclerosis: a working proposal. Am J Kidney Dis. 2004; 43: 368-382.

慢性病変

第2局 腎病理はループス腎炎より始めよ！

慢性病変

★★★

非可逆的な病変で予後に関係します

「糸球体病変は面白いので、先にしましょう」

「はい」

「ループス腎炎では糸球体を活動性病変、慢性病変に分けていきます。この活動性病変は、いろいろ見所があるのであとにします。慢性病変はこちらです。

慢性病変（chronic lesion）
・全節性糸球体硬化（global sclerosis）
・分節性糸球体硬化（segmental sclerosis）
・線維性半月体（fibrous crescent）
・尿細管萎縮（tubular atrophy）
・間質の線維化（interstitial fibrosis）

　これらは非可逆的な病変と考えられています。全節性硬化というのはこんな感じです。濾過面がないですよね。

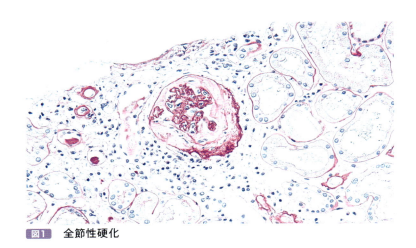

図1　全節性硬化

これは完全に硬化しているのであまり迷わないかと……。こちらはいかがでしょうか？」

「はい、これは大丈夫そうです」

「次にこれは分節性硬化ですね。これは一部分が硬化しています。定義上は糸球体の一部に硬化病変を認めるものの、すべての係蹄に及ばないものを分節性と呼びます。こんな感じですね。

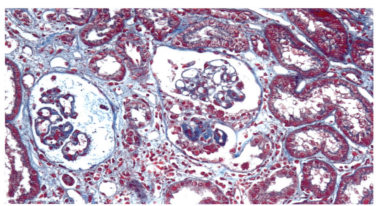

図2　分節性硬化

右の糸球体の6〜7時方向は硬化が見られますね。このような硬化部位には上皮細胞の数が増えていたり、腫大していたりすることがよくあります」

「はい、わかりました。質問をよろしいでしょうか？　硬化部位が10％くらいであればいいですが、90％あった場合にはどうすればいいですか？」

「よい質問ですね。係蹄が完全に閉塞している場合にはGS（全節性糸球体硬化）でいいですね。ただし、毛細管腔がある場合には"**毛細管腔が残っている虚脱・虚血性糸球体は、本来は狭義の全節性硬化とは区別されるものであるが、糸球体としての機能をほとんど果たしていない状況とみなされるため、虚脱・虚血性糸球体硬化するとして全節性硬化と合わせてカウントする**"というのが『糖尿病性腎症と高血圧性腎硬化症の病理診断への手引き』のp.40〜45にありますね。それに準じて判断するのがよいと思います。この手引きでは"全節性硬化と虚脱虚血糸球体硬化をまとめて何％という記載をする"ように書いてあるため、それほど厳密な区別はいらないと思いますよ」

参 慢性病変

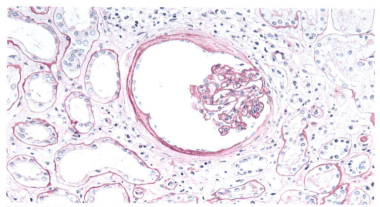

図3 虚脱している糸球体

「わかりました」

「尿細管の病変は、このようになっており大まかな割合で分類しています[1]」

表1 慢性指標

糸球体の全節性硬化および分節性硬化	<25%（1+）、25〜50%（+2）、>50%（3+）	0〜3
線維性半月体	<25%（1+）、25〜50%（+2）、>50%（3+）	0〜3
尿細管萎縮	<25%（1+）、25〜50%（+2）、>50%（3+）	0〜3
間質線維化	<25%（1+）、25〜50%（+2）、>50%（3+）	0〜3
計		0〜12

「こちらって厳密に調べなくてはいけないでしょうか？」

「かなり個人差があると思います。特に51%と49%などは、ほとんど区別できないため、全体的に悪い組織像だとスコア3をつけますし、それほどでもないかな？　という場合には2をつけるかもしれません。このあたりはAIで自動的に計算してくれるようになるかもしれませんね※」

参考文献

1) Bajema IM, et al. Revision of the international society of nephrology/renal pathology society classification for lupus nephritis: clarification of definitions, and modified national institutes of health activity and chronicity indices. Kidney Int. 2018; 93: 789-796.
2) Kannan S, et al. Segmentation of glomeruli within trichrome images using deep learning. Kidney Int Rep. 2019; 4: 955-962.
3) Jiang L, et al. Deep learning-based approach for glomeruli instance segmentation from multistained renal biopsy pathologic images. Am J Pathol. 2021; 191: 1431-1441.
4) He S, et al. An image inpainting-based data augmentation method for improved sclerosed glomerular identification performance with the segmentation model EfficientNetB3-Unet. Sci Rep. 2024; 14: 1033.

※　実際にAIを使って正常糸球体、硬化糸球体を測定するというのはかなり進んでおり、1年ごとに精度が良くなっているようです[2-4]。

第2局 腎病理はループス腎炎より始めよ！

急性病変

派手なので学生向けです

「それでは、いよいよ急性病変にまいりましょう。古賀先生、急性病変って何ですか？」

「うーん、半月体でしょうか？」

「正解です。ただし、それだけではありませんね。急性病変は下記になります。

- 管内細胞増多（endocapillary hypercellularity）
- 好中球・核崩壊（neutrophils/karyorrhexis）
- フィブリノイド壊死（fibrinoid necrosis）
- ヒアリン血栓／ワイヤーループ病変（hyaline thrombi and/or wire loop lesions）
- 細胞性・線維細胞性半月（cellular/fibrocellular crescents）
- 間質の炎症

これを慢性病変と同様にスコア化していくわけです。スコアはこちらになります[1]。

表1 修正されたNIHループス腎炎活動性評価法

活動係数	定義	スコア
管内細胞増多	<25%（1+）、25～50%（+2）、>50%（3+）	0～3
好中球 and/or 核崩壊	<25%（1+）、25～50%（+2）、>50%（3+）	0～3
フィブリノイド壊死	<25%（1+）、25～50%（+2）、>50%（3+）	0～3×2
ヒアリン血栓	<25%（1+）、25～50%（+2）、>50%（3+）	0～3
細胞性・線維細胞性半月体	<25%（1+）、25～50%（+2）、>50%（3+）	0～3×2
間質の炎症	<25%（1+）、25～50%（+2）、>50%（3+）	0～3
計	<25%（1+）、25～50%（+2）、>50%（3+）	0～24

順番に見ていきましょう。まずは管内細胞増多です。目立つ組織像なのでわかりやすいと思います。**内皮細胞や炎症細胞で管内が狭小化した場合**をこのように記載します。図1の矢印のところはそんな印象ですね。細胞のオリエンテーションなどを厳密にするなら、内皮のマーカーなどで染め分ける必要がありますね」

四 急性病変

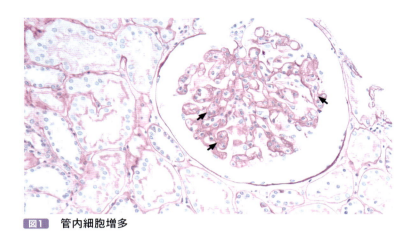

図1 管内細胞増多

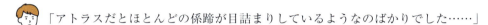「アトラスだとほとんどの係蹄が目詰まりしているようなのばかりでした……」

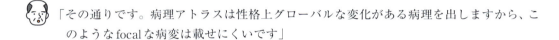「その通りです。病理アトラスは性格上グローバルな変化がある病理を出しますから、このようなfocalな病変は載せにくいです」

「そうなのですね」

「そういえば、どうしてアトラスって呼ぶかは知っていますか？」

「いいえ、全く」

「地理学者ゲラルドゥス・メルカトルは、メルカトル図法で有名な人ですが、彼が書いたラテン語の本"Atlas, sive cosmographicae meditationes de fabrica mundi"（1585年）に神話の巨人であるアトラスが書いてあったらしいですよ。さておき……管内増殖は、ループス腎炎だけではなく、IRGN（感染後糸球体腎炎）やIgA腎症にも見られます。続いて、好中球／核崩壊です。炎症の強い部分を持ってきました。黒矢印は好中球です。この拡大だとアトラスではわかりにくいので、実際に顕微鏡を覗くとよいでしょう。この核がくびれている感じは多分、好中球ですね。黄矢印の部分には核が濃縮しているのが見えると思います」

「はい、そう言われるとわかります。意外とところどころに黒い小さいものがありますね」

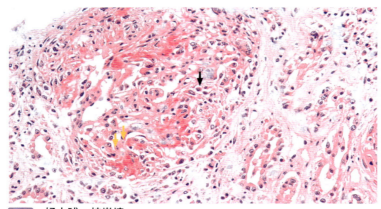

図2 好中球・核崩壊

「これは、炎症の強いところ、半月体や次に出てくるフィブリノイド壊死、管内細胞増多のところにも見えますね。そのために私はしばしば書き漏らしていることがあります。そして、こちらがフィブリノイド壊死です（**図3**）。GBM（糸球体基底膜）が断裂してボウマン腔に血管内容物が出ていますよね。ただし定義によれば、"fibrin associated with glomerular basement membrane disruption and/or lysis of the mesangial matrix; this lesion does not require the presence of karyorrhexis"とあるので、GBMが断裂していて、フィブリンの析出が見られればよしとなります。核崩壊も入れて3つのうち2つあればいいとなっていますが、核崩壊は小さいのでよく見ないと気づかないですね。それに核崩壊単独というのはあまり見たことがありません。**図3**はPAM染色ではGBMが断裂しているように見えますね。係蹄壊死（tuft necrosis）とも呼びますね。係蹄が断裂だけであれば、係蹄断裂と呼ぶかもしれませんが、あまり出合いません。

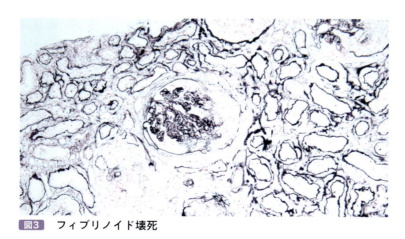

図3 フィブリノイド壊死

次にワイヤーループ病変は内皮細胞とGBMの間に溜まった免疫複合体です。ヒアリン血栓は係蹄が目詰まりしている場合になります。本質的には同じものですね。ヒアリン血栓は、いうなれば超大量の内皮下沈着物となります」

四 急性病変

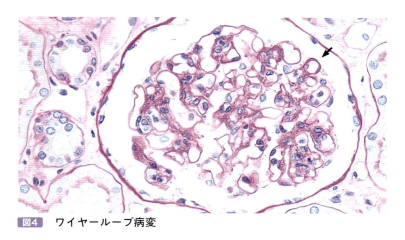

図4　ワイヤーループ病変

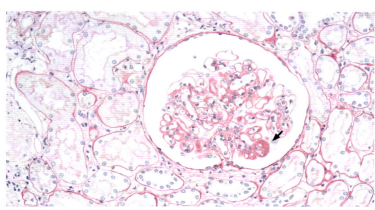

図5　ヒアリン血栓

「ワイヤーループ病変ってそういうものだったのですね！」

「はい、LN（ループス腎炎）というとワイヤーループ病変というのは国家試験でも出る
ようですが、どのような経緯でどのようにできたかを知っておかないと臨床的には役
立たない印象です。次にまいりましょう。全周の25％を超える管外細胞増多で3層以上
の病変を半月体と定義します。75％以上が細胞成分だと細胞性半月体、25〜75％を線維
細胞性半月体、25％以下は線維性半月体ですね。線維性半月体は慢性病変です。図6 は
細胞性半月体でよいと思います。

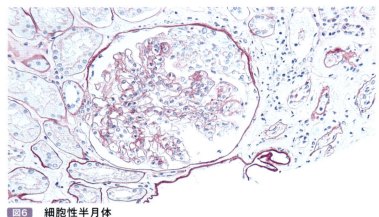

図6　細胞性半月体

「図7は線維細胞性半月体ですね、EM染色ですが線維成分が青で染まっています」

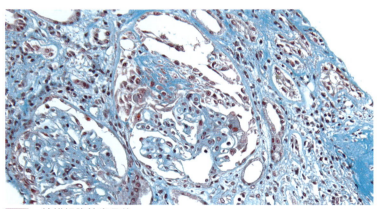

図7　線維細胞性半月体

「25％で3層を超えていないと半月体と呼ばないのですか？」

「定義上はそうなりますね。まあ、どんどん切片を切っていけば、どこかであるのかもしれないので、どこまでこだわるかになるでしょうね。ちなみにIgA腎症ではボウマン嚢の10％以上を半月体と定義します」

「そうなのですね。意外と微妙な病変なのですねえ」

「そうなります。図8の糸球体にはどんな病変が見られますか？」

「いろいろあります。12時〜1時方向にワイヤーループ病変が目立ちますね。3時〜4時には管内増殖があります。この糸球体ではフィブリノイド壊死や半月はなさそうです。このくらいでしょうか？」

四 急性病変

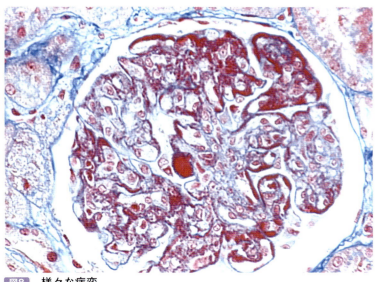

図8　様々な病変

「この中心部の係蹄に血栓のようなものが詰まっているところ、これがヒアリン血栓でよいと思います。厳密には免疫染色で免疫複合体が染まることを言えれば100点になります。まあ、このあたりがループス腎炎で出てくる病変になります。間質の炎症はグレードをつけるだけなので、細胞浸潤している面積の概ねの割合（％）を書くことが多いです。昔は、図8 のように病変がはっきりしたものが多かった印象ですが、最近は早期に手を打つための腎生検や、RPGN（急速進行性糸球体腎炎）などになっている場合は治療を優先させていたりするので、慢性病変の評価がメインになっていたりしますね。次はループス腎炎の病型の話です」

参考文献

1) Bajema IM, et al. Revision of the International Society of Nephrology/Renal Pathology Society classification for lupus nephritis: clarification of definitions, and modified National Institutes of Health activity and chronicity indices. Kidney Int. 2018; 93: 789-796.

第2局 腎病理はループス腎炎より始めよ！
ループス腎炎の病型01

★★☆

治療方針決定に必要です

「いかがですか？ ある程度整理できましたか？」

「何となくはわかったのですが……」

「それでいいと思いますよ。いわゆる大家と言われている人たちでも、同じ標本を見て意見が割れることがある部分ですから、典型的な病変を評価できれば専門医レベルです」

「わかりました！」

「さて、ループス腎炎の病型分類です。I～VIまであります」

「これ多いですよね」

「そうですね。確かに多いです。2018年のループス腎炎のISN/RPS分類です[1-2]。これを簡単にするとこんな感じです。」

ループス腎炎の分類
I型……光顕は正常〔免疫蛍光染色（IF）などでは免疫複合体の沈着あり〕
II型……メサンギウム増殖
III型……巣状ループス腎炎（全糸球体の50％未満に病変）
IV型……びまん性ループス腎炎（糸球体の50％以上に病変）
V型……膜型ループス
VI型……硬化型ループス腎炎

　ややこしい分類ですが、実はI型はほとんど腎生検を行いません。尿所見もCrの動きもない症例を腎生検するのは特殊な状況ですし。VI型は90％以上が全節性硬化の糸球体ですので、こちらも特殊な状況でしか腎生検しません。じゃあいつ腎生検をするかわかりますか？」

五 ループス腎炎の病型 01

「あまり思いつかないです」

「そうですよね。例えば、飛び込みの末期腎不全で血液透析導入になって離脱できるか否か判断が必要な場合や将来的に腎移植をしたいために、原疾患や現在の腎臓の状態を知りたい、などの場合ですね」

「なるほど、確かにそういう状況はあり得ます」

「そうなると残るのはⅡ、Ⅲ、Ⅳ、Ⅴですが、Ⅱはメサンギウム増殖だけで、これも容易に診断できます。もともとは3個以上だったはずですが、**最新の診断基準ではIgA腎症に合わせてメサンギウム細胞が4個以上に増殖していて、他の病変がない**、という分類です。そうなると、臨床上腎生検で問題になるのがⅢ、Ⅳ、Ⅴですが、Ⅲ、Ⅳは病変の広がりを話題にしているのに対し、Ⅴは病型です。つまり、Ⅴ型の定義は上皮下に免疫複合体が沈着した病変を指します。これが上皮下の沈着、subepithelial electron dense depositで膜性腎症と同じ病態なので膜型ループスと呼ぶわけです」

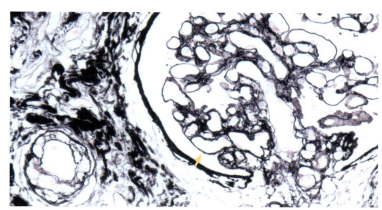

図1 スパイク像

「こんなに小さいのですか？」

「紙や動画にしてしまうと見えにくいですが、焦点ハンドルを回しながら見ていると、スパイクや点刻像は見やすいですね」

「わかりました」

「さて、ⅢとⅣの違いの分類で大事なのは"**すべての糸球体、全節性硬化になったものも含めて、活動性病変と慢性病変を足した糸球体の割合**"ですので、全節性硬化を抜かしてカウントすると間違うことがあります。よく慢性病変が抜けますね。それはさておき、そうなると、Ⅲ＋Ⅴ、Ⅳ＋Ⅴというのはあり得るわけです。ただしIgGなどはもちろんIF、IPでは染まるのですが、これが内皮下なのか上皮下なのかは区別するとなると、電顕が必要になります。上記のKIの論文の図を拝借すると[1]、

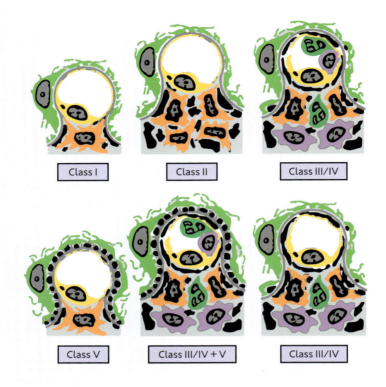

図2 ループス腎炎の模式図
（Bajema IM, et al. Revision of the international society of nephrology/renal pathology society classification for lupus nephritis: Clarification of definitions, and modified national institutes of health activity and chronicity indices. Kidney Int. 2018; 93: 789-796 を参考に作成）

　このようにⅡ型ではメサンギウム領域に沈着。Ⅲ型、Ⅳ型は内皮下の沈着（とメサンギウム領域）、Ⅴ型は上皮下の沈着（とメサンギウム領域）と分けられています。そのためⅢ＋Ⅴ、Ⅳ＋Ⅴとするときにはきちんと上皮下沈着があるかを見たほうがいいのですが、実際は電顕までしておらずPAMでのスパイクなどで代用しているかと……。先ほどの 図1 ですね。電顕で、観察糸球体をすべて見ることは不可能ですし」

「どうしてこのような分類なのですか？」

「おそらく病因的、臨床的な分類と思います。内皮下に沈着する場合には急性病変をきたしやすく、上皮下に沈着するのはネフローゼ症候群になるという理由ではないでしょうか。実際に2004年の論文[3]には、"The current classification, which was advanced in 1982 and revised in 1995, reflects our understanding of the pathogenesis of the various forms of renal injury in SLE nephritis." と書かれています。面白いのが、この1982年、1995年のものはpeer reviewではなく、医学書院のアトラスなのです[4]。ここに載っていたWHO分類が使われていたのですね。そこで2003年にISN（International Society of Nephrology）とRPS（Renal Pathology Society）の合同カンファが開催されて、2004年の論文になっていくわけです。その間にもいろいろな発見がありました。少しずつ改善されて、他の疾患との整合性をとっていったのだと考えています」

「難しい……」

「まあ、暗記する必要はないですが、基本的な考え方を身につけて、一つ一つ丁寧に見ていって病型を判断する、というのが基本ですね」

参考文献

1) Bajema IM, et al. Revision of the international society of nephrology/renal pathology society classification for lupus nephritis: clarification of definitions, and modified national institutes of health activity and chronicity indices. Kidney Int. 2018; 93: 789-796.
2) Wilhelmus S, et al. The revisited classification of GN in SLE at 10 years: Time to re-evaluate histopathologic lesions. J Am Soc Nephrol. 2015; 26: 2938-2946.
3) Weening JJ, et al. The classification of glomerulonephritis in systemic lupus erythematosus revisited. Kidney Int. 2004;65: 521-530.
4) Churg J, et al. Renal Disease: Classification and Atlas of Glomerular Disease. Igaku-Shoin, 1982.
5) 槇野博史, 他. ループス腎炎の新分類に基づいた治療戦略. 日内会誌. 2007; 96: 239-245.
6) Hiromura K, et al. Clinical and histological features of lupus nephritis in Japan: A cross-sectional analysis of the Japan Renal Biopsy Registry (J-RBR). Nephrology (Carlton). 2017; 22: 885-891.

※ 岡山大学からの報告では2004年のISN/RPS分類ですが、I型3%、II型15%、III型9%、IV型53%、V型9%、VI型1%という報告があります[5]。日本腎臓学会のJ-RBRでもI型1.2%、II型7.9%、III（±V）型25.1%、IV-S（±V）型13.0%、IV-G（±V）型31.1%、V型20.8%、VI型0.9%となっています[6]。

第2局 腎病理はループス腎炎より始めよ！

ループス腎炎の病型02

レポートを書くときに意識すること

「実際に診断していくときにはどうすればよいのでしょうか？」

「実際には、こうなりますね。」

1. 総糸球体数を数える
2. 急性病変のある糸球体の数
3. 慢性病変の糸球体の数
4. Ⅲ、Ⅳの判断
5. Ⅴがあれば、Ⅲ＋Ⅴのように＋Ⅴをつける。急性病変や慢性病変がない場合にはⅤ型という診断はあり得る
6. 急性病変があればA、慢性病変あればC、急性病変のみならばA、慢性病変のみならばC、急性変化＞慢性病変ならばA/C、慢性病変＞急性病変ならばC/Aと書く

まあ、順番は何でもかまいません。『〜所見を「読んで」「考える」〜臨床医のための腎病理読解ロジック2　各論編；リウマチ・膠原病と腎病理』（中外医学社）のp.150〜168は実践的で参考になります」

「やってみます！　ところで前項でスコアがありましたが、これは不要ですか？」

「そうですね。臨床上の診断にはスコアは不要ですが、研究ではいろいろあります。例えば間質病変が悪いと予後が悪い[1,2]、血管病変が腎予後と関係する[3]。日本からの論文でC-indexが高いと腎予後が悪いというのも出ていますね[4]。他にもいろいろな論文があります[5,6]」

「いろいろ……。こういう論文はどうやって調べるのですか？」

「代表的な論文を知っておけば、それを引用している論文がわかるので、similar articleでPubMedに出てきますから、それを読みますね。長澤先生なんかは"Connected Papersが使えますよ"なんて言ってました。知っていますか？」

「多分AIを使ったソフトだと思います。論文の本の2nd Editionに入れるんだ、とか言ってました」

「また彼らしいですね。大事なのは、さらっと診断だけ書いてあると、診断基準が変わったときにvalidationなどがわからなくなるので、少なくとも最新の診断基準に必要なものは書いておいたほうがいいですね。糸球体数から始めて、フィブリノイド壊死が何個、細胞性半月体が何個……間質の線維化が何％という感じです」

「わかりました」

「これでループス腎炎はそれなりに見られるようになったでしょうか」

「あの、一つ質問があります。MPGNなんですが……」

「そこは次で話しましょう」

参考文献

1) Yu F, et al. Tubulointerstitial lesions of patients with lupus nephritis classified by the 2003 international society of nephrology and renal pathology society system. Kidney Int. 2010; 77: 820-829.
2) Tao J, et al. A validation of the 2018 revision of international society of nephrology/renal pathology society classification for lupus nephritis: A cohort study from China. Am J Nephrol. 2020; 51: 483-492.
3) Wu LH, et al. Inclusion of renal vascular lesions in the 2003 ISN/RPS system for classifying lupus nephritis improves renal outcome predictions. Kidney Int. 2013; 83: 715-723.
4) Umeda R, et al. Comparison of the 2018 and 2003 international society of nephrology/renal pathology society classification in terms of renal prognosis in patients of lupus nephritis: A retrospective cohort study. Arthritis Res Ther. 2020; 22: 260.
5) Krassanairawiwong K, et al. Revised ISN/RPS 2018 classification of lupus renal pathology predict clinical remission. Int Urol Nephrol. 2021; 53: 1391-1398.
6) Patel P, et al. Utility of the 2018 revised ISN/RPS thresholds for glomerular crescents in childhood-onset lupus nephritis: A pediatric nephrology research consortium study. Pediatr Nephrol. 2022; 37: 3139-3145.

第2局 腎病理はループス腎炎より始めよ！

MPGN、TMAの話

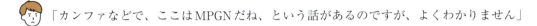

病型であることを意識しましょう

- 「カンファなどで、ここはMPGNだね、という話があるのですが、よくわかりません」

- 「MPGNは苦手、というかよく整理されていない人が多いですよね。古賀先生、MPGNって何ですか？」

- 「膜性増殖性糸球体腎炎（membranoproliferative glomerulonephritis：MPGN）です」

- 「どのような特徴がありますか？」

- 「二重化。Double contourが特徴と習いました」

- 「学生ならばそれでいいですね。では、この二重化って何でしょう？」

- 「うっ、わかりません」

- 「まずは、このあたりをきちんと把握しておく必要がありますね。一番大事なのは**MPGNというのは糸球体の障害のパターン**です。Up to Dateなどでも "MPGN is a histologic lesion and **not** a specific disease entity." と書かれています。病理学的には膜性増殖性という言葉がすべてですね」

- 「？？」

- 「**膜**性なので、糸球体基底膜の変化がありますよね。そして、**増殖**性なので、メサンギウム領域や管内**細胞増多**があればいいのです。英語で言うとこうですね。"Membranoproliferative glomerulonephritis (MPGN), also termed as mesangiocapillary glomerulonephritis, is a morphological pattern of injury characterized by mesangial hypercellularity, endocapillary proliferation, capillary wall remodeling, double contour formation, and duplication of basement membranes on light microscopy."[1, 2]」

「それだけですか？」

「そうですね。光顕では増殖性変化が目立つので、弱拡大では糸球体が詰まったような感じですし、強拡大では糸球体係蹄の二重化などが見られます。ループス腎炎のII型って何でしたっけ？」

「メモに……あった。メサンギウム細胞の増加でした」

「ループス腎炎の急性病変は？」

「ええと、それもここにメモが……こちらです」

- 管内細胞増多（endocapillary hypercellularity）
- 好中球・核崩壊（neutrophils/karyorrhexis）
- フィブリノイド壊死（fibrinoid necrosis）
- ヒアリン血栓／ワイヤーループ病変（hyaline thrombi and/or wire loop lesions）
- 細胞性・線維細胞性半月（cellular/fibrocellular crescents）
- 間質の炎症

「そうなるとループス腎炎には細胞増多はありますよね、ワイヤーループ病変って何でしたっけ？」

「免疫複合体の沈着でした」

「そうです。**免疫複合体が沈着すると、障害された部分が新しいGBM（糸球体基底膜）を作り出そうとします。これが古いGBMと合わさって二重に見えたりする**のです。電顕だとこんな感じです。

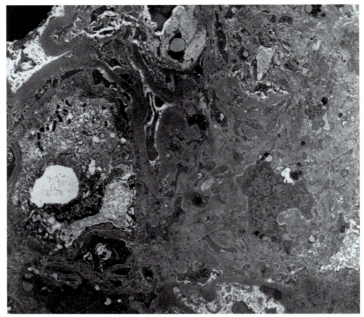

図1　基底膜の二重化（電顕）

　左上の係蹄部分は係蹄が二重になっていますね。係蹄内には腫大した内皮細胞が見えると思います」

「はい」

「この症例は沈着がなさそうですが。ループス腎炎などでは、内皮下に免疫複合体の沈着で炎症が起きやすい、そのためにループス腎炎ではMGPNのような病変に見えることはあるわけですね。糸球体障害パターンですので、MPGNに見える疾患は山のようにあります。こんな感じで、

> 補体関連の沈着
> ・C3腎症
> ・Dense deposit disease
> 免疫グロブリンの沈着するもの
> ・IRGN（感染後糸球体腎炎。大きな意味で、B型肝炎、C型肝炎、感染性心内膜炎に伴うものなども）
> ・PGNMID（proliferative glomerulonephritis with monoclonal immunoglobulin deposits）
> ・クリオグロブリン血管炎
> 上記が関係ないもの
> ・抗リン脂質抗体症候群、悪性高血圧症
> ・放射線腎炎

などがあります。これらはいずれも内皮細胞の障害と考えられていますね」

「内皮障害というとTMA（thrombotic microangiopathy）という言葉が出てきますが、これはどうなるのですか？」

「これも**病理学的な病変**になります。英語のほうがわかりやすいかもしれません。"Thrombotic microangiopathy (TMA) was originally a pathological diagnosis. The pathological characteristics of TMA are thrombus formation in the microvessels and vascular endothelial injury. Histopathological changes in TMA mainly occur in the glomeruli and blood vessels, and acute and chronic lesions develop over time"[3]。つまり内皮細胞障害や血栓形成を伴うものとなります。臨床上に微小血栓があるか否かは問いません。そのために、MPGNとかぶってもそれほど不思議はありませんね、ただしMPGNというには細胞増多がほしいです。TMA病因の主体が内皮細胞障害ということなので、いろいろな原因があります。ざっと挙げるとHUS（溶血性尿毒症症候群）、TTP（血栓性血小板減少性紫斑病）、抗リン脂質抗体症候群、悪性高血圧、anti-VEGFの薬などがありますね。せっかくですから電顕を挙げておきましょう。右上の内皮が拡大していて、内腔が詰まっている感じがしますね。左上の係蹄は二重化している印象があります」

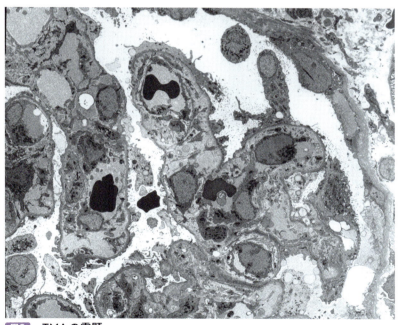

図2 TMAの電顕

「はあ、内皮の拡大、あるのですかね……二重……あれっ？ MPGNとかぶっていませんか？」

「そうなのです。だからTMAと呼ぶには基本的には内皮の障害で血栓があってほしいですよね。Thromboticですから。そのために微小血管に血栓などあればそのように診断

します」

「こんがらがってきました」

「MPGNやTMAはあくまで病理的なものである、ということです。実際には結論がついておらず、先ほどのKIのLN（ループス腎炎）の分類の論文[4]でも、"The group concluded that an MPGN pattern of injury is subsumed in class III and IV lupus nephritis as a form of endocapillary injury."としていますし、"Definitions for TMA and vasculitis in lupus nephritis still must be created, as they can occur in an isolated manner with or without associated specific serologic findings (ANCA, APA, etc.) or coexist with immune complex-mediated lupus glomerular lesions."となっているので、ループス腎炎という診断の中でMPGNパターンやTMAが見られてもそれほど不思議ではない、ということになります。少し難しかったですか？」

「はい……」

「当然ループス腎炎などはTTPになったりするわけですし[5]。基本的に病理学の分類というのは、いろいろな人が共通言語で話せるような物差しを決めたモノですからね。気楽にやっていきましょう」

「はい……」

参考文献

1) Sethi S, et al. Membranoproliferative glomerulonephritis - a new look at an old entity. N Engl J Med. 2012; 366: 1119-1131.
2) Nakagawa N, et al. Clinical features and pathogenesis of membranoproliferative glomerulonephritis: A nationwide analysis of the Japan renal biopsy registry from 2007 to 2015. Clin Exp Nephrol. 2018; 22: 797-807.
3) Katsuno T, et al. A nationwide cross-sectional analysis of thrombotic microangiopathy in the Japan Renal Biopsy Registry (J-RBR). Clin Exp Nephrol. 2020; 24: 789-797.
4) Bajema IM, et al. Revision of the international society of nephrology/renal pathology society classification for lupus nephritis: clarification of definitions, and modified National Institutes of Health activity and chronicity indices. Kidney Int. 2018; 93: 789-796.
5) Park MH, et al. Complement-mediated thrombotic microangiopathy associated with lupus nephritis. Blood Adv. 2018; 2: 2090-2094.

第2局 腎病理はループス腎炎より始めよ！
ループス腎炎まとめ、電顕

電顕まで見ると病態をつかみやすい！

「正直言って、かなりこんがらがっています」

「まあ最初からループス腎炎にしてしまうとそんなものかもしれませんね。ただし、これでかなりの部分の病理の話題が出てきたと思います。ぜひ、何回も確認して、わからない部分を教科書や腎病理の取扱い規約などで確認するとよいですね。もちろん聞いてくださってもかまいません」

「はい！」

「一番大事なことは、ループス腎炎はワイヤーループ病変やヒアリン血栓などが特徴的病変としてあり、電顕で見える基底膜内皮側の沈着物、基底膜上皮側の沈着物（膜性腎症に相当）、メサンギウム領域の沈着物（IgA腎症に相当）など、一次性糸球体疾患それぞれに特徴的な沈着物が重複して認められます。**一次性糸球体疾患では、このように各種沈着物が重複して認められることはない**、ことになります」

「わかりました！」

「最後に電顕を見せておきましょう。さてこれはわかりますか？」

「全然わかりません」

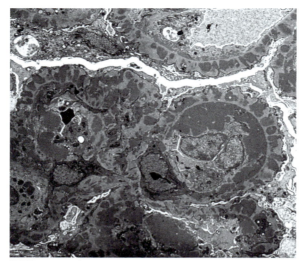

図1 ループス腎炎の電顕01

「これをわかりやすくしましょう。

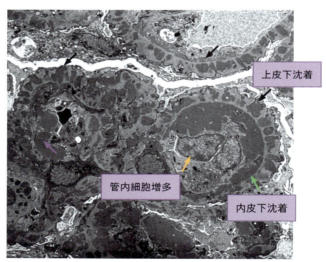

図2 ループス腎炎の電顕02

実は上皮下沈着、内皮下沈着加えて管内細胞増多もありますね。この大きさが不均一で、様々なところに沈着があり、上皮下とも内皮下とも言えないような沈着もあるのがループス腎炎っぽいですね」

「何となくわかりました」

「これはいかがですか？」

「そうなると。ここが基底膜で……内皮下ですか？」

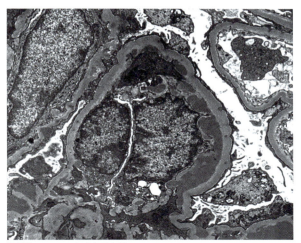

図3 LNの内皮下沈着

「その通りです。この真ん中の係蹄内に細胞増加があり（管内細胞増多）、内皮下には沈着物が認められます（ワイヤーループ病変）。他にもこの沈着物を拡大してfinger print structureや内皮細胞tubulo-reticular inclusionやmicrotubular structureなどがあるとループス腎炎っぽいですね。まあ、tubulo-reticular inclusionはHBV、HCV、HIV関連腎症でも見られますね。最近だとCOVID-19関連でもあるという話があります。IFNα、βと関係があるという論文もありますね[1-5]」

「あのぅ、そういう所見ってどうやって見るのですか？」

「最近ではどこでも電顕というわけにはいかないですから、いくつか本を推薦しますね。『ジョーシキ！ 腎生検電顕ATLAS』（南山堂）、『ジョーシキ！ 腎病理診断エッセンシャル』（南山堂）、『腎生検からここまで解る臨床病態50症例』（東京医学社）。これらは買って見ておくのがいいですね。あとは学会や研究会で、腎臓専門のところは電顕まで出していることが多いので、数をこなすといいでしょう」

「やはり結構お金かかるんですね……」

「それは仕方がありません。せっかくだからコレクションを。

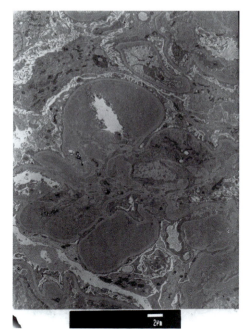

図4 ループス腎炎のワイヤーループ病変
（×2,500）

「内皮下に大きな沈着がある？」

「まさにそうですね、それが光顕で見るワイヤーループ病変です」

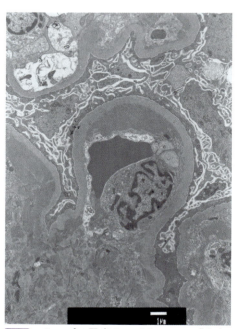

図5 ループス腎炎のワイヤーループ病変
（×2,500）

「こちらも内皮下沈着ですね」

「よく見るとメサンギウム領域にも沈着があります」

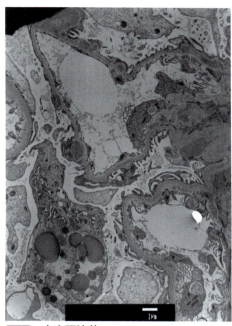
図6　上皮下沈着

「何となく上皮下とメサンギウムにあるのがわかってきました」

「こちらもどうぞ」

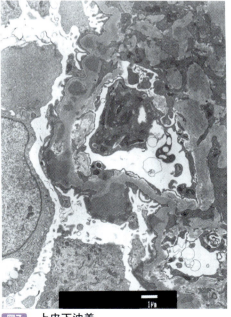
図7　上皮下沈着

「はい」

「まずはこのあたりまでわかっていれば大丈夫かと思いますよ」

参考文献

1) Kfoury H, et al. The histological spectrum of tubulo-reticular inclusion positive renal biopsies: a tertiary hospital experience and review of the literature. Ultrastruct Pathol. 2018; 42: 365-368.
2) Lee CJ, et al. The clinicopathologic significance of endothelial tubuloreticular inclusions in glomerular diseases. Ultrastruct Pathol. 2013; 37: 386-394.
3) Gaillard F, et al. Tubuloreticular inclusions in COVID-19-related collapsing glomerulopathy. Kidney Int. 2020; 98: 241.
4) Sharma Y, et al. COVID-19-associated collapsing focal segmental glomerulosclerosis: A report of 2 cases. Kidney Med. 2020; 2: 493-497.
5) Markowitz GS, et al. Treatment with IFN-|alpha|, -|beta|, or -|gamma| is associated with collapsing focal segmental glomerulosclerosis. Clin J Am Soc Nephrol. 2010; 5: 607-615.

第 3 局

IgA腎症

その **壱** IgA腎症の総論

その **弐** IgA腎症の典型的な組織像

その **参** IgA腎症の分類

その **四** IgA腎症病理（個別の病変、糸球体）

その **五** IgA腎症の個別の間質病変

その **六** IgA腎症電顕、そして素朴な疑問

その **七** IgA腎症とIgA血管炎の違い

その **八** IgA血管炎の分類について

第3局　IgA腎症

IgA 腎症の総論

腎生検で最も頻度の高い疾患です

「今日もよろしくお願いいたします」

「よろしくお願いします。前回はいろいろな病変があるループス腎炎だったので、次は何にしましょうか。腎生検をする臨床的な意義が深いIgA腎症にしましょうかね。さて、復習ですが、ループス腎炎の特徴って何でしたっけ？」

「いろいろな病変がある！」

「……。まあ、それでかまいませんが、もう少し学問的に」

「え〜っと、メモは……。ワイヤーループ病変やヒアリン血栓などの特徴的病変があり、電顕で見ると、基底膜内皮側の沈着物、膜性腎症のような基底膜上皮側の沈着物、メサンギウム領域の沈着物（IgA腎症に相当）など、**一次性糸球体疾患それぞれに特徴的な沈着物が重複して認められる。一次性糸球体疾患では、このように各種沈着物が重複して認められることはない**、ですね」

> ループス腎炎……様々な沈着をきたすことが特徴
> 一次性糸球体疾患……原則、1種類の沈着となる（内皮下だけ、上皮下だけ、メサンギウムだけ）

「その通りです。というわけで、**重複しない疾病**を見ていきましょう。その代表的な疾患が、IgA腎症ということになります。腎臓学会が行っている、Japan Renal Biopsy Registry（J-RBR）の年報を見ると、腎生検で診断される疾患の40％近くがmesangial proliferative glomerulonephritis（Mes PGN）ですね[1]。たくさん腎生検を行っている施設だと20〜30％程度はIgA腎症を含む、Mes PGNという診断になると思います。腎生検の目的の一つは、by chanceの検尿異常を腎生検してIgA腎症を診断することですから。さて、それはさておき、病理学的な特徴の前に病因を少々だけ考えておきましょう。IgA腎症ってどんな病気ですか？」

IgA腎症の総論

「メサンギウム領域にIgAが沈着する病気です」

「そうなると、IgA沈着症との区別がつきませんね」

「確かに……」

「粘膜免疫の異常により糖鎖異常をもつIgAが糸球体に沈着し、腎炎を起こす病気、と大まかに言えます。難病情報センター[2)]にも"流血中の糖鎖修飾異常IgAならびにそれに関連した免疫複合体の糸球体内沈着によって引き起こされるとする説が最も有力"、"遺伝的素因や粘膜免疫の異常等が本症の病態との関係で研究が進展しつつある"とありますね。最近ではマウスだけど、メサンギウム細胞表面のβ2スペクトリンに対する自己抗体があるという論文があります[3)]」

「糖鎖異常って何ですか？」

「それをイチから説明すると、あまりにも長くなるので、『IgA腎症を診る 改訂2版』（中外医学社）の"4. IgA腎症の発症機序"のところを読むとよいでしょう。わかりやすいレビューとしてはこのあたりになります[4)]。これで引用されている論文を見ていくと概要がつかめると思いますよ」

「わかりました！」

「さて、IgA腎症と言うためには腎生検が必要です。次のようになります」

- IgAが主にメサンギウム領域に沈着する
- 腎炎の所見がある
- 全身性の病変が存在しない〔IgA血管炎、IgA優位沈着性感染関連糸球体腎炎（IgA-dominant infection-related glomerulonephritis：IgA-IRGN）、単クローン性IgA沈着症など〕

「なるほど、確かに、腎炎が存在しないとIgA腎症ではないですものね」

「IgA腎症の予後などは、そうですね。長澤先生の『長澤先生、腎臓って結局どう診ればいいですか？〜適切な判断のための診療センスが身につき、食事・薬物療法からコンサルトまで自信をもってできるようになる』（羊土社）を見てもらうのがよいと思います」

「長澤先生みたいなことするのですね……」

「理想的には、全部解説したいところなのですが、予算や紙面の問題がありますので。さて、そのうえで、光顕的な特徴はこのようになっていますね。

・ほぼ正常な糸球体から半月体形成やfocalに管内増殖などを伴うことがある
・膜性腎症のような上皮下沈着を認めない
・メサンギウム領域の拡大や細胞増多がよく見られる
IF、IP
・メサンギウム領域にIgAが沈着（係蹄壁につくこともある）
・C3が沈着することが多い、パターンはIgAと同様
・IgG、IgMが沈着するがIgAが優位
電顕
・パラメサンギウムにelectron dense deposit（EDD）が沈着する

また改めて解説していきましょう」

参考文献

1) Sugiyama H, et al. Japan renal biopsy registry: The first nationwide, web-based, and prospective registry system of renal biopsies in Japan. Clin Exp Nephrol. 2011; 15: 493-503.
2) 厚生労働省, 難病情報センター. IgA腎症（指定難病66）.
https://www.nanbyou.or.jp/entry/41（閲覧日：2024年4月20日）
3) Nihei Y, et al. Identification of IgA autoantibodies targeting mesangial cells redefines the pathogenesis of IgA nephropathy. Sci Adv. 2023; 9: eadd6734.
4) Suzuki H, et al. The pathophysiology of IgA nephropathy. J Am Soc Nephrol. 2011; 22: 1795-1803.

第3局 IgA腎症

IgA腎症の典型的な組織像

★★★

これがIgA腎症っぽい組織像です

「ここからは典型的な組織像を見ていきましょう。IgA腎症は非常に軽いものから重篤なものまで様々あります。ある意味それが特徴とも言えます。例えばこのような組織がありますが、少しメサンギウムが増えているかな？ と思うわけです。古賀先生もそう思いませんか？」

「あまり……」

「まあ……これから勉強していくところですね。

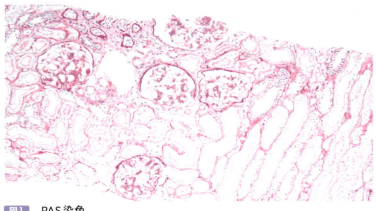

図1　PAS染色

そこでIPでIgAを見るとこんな感じです。そうすれば、まあ、IgA腎症かな？ と思います」

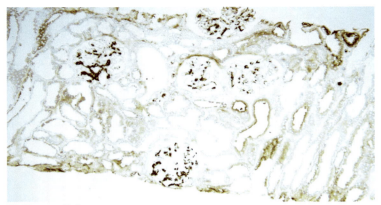

図2　IgA染色

「そんなに簡単にわかりますか？」

「まあ、一つ一つ、見ていきましょう。まずはいろいろなところ出てくるIFについて。拡大した糸球体です」

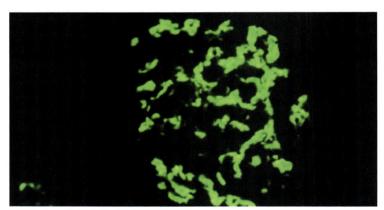

図3　IgA腎症のIF（免疫蛍光染色）

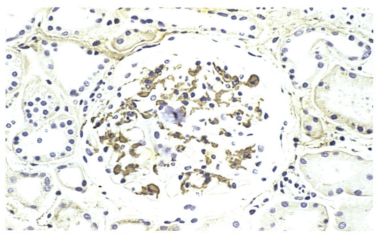

図4　IgA腎症のIP（免疫ペルオキシダーゼ染色）

弐 IgA腎症の典型的な組織像

「これはわかりやすいですね！」

「IPだと核染色をしているので、本当にメサンギウムに染まっているのが見えると思います。さて、これはIgA沈着症でもあるわけですので、IgA腎症に多く見られる所見について触れましょう。まずこちらがメサンギウム細胞の増加です。

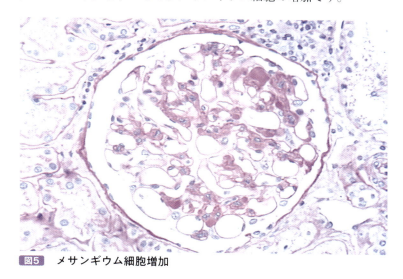
図5　メサンギウム細胞増加

古賀先生わかりますか？」

「このあたりと、このあたりでしょうか（黒矢印）。この均一な沈着はヒアリン血栓ですか（黄矢印）？」

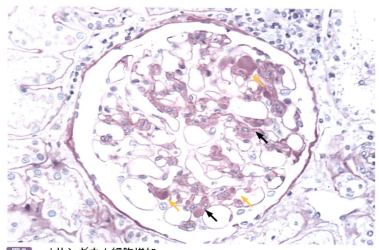
図6　メサンギウム細胞増加

「良いところに気づきましたね。この黒矢印や黄矢印で見られるものは傍メサンギウム沈着です。Hemispherical depositと呼びますが、私はIgA腎症に特異的だと思っています。腎臓学会のIgA腎症組織アトラス[1]にも"しばしば半円球状沈着を呈する"とあり

ます。論文ですと、長田道夫先生も"光顕でIgA腎症だと思うのは、傍メサンギウムに明らかにPAS陽性の沈着がある場合です"[2]と書いています。城謙輔先生もhemispheric noduleと解説していますね[3,4]。電顕で見るとこんな感じです」

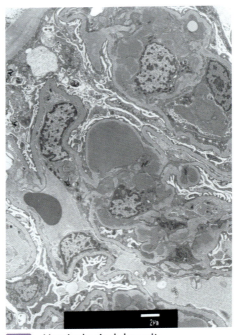

図7　Hemispherical deposit

「確かに形が似ています」

「これは真ん中にメサンギウム細胞があり、パラメサンギウムにEDD（electron dense deposit）の沈着、その上のほうにhemispherical depositがあるので典型的な像と言えます。ところが海外の論文やガイドライン、IgA腎症の診断基準や重症度分類のどれにも入ってこないのです。これに注目した日本の論文がありますが、いずれも古いものです[5,6]。」

「どうしてですか？」

「なぜでしょうかね？　それほど頻度があるわけでもないですし、腎機能低下などのパラメータとあまり関係がなかったのでしょう」

「なるほど」

「それでは具体的に組織を見ていきましょうか」

参考文献

1) 進行性腎障害に関する調査研究班報告IgA腎症分科会. IgA 腎症診療指針—第 3 版—補遺 IgA腎症組織アトラス. 日腎会誌. 2011; 53: 655-666.

2) 長田 道夫, 他. なぜパターン認識だけで腎病理は読めないのか? 医学書院. 2017. p.103.

3) 城謙輔, 他. ジョーシキ! 腎病理診断エッセンシャル. 南山堂. 2020. p.40.

4) 城謙輔. IgA腎症の電子顕微鏡的特徴. IgA腎症の臨床. 東京医学社. 2018. p.71-77.

5) Tomino Y. et al. Correlation of paramesangial deposits and glomerular sclerosis and/or hyalinosis in patients with IgA nephropathy. Tokai J Exp Clin Med. 1986; 11: 235-239.

6) Hamada K. IgA nephropathy and Henoch-Schönlein purpura nephritis: clinicopathological, histopathological immuno-histological, and electronmicroscopical characteristics. Hokkaido Igaku Zasshi. 1984; 59: 456-470.

第3局 IgA腎症

IgA腎症の分類

一般的に使われる分類を確認しましょう

「IgA腎症の分類って知っていますか？」

「Oxford分類でしょうか」

「正解です。歴史を紐解くとHaas分類というものがありました[1]。他にLee分類もあります[2]。日本では片渕律子先生の分類や重松秀一先生の分類、国立病院機構腎ネットワークが作った分類などがありました[3-5]。いずれも煩雑でした。煩雑だと何が困りますか？」

「面倒くさい！」

「……！　まぁそれはそうなのですが……。共通言語で話すために分類が必要なので、**診断者間でのばらつきが少なくなってほしい**わけです。そうしないと、予後判定などを比較できないですよね」

「なるほど」

「というわけで、国際的に基準を決めようと出てきたのが、Oxford分類になります。これが最初のOxford分類です[6,7]。訳出するとこうですね。」

IgA腎症の分類

表1 最初のOxford分類

病理パラメータ	定義	スコア
メサンギウム細胞増殖	＜4 mesangial cells/mesangial area＝0 4～5 mesangial cells/mesangial area＝1 6～7 mesangial cells/mesangial area＝2 ＜8 mesangial cells/mesangial area＝3 メサンギウム細胞増殖スコアはすべての糸球体の平均値として算出される	M0 ≦0.5 M1 ＞0.5
分節性糸球体硬化	糸球体毛細血管係蹄の硬化が分節性（全節性でない）にみられ、癒着を伴っていてもよい	S1-あり S0-なし
管内性細胞増加	糸球体毛細血管係蹄内の細胞増殖により内腔が狭小化した状態	E0-なし E1-あり
尿細管萎縮／間質線維化	腎皮質領域における尿細管萎縮あるいは間質幅の割合（%）	T0 0～25% T1 26～50% T2 ＞50%

（Working group of the international IgA nephropathy network and the renal pathology society; Roberts IS, et al. The Oxford classification of IgA nephropathy: Pathology definitions, correlations, and reproducibility. Kidney Int. 2009; 76: 546-556. および Working group of the international IgA nephropathy network and the renal pathology society; Cattran DC, et al. The Oxford classification of IgA nephropathy: rationale, clinicopathological correlations, and classification. Kidney Int. 2009; 76: 534-545 を参考に作成）

何か気づきますか？」

「これ、半月体の形成が入っていませんね」

「そうなのです。病理分類を作るときに大事なのは、**診断者間でのばらつきを減らすため**、の他にもう一つあります。**予後に関連する分類**である、ことが挙げられます。そのためか最初のスコアはなかなか広まらず、半月体を入れたパラメータが使われるようになりました。この改訂では川村哲也先生、湯澤由起夫先生、片渕律子先生などが尽力されています[8, 9]。このように半月体が入ってきます。どうでもいいのですが、この分類を定めた論文においては、本文中に"The 3 features were mesangial hypercellularity (M), segmental glomerulosclerosis (S), and tubular atrophy/interstitial fibrosis (T). In addition, among patients with endocapillary hypercellularity (E), the rate of renal functional decline was significantly lower in those receiving immunosuppressive therapy. The Oxford Classification thus includes these 4 parameters, the MEST score" と M→S→T→E の順に出てくるのですが、スコアとしてはMESTと呼ぶのです。英語で読みやすいのかもしれません。

表2 改訂版 Oxford 分類

病理パラメータ	定義	スコア
メサンギウム細胞増殖	＜4 mesangial cells/mesangial area＝0 4～5 mesangial cells/mesangial area＝1 6～7 mesangial cells/mesangial area＝2 ＜8 mesangial cells/mesangial area＝3 メサンギウム細胞増殖スコアはすべての糸球体の平均値として算出される	M0≦0.5 M1＞0.5
分節性硬化	糸球体係蹄の部分的硬化で係蹄全体に及ばないもの、または癒着	S1-あり S0-なし
管内細胞増加	糸球体毛細血管腔の狭窄をきたした毛細血管内の細胞の増加	E0-なし E1-あり
尿細管萎縮／間質線維化	尿細管萎縮または間質線維化が皮質に占める割合（%）	T0 0～25% T1 26～50% T2　＞50%
半月体	細胞性または線維細胞性が採取糸球体に占める割合（%）（線維性半月体は除く）	C0-なし C1-0 より大～25%未満 C2-25%以上

（成田一衛, 監. 難治性腎障害に関する調査研究班, 編. エビデンスに基づく IgA 腎症ガイドライン 2020. p.38 許諾を得て転載）

　用語はループス腎炎のところと同じですね。せっかくですから『エビデンスに基づく IgA 腎症ガイドライン 2020』から引用しましょう[10]。このように結構細かいですね」

参 IgA 腎症の分類

表3 病変の定義（IgA 腎症 Oxford 分類）

糸球体病変

- びまん性（diffuse）：50%以上の糸球体に病変が分布
- 巣状（focal）：50%未満の糸球体に病変が分布
- 全節性（global）：糸球体係蹄の50%以上の病変（全節性硬化の定義に関しては下記参照）
- 分節性（segmental）：糸球体係蹄の50%に満たない病変（少なくとも糸球体毛細血管係蹄の半分が保持されている）
    （分節性硬化の定義に関しては下記参照）
- 管内細胞増多（endocapillary hypercellularity）：糸球体毛細血管係蹄の管腔内の細胞数の増加で、管腔の狭小化を伴う
- 核崩壊（karyorrhexis）：アポトーシスや濃縮、断片化した核が存在
- 壊死（necrosis）：フィブリンの滲出や核崩壊を伴った糸球体基底膜の断裂。壊死の定義は少なくともこれら3つのうち2つの病変の存在が必要（フィブリンの管外への滲出は最低限必要）
- 糸球体基底膜二重化（GBM duplication）：糸球体基底膜が二重の輪郭を示す。管内細胞増多を伴っていてもいなくてもよい
- メサンギウム基質増加（increased mesangial matrix）：メサンギウムの細胞外基質の増加で、少なくとも2つの分葉において基質の幅がメサンギウム細胞の核2個分を越える
- 硬化（sclerosis）：細胞外基質の増加により毛細血管腔が閉塞した病変。硝子化や泡沫化を伴っていてもいなくてもよい
    - 癒着（adhesion）：糸球体毛細血管係蹄とボウマン嚢の間の連続した領域。管外病変や分節性硬化とは区別する
- 分節性硬化（segmental sclerosis）：すべての係蹄に及ばない糸球体係蹄の硬化
- 全節性硬化（global sclerosis）：糸球体のすべての係蹄が硬化
- 虚脱/虚血糸球体（collapsed/ischemic glomerulus）：毛細血管係蹄の虚脱を示す糸球体。ボウマン嚢壁の肥厚やボウマン嚢腔の線維化を伴う場合がある
- 管外病変（extracapillary lesions）：以下のように分類される
    - 管外性細胞増殖または細胞性半月体（extracapillary cellular proliferation or cellular crescent）
        ：3層以上の管外性細胞増殖があり、その成分として細胞が50%を超える病変。
        さらに病変が糸球体円周に占める割合により分けられる：<10%、10～25%、26～50%、>50%
    - 管外性細胞増殖または線維細胞性半月体（extracapillary fibrocellular proliferation or fibrocellular crescent）
        ：細胞が50%未満で細胞外基質が90%未満の組み合わせからなる管外病変
        さらに病変が糸球体円周に占める割合により分けられる：<10%、10～25%、26～50%、>50%
    - 管外性線維化または線維性半月体（extracapillary fibrosis or fibrous crescent）
        ：90%以上の細胞外基質からなるボウマン嚢円周の10%を超える病変
        さらに病変が糸球体円周に占める割合により分けられる：<10%、10～25%、26～50%、>50%
        虚血性荒廃糸球体は除く
    ＊半月体はボウマン嚢円周の10%を超える管外病変
- メサンギウム細胞増多（mesangial hypercellularity）
    ：1つのメサンギウム領域のメサンギウム細胞の数により以下のように分類する
    - 正常（normal）　　：3個以下
    - 軽度（mild）　　　：4～5個
    - 中等度（moderate）：6～7個
    - 高度（severe）　　：8個以上
    注意：最も細胞数の多いメサンギウム領域で評価し、各々の糸球体についてスコア化する。血管極に隣接するメサンギウム領域では評価しない。メサンギウム領域はメサンギウム細胞の核2個分未満の幅より狭くなった部分で境界される（すなわち集簇した細胞を数えるのであり、一列に並んだ細胞は数えない）

尿細管・間質病変

- 尿細管萎縮（tubular atrophy）
    ：尿細管基底膜の肥厚とともに尿細管の直径が減少した病変
        傷害尿細管が皮質に占める%で評価。1～5%は5%、それ以上は10%刻みで表記する
- 間質線維化（interstitial fibrosis）
    ：皮質の間質において、細胞外基質が増加した病変
        病変の皮質に占める%にて評価。1～5%は5%、それ以上は10%刻みで表記する
- 間質炎症（interstitial inflammation）
    ：皮質の間質における炎症細胞浸潤
        病変の皮質に占める%にて評価。1～5%は5%、それ以上は10%刻みで表記する
        炎症が間質の線維化領域に限局しているかどうかを記載する
- 赤血球の充満
    ：尿細管管腔内が赤血球により完全に充満された病変
        円柱を伴うことも伴わないこともある。20%以上の尿細管に認められる場合に記載する
- 急性尿細管障害（acute tubular injury）
    ：基底膜の肥厚を伴わない近位尿細管上皮の扁平化

血管病変：動脈病変（arterial lesion）は最も高度の病変にて評価する。小葉間動脈と弓状動脈と分けて評価する　小葉間動脈は皮質内、弓状動脈は皮髄境界に位置する動脈をいう

- 内膜肥厚（intimal thickening）：内膜の厚さを中膜の厚さと比較し、内膜肥厚なし、内膜肥厚あり（中膜厚より薄い）、内膜肥厚あり（中膜厚を越える）の3段階にて評価
- 細動脈硝子化（arteriolar hyaline）：硝子化を示す細動脈の割合を0、1～25%、26～50%、>50%の4段階にて評価

（Working Group of the International OgA Nephropathy net-work and the Renal pathology Society, The Oxford classification of IgA nephropathy: pathology definitions, correlations, and reproducibility. Kidney Int 2009; 76: 546-556 より引用、改変して作成）

「はい」

「追加で解説しておくと、Eに関しては管内増殖をきたす糸球体が1個でもあればE1ですし、分節性硬化がある糸球体が1個でもあればS1ととります。この中でIgA腎症の腎予後に関係があるところはどれになるか知っていますか？」

「えっ！　全部関係あるのではないですか？」

「海外ではそうだったのですが、日本では、腎予後と関係があるものは下記と考えられました[11]。

急性病変
　細胞性半月（係蹄壊死を含む）
　線維細胞性半月
慢性病変
　全節性糸球体硬化
　分節性糸球体硬化
　線維性半月
腎予後と関係ないもの
　メサンギウム細胞増加
　管内細胞増多
　癒着

これらを踏まえて組織学的重症度（H-Grade）ができました。こちらです」

表4 組織学的重症度

組織学的重症度	腎予後と関連する病変を有する糸球体／総糸球体数	急性病変のみ	急性病変＋慢性病変	慢性病変のみ
H-Grade I	0〜24.9%	A	A/C	C
H-Grade II	25〜49.9%	A	A/C	C
H-Grade III	50〜74.9%	A	A/C	C
H-Grade IV	75%以上	A	A/C	C

（厚生労働科学研究費補助金難治性疾患克服研究事業. 進行性腎障害に関する調査研究班報告 IgA腎症分科会. IgA腎症診療指針 第3版. 日腎会誌. 2011; 53: 123-135 許諾を得て転載）

「見たことあります」

「Oxford分類と若干違いますね。Oxford分類に関してはこちらの城謙輔先生の解説があります[12]。

参 IgA腎症の分類

表5 Oxford分類の日本における追試結果

	腎機能低下の傾き（線形回帰）			腎不全または50%GFR低下までの期間（Cox regression）		
	単変量解析	多変量解析		単変量解析	多変量解析	
	傾き（mL/min/1.73m^2/y）	モデルA	モデルB	ハザード率（95%CI）	モデルA	モデルB
メサンギウム細胞増殖						
スコア≦0.5	−3.0±3.7			1	1	1
スコア＞0.5	−2.6±4.0	0.7	0.5	1.3（0.7-2.3）	1.4（0.8-2.7）	1.5（0.7-2.8）
p	＞0.1	＞0.1	＞0.1	＞0.1	＞0.1	＞0.1
管内性細胞増加						
なし	−2.7±3.7			1	1	1
あり	−3.0±3.8	−0.3	−0.6	1.3（0.8-2.0）	1.1（0.6-1.7）	1.6（0.9-2.7）
p	＞0.1	＞0.1	＞0.1	＞0.1	＞0.1	＞0.1
管外性細胞増殖						
なし	−2.4±2.9			1		
あり	−3.9±5.0	−1.2	−0.8	2.4（1.5-3.6）	2.2（1.3-3.5）	2.0（1.2-3.4）
p	0.02	0.02	＞0.1	0	0.002	0.006
分節性硬化または癒着						
なし	−2.0±2.7			1	1	1
あり	−3.2±4.0	−0.9	−1	2.0（0.6-6.2）	0.9（0.5-1.8）	1.0（0.5-2.0）
p	0.009	0.1	0.07	＞0.1	＞0.1	＞0.1
尿細管萎縮／間質線維化						
0～25%	−2.3±2.6			1	1	1
26～50%	−3.6±5.2	−5.2	−3.7	1.9（1.1-3.4）	1.2（0.7-2.2）	1.2（0.7-2.3）
＞50%	−6.9±5.5			5.4（2.8-10.7）	3.4（1.8-6.9）	3.3（1.4-8.0）
p	＜0.000	＜0.001	＜0.001	＜0.000	0.002	0.03
動脈スコア						
なし	−2.8±3.7				1	
軽度	−3.8±5.0				0.9（0.4-1.8）	
中等度	−2.0±2.5				1.1（0.5-2.3）	
高度	−3.5±2.3				1.4（0.7-3.0）	
p	＞0.1				＞0.1	

モデルA：それぞれ3つの病理パラメータに腎生検時のGFR、平均血圧、タンパク尿で補正
モデルB：それぞれ3つの病理パラメータに腎生検時のGFR、追跡期間中の平均血圧、タンパク尿で補正
（城謙輔. オックスフォード分類の問題点. Annual Review. 腎臓, 2010. p.202許諾を得て転載）

　ちなみにOxford分類での各パラメータと腎予後はこちらの論文です。読んでおくとよいでしょう[6]。さて、この日本の研究では腎生検のサンプルの問題も考えられることから、腎生検時の臨床的なパラメータと腎予後を検討したところ残ったものがeGFRと尿タンパクだったために臨床的重症度ができました。こちらになります[13]。

表6 臨床的重症度

臨床的重症度	尿タンパク（g/日）	eGFR（mL/分/1.73m²）
C-Grade I	<0.5	—
C-Grade II	0.5≦	60≦
C-Grade III	0.5≦	<60

（成田一衛, 監. 難治性腎障害に関する調査研究班, 編. エビデンスに基づくIgA腎症ガイドライン2020. p.41許諾を得て転載）

先ほど出てきた、2つを組み合わせて、透析導入のリスクは下記のようになります[11]。

表7 C-GradeとH-Gradeを組み合わせた腎代替療法のリスク

組織学的重症度 臨床的重症度	H-Grade I	H-Grade II	H-Grade III+IV
C-Grade I	1/72（1.4%） OR：1	0/10（0%） OR：0	1/5（20%） OR：17.8
C-Grade II	7/64（11%） OR：8.7	6/41（15%） OR：12.2	3/18（17%） OR：14.2
C-Grade III	2/5（40%） OR：47.3	6/21（29%） OR：28.4	22/34（65%） OR：130

（厚生労働科学研究費補助金難治性疾患克服研究事業. 進行性腎障害に関する調査研究班報告 IgA腎症分科会. IgA腎症診療指針 第3版. 日腎会誌. 2011; 53: 130 許諾を得て転載）

ここでは腎生検時のパラメータのみなので、本当に正しいかを判断するのは難しいです。実際に腎生検で確定診断した後の治療選択や血圧のコントロールの程度、最近ではSGLT2阻害薬の使用や最近は海外では腸管特異的な免疫抑制やエンドセリン受容体拮抗薬なども使われてきます[14]。これらを行ったときに治療反応性、尿タンパクがいかほど減ったのか？ などを考えていく必要があります。そういう論調もありますね[15]」

「いろいろあるのですねえ……」

「このように歴史的な経緯を学ぶと少しずつ進化していることがわかりますね。というわけで、個々の病変を見ていきましょう」

参考文献

1) Haas M. Histologic subclassification of IgA nephropathy: A clinicopathologic study of 244 cases. Am J Kidney Dis. 1997; 29: 829-842.
2) Lee SM. Prognostic indicators of progressive renal disease in IgA nephropathy: emergence of a new histologic grading system. Am J Kidney Dis. 1997; 29: 953-958.
3) Katafuchi R, et al. Relationships between mesangial proliferation and omnifarious lesions such as sclerosis, tuft adhesion or crescent, and between active and chronic lesions : Proposal for revision of classification by committee of IgA nephropathy in Japan. Nephrology. 2006; 11: A59-60.
4) Shigematsu H. Histological grading and staging of IgA nephropathy. Pathol Int. 1997; 47: 194-202. doi: 10.1111/j.1440-1827.1997.tb04480.x. PMID: 9103209.
5) Suzuki S, et al. Applicability of steroid therapy in 275 adult patients with IgA nephropathy determined using a histological scoring system and degree of proteinuria. Clin Exp Nephrol. 2004; 8: 109-116.
6) Working group of the international IgA nephropathy network and the renal pathology society; Roberts IS, et al. The

参 IgA 腎症の分類

Oxford classification of IgA nephropathy: Pathology definitions, correlations, and reproducibility. Kidney Int. 2009; 76: 546-556.

7） Working group of the international IgA nephropathy network and the renal pathology society; Cattran DC, et al. The Oxford classification of IgA nephropathy: rationale, clinicopathological correlations, and classification. Kidney Int. 2009; 76: 534-545.

8） Trimarchi H, et al. Oxford classification of IgA nephropathy 2016: An update from the IgA nephropathy classification working group. Kidney Int. 2017; 91: 1014-1021.

9） 成田一衛, 監. 難治性腎障害に関する調査研究班, 編. エビデンスに基づく IgA 腎症ガイドライン 2020. p.38.

10） 成田一衛, 監. 難治性腎障害に関する調査研究班, 編. エビデンスに基づく IgA 腎症ガイドライン 2020. p.23.

11） 厚生労働科学研究費補助金難治性疾患克服研究事業. 進行性腎障害に関する調査研究班報告 IgA 腎症分科会. IgA 腎症診療指針 第3版. 日腎会誌. 2011; 53: 123-135.

12） 城謙輔. オックスフォード分類の問題点. Annual Review. 腎臓. 2010. pp. 196-204.

13） 成田一衛, 監. 難治性腎障害に関する調査研究班, 編. エビデンスに基づく IgA 腎症ガイドライン 2020. p.41.

14） El Karoui K, et al. Treatment of IgA nephropathy: A rapidly evolving field. J Am Soc Nephrol. 2024; 35: 103-116.

15） Koike K, et al. Clinicopathological prognostic stratification for proteinuria and kidney survival in IgA nephropathy: a Japanese prospective cohort study. Clin Kidney J. 2023; 17: sfad294.

・Sato R, et al. Validation of the Japanese histologic classification 2013 of immunoglobulin A nephropathy for prediction of long-term prognosis in a Japanese single-center cohort. Clin Exp Nephrol. 2015; 19: 411-418.

第3局

I
g
A
腎
症

第3局　IgA腎症

IgA腎症病理（個別の病変、糸球体）

IgA腎症の糸球体病変の見方です

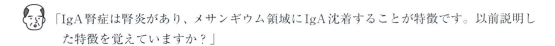

🧑‍⚕️「IgA腎症は腎炎があり、メサンギウム領域にIgA沈着することが特徴です。以前説明した特徴を覚えていますか？」

🧑「メモは……っと。ほぼ正常な糸球体から半月体形成やfocalに管内増殖などを伴うことがある、でしょうか？」

🧑‍⚕️「そうです。そのために、一つ一つの糸球体を見て丹念にチェックしていく必要があります。糸球体数のところでも話しましたが、IgA腎症の診断には最低いくつ糸球体が必要でしたっけ？」

🧑「8〜12個でした」

🧑‍⚕️「その通りです。理想的には25個以上あれば確率的に見逃しは少なくなると思いますが、病理の特徴として"**あるときにはあると言いやすい**"が"**ないときにないとは言いにくい**"ですから、病理学的な所見と臨床所見が乖離するところには注意が必要です。皮質髄質の割合、糸球体数、全節性硬化に陥っている糸球体は数えてもらうとして、Oxford分類に沿って見ていきましょう」

🧑「はい」

🧑‍⚕️「メサンギウム細胞の増加は核の数を数えます。注意点は血管極に近いところは評価しないことになっています。例えばこちらいかがでしょうか？」

四 IgA腎症病理（個別の病変、糸球体）

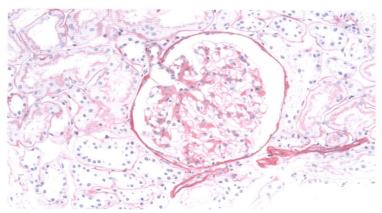
図1　メサンギウム細胞増加（M0）

「10時方向は血管極だとすると、6時から7時のあたりは増えているでしょうか？　1時方向のあたりは核が3個くらいなので、それほど増えているとは言えないと思います」

「はい、それでOKです。実はメサンギウム細胞の増加、というものの一つ一つの細胞がくっきり見えるわけではありません。そうなると、細胞は増えていないもののメサンギウム領域がやや拡大していることがあり、その場合はメサンギウム基質の増加と呼んでいます。『腎生検病理診断取扱い規約』では、"**メサンギウムの核2個より狭い部分で区切られた領域を分節と呼び、末梢のメサンギウム領域2分節において、毛細血管に挟まれた基質の幅がメサンギウム細胞の核が2つ以上ある場合**"と定義されています。そうなると、まあ、難しいですよね。ではこちらいかがでしょう？」

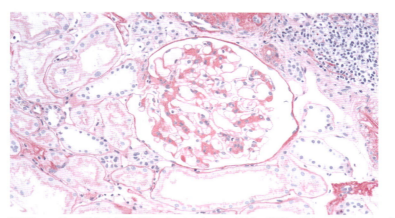
図2　メサンギウム細胞増加〔mild（M1）だが、基質の増加は目立たない〕

「これは5時方向にメサンギウム細胞の増加と基質の増加があります」

「そうですね。それでよいでしょう。ではこちらは？」

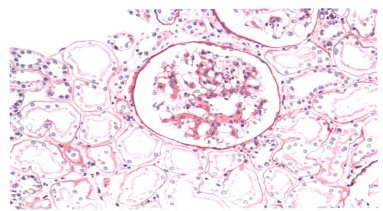

図3　メサンギウム細胞増加（基質の増加多め）

🧑「これは全体的にメサンギウム細胞が増えている印象です。上の2つのように腎門部がはっきりと写っていた場合はいいですが、こちらのように腎門部が明らかに切られていない場合はどうするのですか？」

👨「そうですね。結構曖昧にしている部分な気がします。まあ、上の3つなどは見慣れると、メサンギウム領域が拡大しているな、と感じますね」

🧑「そういうものですか」

👨「そういうものです。Oxford分類では糸球体の中のメサンギウム領域で一番細胞が多いところを採用します。そこの細胞数が4～5個をmild、6～7個をmoderate、8個以上はsevereと呼びます。もともとはループス腎炎では3個以上が増加という定義でしたが、最近はIgA腎症に合わせて4個以上です。さらに厳密に言えば、メサンギウム細胞が増えただけではなく炎症細胞などが増えてもかまいません。メサンギウム細胞が増えた糸球体が50％以上あればM1と診断します。ただし、次の図のようになると、12時から3時に半月体がありますが、ここと癒着している部分は分節性硬化なのか、メサンギウム細胞増殖か悩ましいです。少なくとも9時方向のメサンギウム領域で6個のメサンギウム細胞の増加があるのでmoderateとは言えそうですが」

四 IgA腎症病理（個別の病変、糸球体）

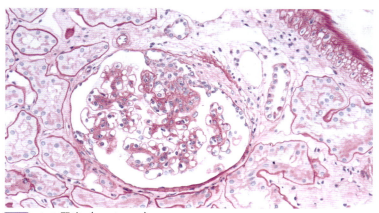

図4　IgA腎症（moderate）

次に分節性硬化について解説しましょう。これは"**糸球体硬化が認められるが、正常毛細管係蹄が分節性に残存するもの、係蹄が残存し濾過機能が残っているもの**"となります。例えばこれなどどうでしょう」

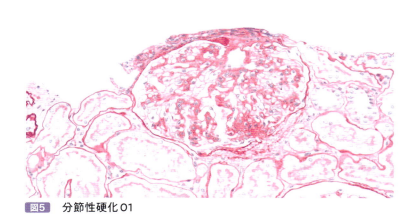

図5　分節性硬化01

「これだと5時から6時方向が分節性硬化でしょうか？」

「はい、それでよいです。他の部分の形態はある程度保たれており、糸球体の10％程度が硬化しているでしょうか。このように10％くらいでも90％でも分節性硬化ですので、ずいぶん印象は違いますね。こちらはどうでしょう？」

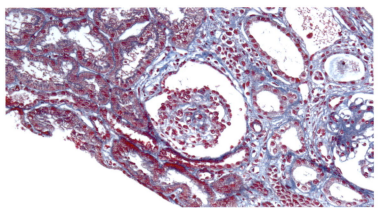

図6　分節性硬化02

「うーん、分節性硬化？　全節性硬化かも」

「こうなるとはっきりしないですよね。一部係蹄がありそうかな？　とも思います。ただ、全体的に上皮が増えているので、おそらく潰れていくだろうから将来的には全節性硬化になるのだろうなぁ、と推察するわけです。このくらいだと、どう判断するかは結構好みが分かれそうですね。それではこちらはどうでしょう」

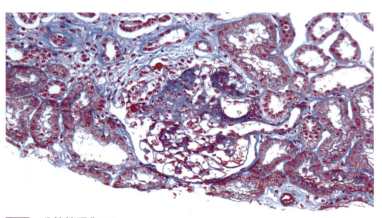

図7　分節性硬化03

「9時から12時、あるいは2時あたりまで、分節性硬化でしょうか？」

「そうですね。9時から12時に線維細胞性半月体があり、硬化部位が目立つために分節性硬化でいいです。ちなみにPAM染色で近い切片があるのですが、これで見ると係蹄の不連続性がありますね。係蹄の断裂ととるのであれば、フィブリノイド壊死の所見ですね」

四 IgA腎症病理（個別の病変、糸球体）

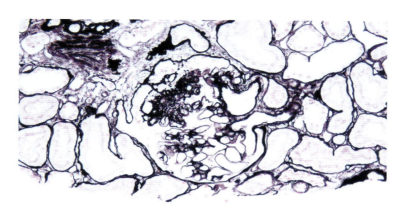

図8　PAM染色

「いろいろありますね」

「こだわればこだわるほど難しいところになります。それでは管内増殖にいきましょう」

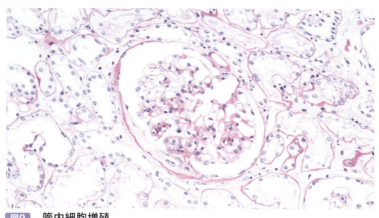

図9　管内細胞増殖

「6時から7時の半月体でしょうか？　半月体にしても層が薄いですかね」

「半月体と係蹄がくっついているところを見てみましょう。管内増殖が見えませんか？」

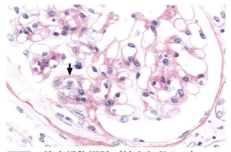

図10　管内細胞増殖（拡大矢印あり）

93

「そう言われると見えます」

「そんなものでしょう。実際このあたりの炎症が強く、その結果として管外性変化の半月体が出ているのかもしれません。あるいはこの半月体は少々古そうなので治りかけを見ているのかもしれないですね」

「病理の先生は、古い病変と治りかけがわかるのですか？」

「厳密にはわからないですね。勘に近いです。実際の糸球体は検体として採ってきてしまっていますし」

「そうなのですね」

「ただ、何となくの顔つきで、これは治りそうだな、とか、これはこのまま潰れていくのだろうな、という印象はあります。たくさん見ると、いろいろなフェーズの糸球体を観察するわけですから。そうなると、顔つきがある程度出てくるわけです。さて、半月体を見ておきましょう、これはいかがでしょう」

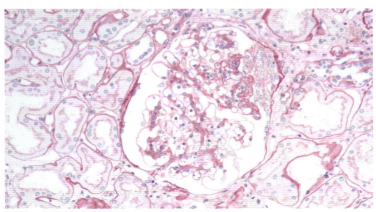

図11　細胞性半月体

「これは2時から3時方向に細胞性半月体だと思います」

「はい。それでよいですね」

「あれ？　25％以上の円周を占めないとですか？」

「IgA腎症は第3局その参にあるように、10％以上の円周でいいです。これは細胞成分がたくさんあるので細胞性でよさそうですね、こちらは？」

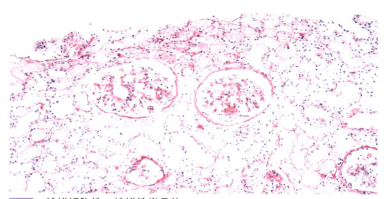

図12　線維細胞性、線維性半月体

「左の糸球体の3時から4時方向に線維細胞性半月体で、右の糸球体の5時から8時方向に線維細胞性半月体でしょうか？」

「厳密に言えばIgA腎症であれば第3局その参にあるように、

細胞性半月体…………細胞成分が50％以上
線維細胞性半月体……線維成分が50〜90％
線維性半月体…………線維成分が90％

となりますが、本来糸球体は球のような立体ですから、微妙な病変は薄切していくと10スライス先は細胞性半月体になったりするでしょうね。おそらく**病理診断も主治医がするか、患者を診ていない病理医がするかで結構異なりそう**です。臨床医は臨床所見に引っ張られそうですね。まあ、そのくらいのものとしてとらえておくのがよいでしょう」

「意外とウェットなのですね」

「まあ、人が決めることだから、そのような側面はありますね。そのためにも基本になる基準が必要になってきますね。そのうえで、active crescentつまり細胞性半月体と線維細胞性半月体を有する糸球体の割合、

C0：なし
C1：1〜24％
C2：25％以上

とグレードをつけるわけですね。長くなったので間質病変は次にいきましょうか。ところでこれはいかがでしょう？」

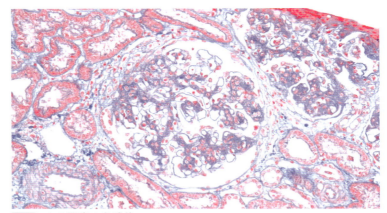

図13　IgA腎症の糸球体

🧑「メサンギウム細胞は増えており、基質も増えている印象です。3時方向には癒着があります。管内増殖は明らかではないと思います」

🧓「十分ですね、IgAの免疫染色はこんな感じです」

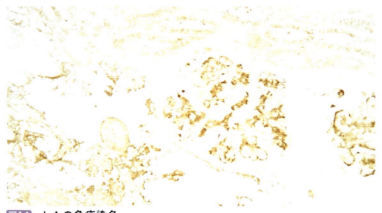

図14　IgAの免疫染色

🧑「これはIgA腎症ですね」

🧓「一応PAM染色を載せておきましょう。

四 IgA腎症病理（個別の病変、糸球体）

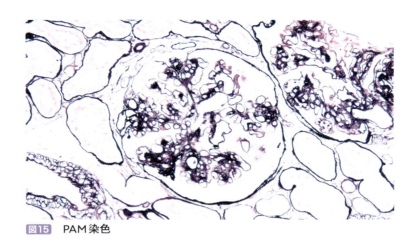

図15 PAM染色

このようにメサンギウム細胞や基質は増えるけれど、係蹄の異常はなく、管内増殖もそれほど目立たない。これが典型的なIgA腎症です。もちろん、現段階ではまだ出てきていませんが、微小変化型に近い場合やFSGS、膜性増殖性糸球体腎炎、半月体形成性糸球体腎炎、管内増殖など様々なパターンとります。とはいえ典型的には上記のようなメサンギウムの変化が主体、ととらえておくのがよいと思います。というわけで本当に間質病変にまいりましょうか」

「はい」

第3局 IgA腎症

IgA腎症の個別の間質病変

IgA腎症においても間質病変は予後規定因子です

「間質の病変はかなりざっくりとしています。第3局その参のIgA腎症の病変の定義は細かいですね」

「ここには、尿細管の直径が減少した病変とか、10％刻みで評価とありますが、実際には正確に計測しているのですか？」

「おそらくしていないと思います。ただ、画像処理をして厳密にしている人がいる可能性はありますね。海外でもAIを使って自動的に解析したなどという論文があります[1,2]。まあ、AIを使えば厳密な数値が出ますが、Oxford分類では線維化の部分はどう分類されていました？」

「ええと、T0、T1、T2の3段階で、それぞれ0〜25％、26〜50％、50％を超えるものでした」

「その通りです。いくら細かくしても、この分類にしなくてはいけないですからね。実際問題T0でも3％と23％では雲泥の違いがありますし、T2でも51％と90％では全然違うはずですから。例えばこんな感じですね。

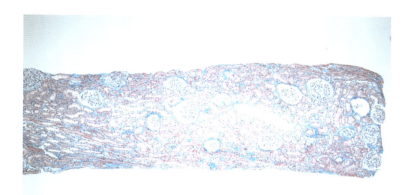

図1 線維化が少ないIgA腎症（T0相当）

五 IgA腎症の個別の間質病変

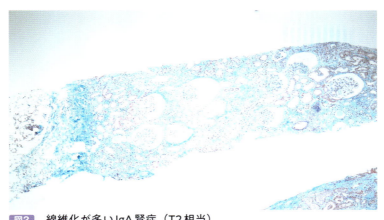

図2 線維化が多いIgA腎症（T2相当）

このあたりはあまり詰めても……というところなので、血管を見ておきましょう。こちらにはどんな血管がありますか？」

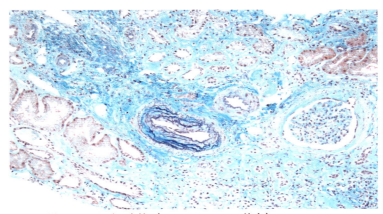

図3 様々なサイズの血管（Elastica Masson染色）

「はい、画面中央に大きいのがあり、その血管の2時方向に少々小さい血管があります。左側には小さい血管があります」

「そんな感じですね。教科書的には、血管は大きさと解剖学的な特徴で区別します。こちらを引用しましょう[3]。この中で腎生検について話題になるのは、

小型動脈である小葉間動脈や弓状動脈
細動脈として輸入細動脈、輸出細動脈

などになります。実際には、尿細管周囲に毛細血管などがありますが、外膜も中膜もないのであまりよく見えません」

表1 血管組織

血管	直径	内膜	中膜	外膜	相当する血管	相当する血管（Chapell Hill分類）
大型動脈（弾性動脈）	>1cm	内皮細胞 結合組織 平滑筋	平滑筋 弾性板	結合組織 弾性線維 中膜より薄い	大動脈、腕頭、総頸部（外頸、内頸）、肺、鎖骨下、総腸骨動脈	大動脈、腕頭、総頸、外頸、内頸、肺、鎖骨下、総腸骨動脈、腎、腹腔、上・下腸間膜、上腕、内外腸骨、大腿、膝窩動脈
中型動脈（筋型動脈）	2〜10mm（0.5〜10mm）	内皮細胞 結合組織 平滑筋 明瞭な内弾性板	平滑筋 コラーゲン線維 少量の弾性組織	結合組織 多少の弾性線維 中膜より薄い	大動脈から臓器や筋組織へ分布する動脈（外頸、内頸）冠動脈 腎動脈とその分枝（腎実質外） 葉間動脈	大動脈から臓器や筋組織へ分布する血管とその分枝 臓器内の太い血管 冠状動脈 腎動脈とその分岐（含む腎実質外） 葉間動脈
小型動脈	0.1〜2mm	内皮細胞 結合組織 平滑筋 明瞭な内弾性板	平滑筋（8〜10層程度まで）コラーゲン線維	結合組織 多少の弾性線維 中膜より薄い	葉間動脈 弓状動脈 小葉間動脈	弓状動脈 小葉間動脈
細動脈	10〜100μm（30〜200μm）	内皮細胞 結合組織 平滑筋	平滑筋（1〜2層）	薄い結合組織の不明瞭な鞘	輸入輸出動脈 小葉間動脈	輸入輸出動脈 小葉間動脈
毛細血管	4〜10μm（<10μm）	内皮細胞（周皮細胞）	なし	なし	傍尿細管毛細管（皮質） 直血管（髄質）	傍尿細管毛細管（皮質） 直血管（髄質）
毛細血管後細静脈	10〜50μm（10〜30μm）	内皮細胞 周皮細胞	なし	なし		
筋細静脈	50〜100μm	内皮細胞 結合組織 平滑筋（2〜3層）	平滑筋（1〜2層）	結合組織 多少の弾性線維 中膜より厚い	小葉間静脈	小葉間静脈
小静脈	0.1〜1mm（>50μm）	内皮細胞 結合組織 平滑筋（2〜3層）	平滑筋（2〜3層で）（内膜より連続）	結合組織 多少の弾性線維 中膜より厚い	小葉間静脈 弓状静脈	小葉間静脈 弓状静脈
中静脈	1〜10mm	内皮細胞 結合組織 平滑筋 時に内弾性板	平滑筋 コラーゲン線維	結合組織 多少の弾性線維 中膜より厚い	葉間静脈 腎静脈と腎静脈の分岐	葉間静脈 腎静脈の分岐
大静脈	>1cm（3cm）	内皮細胞 結合組織 平滑筋	平滑筋（2〜15層） 発達が悪いコラーゲン線維 心筋線維（心膜周囲）	結合組織 多少の弾性線維 平滑筋 中膜より厚い	動脈とほぼ同じ 門脈	動脈とほぼ同じ 腎静脈

＊（　）内は異なる教科書の記載
（上杉憲子, 他. 血管炎の病理. 日腎会誌. 2014; 56: 87-97許諾を得て転載）

「これはいちいち測るのですか？」

「厳密には測らないことが多いです。検体がよくないとわからないですが、糸球体の大きさが大体200μmなので、糸球体と同じ〜大きいものは小型動脈、糸球体より小さいものを細動脈、糸球体の1/10くらいの大きさで糸球体周囲だと輸入細動脈や輸出細動脈ですね。小動脈と細動脈は内弾性板がはっきりしているか？　で区別することが多いです。そうなると画面中央の内弾性板が重層化している血管は小動脈、右上が小〜細動脈、左側の3つが細動脈という感じですね。細動脈が冒される疾患として糖尿病関連腎臓病や腎硬化症がありますが、これはそのときに話しましょう」

「はい」

「IgA腎症では尿細管間質の萎縮の割合、間質の線維化、炎症をそれぞれ10%刻みで、血管は小葉間動脈と弓状動脈に分ける、とありますが、ここではサイズだけで判断しています。皮質内にあるのを小葉間動脈、皮髄境界にあるものを弓状動脈とするとなっていますね。解剖学的にはその通りですね。

内膜肥厚は、3種類
- なし
- 内膜肥厚あり（中膜より薄い）
- 内膜肥厚あり（中膜より厚い）

細動脈は硝子化を示す割合、を0、1〜25%、26〜50%、>50%で評価しなさい、とありますね。どちらも**最も進行した病変を選ぶ**ようにとあります。ここはそのうち解説しましょう。どの疾患であっても、間質・血管病変は評価する必要があります。大事なところですが、IgA腎症ではやはり糸球体病変に注目するのが筋だと思いますので」

「はい」

参考文献
1) Ginley B, et al. Automated computational detection of interstitial fibrosis, tubular atrophy, and glomerulosclerosis. J Am Soc Nephrol. 2021; 32: 837-850.
2) Zheng Y, et al. Deep-learning-driven quantification of interstitial fibrosis in digitized kidney biopsies. Am J Pathol. 2021; 191: 1442-1453.
3) 上杉憲子, 他. 血管炎の病理. 日腎会誌. 2014; 56: 87-97.

第3局 IgA腎症

IgA腎症の電顕、そして素朴な疑問

★★☆

IFの所見がいまいちなときは電顕も見ましょう

「せっかくですから、電顕を見ておきましょう。これまで何回か出てきていますから、係蹄はわかるようになりましたね。メサンギウム領域、大きな核が見えますが、この核の周りに、厳密に言えば薄い細胞質があって、その周りにあるメサンギウム基質に濃く染まるのが電顕における沈着だととらえてよいです。前にも言ったことがあるかもしれませんが、この領域をパラメサンギウムと記載されていることがありますね。

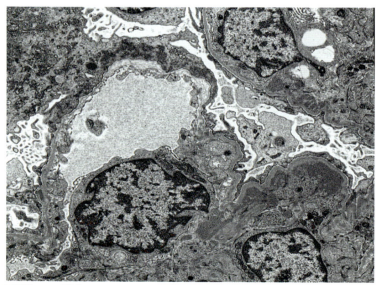

図1 IgA腎症におけるメサンギウム領域への沈着01

六 IgA腎症の電顕、そして素朴な疑問

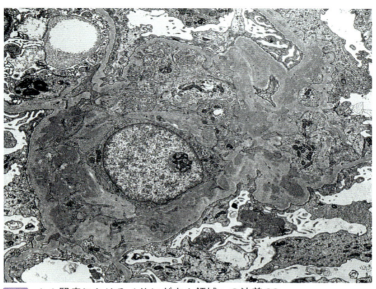

図2　IgA腎症におけるメサンギウム領域への沈着O2

この 図2 はメサンギウム細胞の核が目玉のようにあり、その周囲に濃い部分がありますね。7時から9時方向にあるのが沈着物です。図3 では若干弱拡大で、メサンギウム細胞の増加は目立ちませんが、パラメサンギウムに沈着がありますね。

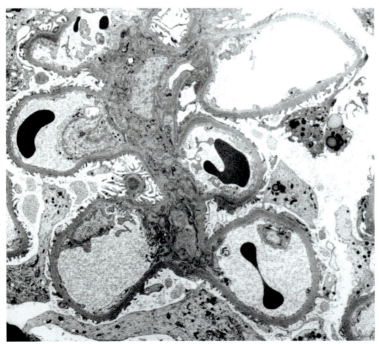

図3　IgA腎症の電顕

こちらは先ほど述べたhemispherical depositだと思います。この前も出てきましたね」

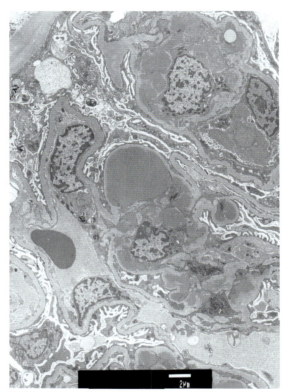

図4　Hemispherical deposit

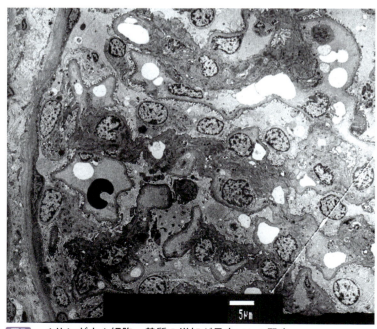

図5　メサンギウム細胞、基質の増加が目立つIgA腎症

「 図1 や 図3 ですが、係蹄内ってこんなにもやもやしていますか？」

「良いところに目をつけましたね。一般論になりますが、係蹄内などは、ボウマン腔側に比べて、もやもやしています。おそらくタンパクが多いためだと思います。ボウマン腔側には、生理的には尿タンパクが出ないので、このように見えることが多いですね」

「では、尿タンパクが増えると、ボウマン腔側ももやもやしますか？」

「そこまではしない印象がありますが、MCNS（微小変化型ネフローゼ症候群）だと足突起の消失（foot process effacement）やmicrovillous change/transformationなどがありますね。良い電顕写真が出てきたら解説するかもしれません」

「はい。ところで病理とあまり関係ない質問ですが、よろしいでしょうか？」

「どうぞ」

「IgA腎症は、メサンギウムに糖鎖異常のIgAが沈着するのに、どうして係蹄に炎症が起こるのですか？」

「非常に良い質問ですが、あまりわかっていないところでもあります。光顕でも電顕でも係蹄が破れたところから赤血球がボウマン腔に出てくるのは間違いないと思います。赤血球が本当に断裂したところから出てくるか？　というと『腎生検病理アトラス』[1]の表紙がまさにそうですね。この図がIgA腎症かは確証が持てません。メサンギウム領域の沈着がよくわからないですから……。ただ、断裂した係蹄から赤血球が出ているのがよく見えますね。この写真はフィブリンの析出が観察できなければ、係蹄の断裂でよいかもしれません。電顕でフィブリンと判断するのは難しいですが」

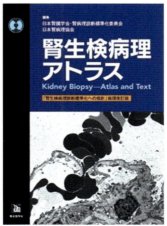

図6　腎生検病理アトラスの装丁
（日本腎臓学会・腎病理診断標準化委員会，他編．腎生検病理アトラス．東京医学社，2010許諾を得て転載）

「そういう図だったんですね！」

「そういう意図だと思います。どなたがこの図を提供したかまでは知りませんが。他にも海外のラボのX（旧Twitter）で、GBMに穴が空いている電顕があります[2]。さて、メサンギウム領域への沈着がなぜ係蹄の断裂を起こすか？　ということですが、ここは明確には解明されていません。例えば長田道夫先生は、『なぜパターン認識だけで腎病理は読めないのか？』（医学書院）のp.106で小児では糸球体係蹄に毛細血管炎を起こす→メサンギウム増殖が起こるのでは？　と述べています。ただし、海外の教科書などでは、IgAが沈着してメサンギウムの炎症が起きて……という論調が多いです。IgGも一緒について、とか、補体が、という話が出てきますが。"The pathophysiology mechanisms of primary IgAN are mainly speculative and extremely complex."というのが真実なのでしょう。矛盾するかもしれませんが、ループス腎炎と違ってIgA腎症ではメサンギウム領域だけに沈着すると言いました。ただ、これだと専門医試験レベルです。『IgA 腎症診療指針—第3版— 補追 IgA 腎症組織アトラス』[3]の中にも"係蹄上皮下に不規則に上皮下沈着物を認める場合や、内皮下沈着物がみられメサンギウム細胞間入（mesangial interposition）を伴うことがある"と記載されてます。ではどのくらいの頻度でしょうか？　例えばこの論文ではsubendothelialに30％、subepithelialに13％沈着があると書かれています[4]。こちらだと4/66にsubendothelial depositがあると言われていますね[5]。こちらでは内皮下37％、上皮下18％とあります[6]。日本からだと、こんな論文があって、係蹄壁にIgAがつくのをIgA type2、沈着がないものをIgA type 1と議論していますね、ずいぶんと古いですが……[7]。しかもtype 2ではMPGN様で尿タンパクが多いなんてこともありますから、このあたりが係蹄壁に影響を与えているのかもしれません。小児ですが154例中40例に内皮下沈着が[8]、係蹄に結構つくという論文が、最近でもあります[9]。こういうのに興味があればやはり研究でしょうね。他にも、実際にIgAだけ沈着か？　という問題はあって、後で出てくるκ、λなどの染色の偏り、軽鎖制限などがあると病態が違うのでは？　なんていう話もあります[10-12]。IgA-PGNMID（immunoglobulin A-proliferative glomerulonephritis with monoclonal immunoglobulin deposits）の病態に近いのでは？なんて報告もあります[13, 14]」

「はあ……」

「まあ、景気が良くなって、予算があるときに研究するのがいいですからね」

「はい、もう一つよろしいですか？　IgA腎症とIgA血管炎とは違うものでしょうか？」

「それは次で解説しましょう」

参考文献

1) 日本腎臓学会・腎病理診断標準化委員会, 他編. 腎生検病理アトラス. 東京医学社, 2010.

2) https://x.com/arkanalabs/status/1729530379361525927?s=20 （Xのポストより。閲覧日：2024年4月4日）

3) 厚生労働科学研究費補助金難治性疾患克服研究事業. 進行性腎障害に関する調査研究班報告 IgA腎症分科会. IgA腎症診療指針 第3版. 日腎会誌. 2011; 53: 655-666.

4) Terinte-Balcan G, et al. A closer look: ultrastructural evaluation of high-risk progression IgA nephropathy. Ultrastruct Pathol. 2023; 47: 461-469.

5) Tewari R, et al. Correlates of hematuria on glomerular histology and electron microscopy in IgA nephropathy. Med J Armed Forces India. 2016; 72: 120-124.

6) Lee HS, et al. Ultrastructural changes in IgA nephropathy in relation to histologic and clinical data. Kidney Int. 1989; 35: 880-886.

7) Hara M et al. IgA nephropathy with subendothelial deposits. Virchows Arch A Pathol Anat Histol. 1980; 386: 249-263.

8) Yoshikawa N, et al. Glomerular electron-dense deposits in childhood IgA nephropathy. Virchows Arch A Pathol Anat Histopathol. 1985; 406: 33-43.

9) Shima Y, et al. Clinicopathological significance of glomerular capillary IgA deposition in childhood IgA nephropathy. Pediatr Nephrol. 2021; 36: 899-908.

10) Vignon M, et al. The clinicopathologic characteristics of kidney diseases related to monotypic IgA deposits. Kidney Int. 2017; 91: 720-728.

11) Sun S, et al. The clinicopathological characteristics and outcomes of IgA nephropathy with predominant lambda or kappa light-chain deposition. Int Urol Nephrol. 2022; 54: 1705-1712.

12) Katafuchi R, et al. Clinicopathological significance of light chain deposition in IgA nephropathy. Clin Exp Nephrol. 2021; 25: 621-632.

13) Sato K, et al. Successful treatment with steroid and cyclosporine A in a patient with immunoglobulin A-proliferative glomerulonephritis with monoclonal immunoglobulin deposits. Nephrology (Carlton). 2018; 23: 787-790.

14) Lin L, et al. A review on the diagnosis and treatment of proliferative glomerulonephritis with monoclonal immunoglobulin deposits. Int J Gen Med. 2022; 15: 8577-8582.

第3局 IgA腎症

IgA腎症とIgA血管炎の違い

病理的には違いはなさそうですが……

「IgA腎症とIgA血管炎について、古賀先生はどう思いますか？」

「IgA血管炎の腎臓だけバージョンがIgA腎症でしょうか？」

「そういうとらえ方もあります。Renal limitedという考え方ですね。IgA腎症の定義として全身性の病気がないということが前提になるため、例えば、腸管病変や皮膚病変が先行してあればIgA血管炎としてとらえる必要があります。IgA腎症は2012年のChapel Hill血管炎の分類では、免疫複合体性小血管炎（immune complex small vessel vasculitis）とされています[1]。この中にはっきりと"Glomerulonephritis indistinguishable from IgA nephropathy may occur"と書いてありますし、renal limited IgA vasculitisとIgA腎症は形態的には区別が困難でしょう」

「なるほど」

「もちろん、細かく見ていけば違いがあるという意見もあります[2]。IgA vasculitisは半月体形成や管内増殖が多い、電顕でも内皮下沈着や上皮下沈着が多い、と書いてあります。ただし、IgA腎症でも述べたように、**様々なフェイズの病理像をとるのがIgA腎症の特徴**ですので、腎生検に至った臨床的な背景が異なるかもしれないな、と感じます。臨床像もIgA血管炎のほうがIgA腎症より臨床的に重症だという論文もあります[3]。紫斑、関節痛、腹痛や血便で困って病院に行って、そのときに検尿したら血尿やタンパク尿が引っかかって、というIgA血管炎っぽい病歴であり、IgA腎症のように無症候性の検尿異常と比べるわけですから。このようになるのも納得がいきます。組織についての検討は最近の中国からの論文もあります[4]」

「わかったような……わからないような……」

「そのあたりはよく考えておくといいですね。紫斑でIgA血管炎と診断されたら、腎炎があるかも？と思いますが、IgA腎症で"このあと、皮疹や血便が起きるかも？"とは通常考えないですからね。日本皮膚科学会の『血管炎・血管障害診療ガイドライン2016

年改訂版』[5)] のp.332にもIgA血管炎は"紫斑性皮疹（100％）、関節痛/関節炎（60〜75％）、消化管症状（50〜65％）、尿検査異常・腎症（20〜55％）の4症状が順不同に、様々な程度で出現する"とあります。皮膚科医がメインに作っているガイドラインですから、皮疹が100％というのは頷けますね。ただ、この引用元は査読付の論文ではないようです。JASNの論文では250例の成人IgA血管炎を15年追跡しています。全例でIgAの沈着が確認されています。初発症状として皮疹が96％、関節痛が61％、腹部症状が48％とあり、32％が腎症、CCr＜50 mL/分を起こしたとあります。タンパク尿が99％、血尿が61％とありますね[6)]。インドの論文を読むと、成人だと最初の臨床症状として皮疹が86.7％、腹痛が10.0％とあります。経過中に関節痛が90％、腎炎が60％とあります[7,8)]。医療制度やどのタイミングで受診するか、などはお国柄が出るので、こういう研究は揺らぎが出るのは普通です」

「なるほど、皮膚科でステロイドが入って腎炎が抑えられているとか？」

「先のガイドラインには、

IgA腎症を予防する目的で副腎皮質ステロイドを早期に投与すべきか？
推奨文：副腎皮質ステロイドの早期投与は腎症を予防する効果が明らかでないため、勧められない．
推奨度：C2

とあります。ただし、研究デザインや免疫抑制の期間が短いなどの問題点が指摘されているので、はっきりとはわからないですね。ところで、IgA血管炎の腎臓の病期分類って知っていますか？」

「あるんですか？」

「あります。一番有名なのがInternational Study of Kidney Disease in Children（ISKDC）分類になりますね。

表1　紫斑病性腎炎の病理組織分類（ISKDC分類）

I型	微小変化のみ
II型	メサンギウム増殖のみ
III型	半月体形成ないし分節性の血栓・壊死・硬化病変を50％未満の糸球体に認める。さらにメサンギウム増殖の程度によって、a. 巣状、b. びまん性、に分ける
IV型	上記の半月体・分節性病変を50〜75％の糸球体に認める。III型と同様にa. 巣状、b. びまん性、に分ける
V型	上記の半月体・分節性病変を75％以上の糸球体に認める
VI型	膜性増殖性糸球体腎炎類似病変

他にも古いですがMeadowの分類があります[9]」

「ISKDC分類にはchildrenと入っていますが、成人でも使ってかまいませんか？」

「良いところに気づきましたね。実際には使われていますが、成人用には先ほど出てきたPilleboutの分類があります[6]。さらに進化させたものとしてSemiquantitative Classification（SQC）があります[10]」

「一体どれがよいのでしょうか？」

「まあ、基本的には新しい分類が古い分類の弱点を補っているので、そちらを使うのがよいとは思いますが……」

「何か懸念がありますか？」

「次で話しましょう」

参考文献

1) Jennette JC, et al. 2012 revised International Chapel Hill consensus conference nomenclature of vasculitides. Arthritis Rheum. 2013; 65: 1-11.
2) Davin JC, et al. What is the difference between IgA nephropathy and Henoch-Schönlein purpura nephritis? Kidney Int. 2001; 59: 823-834.
3) Komatsu H, et al. Clinical manifestations of Henoch-Schönlein purpura nephritis and IgA nephropathy: comparative analysis of data from the Japan Renal Biopsy Registry (J-RBR). Clin Exp Nephrol. 2016; 20: 552-560.
4) Li X, et al. A clinicopathological comparison between IgA nephropathy and Henoch-Schönlein purpura nephritis in children: use of the Oxford classification. Clin Exp Nephrol. 2019; 23: 1382-1390.
5) 日本皮膚科学会, 他. 血管炎・血管障害診療ガイドライン2016年改訂版. 日皮会誌. 2017; 127: 299-415.
6) Pillebout E, et al. Henoch-Schönlein purpura in adults: outcome and prognostic factors. J Am Soc Nephrol. 2002; 13: 1271-1278.
7) Gupta V, et al. Differences between adult and pediatric onset Henoch-Schonlein purpura from North India. Int J Rheum Dis. 2018; 21: 292-298.
8) Oni L, et al. Childhood IgA vasculitis (Henoch Schonlein purpura)-advances and knowledge gaps. Front Pediatr. 2019; 7: 257.
9) Meadow SR, et al. Schönlein-Henoch nephritis. Q J Med. 1972; 41: 241-258.
10) Koskela M, et al. The ISKDC classification and a new semiquantitative classification for predicting outcomes of Henoch-Schönlein purpura nephritis. Pediatr Nephrol. 2017; 32: 1201-1209.
・Jelusic M, et al. Different histological classifications for Henoch-Schönlein purpura nephritis: which one should be used? Pediatr Rheumatol Online J. 2019; 17: 10.（ISKDCとOxford分類の比較）
・Kifer N, et al. Semiquantitative classification (SQC) and Oxford classifications predict poor renal outcome better than The International Study of Kidney Disease in Children (ISKDC) and Haas in patients with IgAV nephritis: a multi-center study. J Nephrol. 2023; 36: 441-449.（ISKDCとOxford分類の比較）

第3局　IgA腎症

IgA血管炎の分類について

実はいろいろな分類があります

「前回の話をまとめると、IgA血管炎に伴う腎病理のスコアは、

- ISKDC分類
- Pillebout分類
- Semiquantitative classification（SQC）

とあります。僕はどれを使えばよいでしょうか？」

「臨床では好みに合わせて、学会などではすべてを用意しておく、というのが答えになると思います」

「やはりそうなのですね……」

「前にも言いましたが、分類というのは、**病理を読む人間の間で誤差が少なくなるように**、そして**臨床的な予後を表すように**、ということを意図して作られているため、学会などの公の場や抄録では、この記載があったほうがわかりやすいですよね。もちろん、独自に新しい分類を作ってもいいのですが、以前の分類と比較して……となります。臨床的には、例えばISKDC分類は6種類の分類ですが、これを15種類とか100種類に分けてかまわないものの、臨床上使いにくいですよね」

「確かに。ではIgA血管炎に対して、IgA腎症のOxford分類で分類するというのはありですか？」

「それはもちろんありです。いくつか論文があります。概ねTスコアが腎予後と関係するという報告が多いです。こちらが小児の論文[1]、こちらが成人の論文です[2]。興味深いのは成人では、Eスコア、管内増殖が腎機能低下に関係しているという報告が多いことですね。こちらは小児と成人が混じったものですが、こちらもEスコアが腎予後に関係があると報告されています[3]。なぜEスコアか？　というのはなかなか難しいですが内皮側に沈着があると、強い炎症を起こしやすいからかな？　と思っています。ここは

IgA腎症と同じで、腎生検時のパラメータ、つまり病理学的、臨床的パラメータですべてを予測するのはなかなか難しいという話になると思います」

「IgA血管炎の治療はどうすればよいのですか？ IgA腎症と同じでかまいませんか？」

「そこは結構難しい問題ですね。『血管炎症候群の診療ガイドライン2017』[4] では下記のようになっています。

> a. 血尿のみか、血尿に軽度タンパク尿〔尿タンパク量0.5 g/1.73 m²/日未満または早朝尿のタンパク/クレアチニン（Cr）比0.5未満〕を伴う場合
> 腎生検は行わず、抗血小板薬の投与を考慮する（推奨クラスIIb、エビデンスレベルC）。
> b. 血尿と中等度タンパク尿（尿タンパク量0.5～1.0 g/1.73 m²/日または早朝尿のタンパク/Cr比0.5～1.0）を認める場合
> タンパク尿が6か月以上続く場合には腎生検を行って治療方針を決める。
> c. ネフローゼ症候群、高血圧、腎機能低下を認める症例や持続的タンパク尿（①高度タンパク尿（1.0 g/1.73 m²/日以上、または早朝尿のタンパク/Cr比＞1.0）が3か月以上、②中等度タンパク尿（前述）が6か月以上、③軽度タンパク尿（前述）が12か月以上）を認める場合
> 腎生検を施行し、組織学的重症度に応じて治療方針を決める

治療は保険がきくものを抜粋すると、

> ISKDC分類I～II 抗血小板薬が投与されることが多い。しかし、紫斑病性腎炎では、自然寛解例もあり、臨床的に改善傾向で、家族や本人の希望があれば無治療で経過観察も可能である。
> ISKDC分類III～VI 半月体の割合が高い場合は、以下の積極的な治療を考慮する。
> 1) GC（PSL 1 mg/kg/日）（推奨クラスIIa、エビデンスレベルC）
> 2) ステロイドパルス（mPSL 30 mg/kg/日または最大1,000 mg/日、3日間）＋経口CY（2.5 mg/kg/日、12週間）併用（重症腎炎）（推奨クラスIIa、エビデンスレベルC）
> 3) アザチオプリン（AZA）（1～2 mg/kg/日、5～12週間）＋GC（60 mg/m²/日、最大60 mg、5～12週間）併用療法（推奨クラスIIa、エビデンスレベルC）

となっています」

「扁桃摘出は？」

「これも書いてありますが、IgA血管炎は保険では通っていませんが、日本ではよく行われている印象で報告もあります。こちらは扁桃摘出の効果です[5]。ケースレポートなどもあります[6,7]」

八 IgA血管炎の分類について

「海外では違うのですか？」

「海外での臨床経験がないので何とも言えないところですが、いろいろな論文が出ており、ベースはステロイドですが、併用薬として例えばアザチオプリン[8]、シクロホスファミド[9]、シクロスポリン[10,11]、MMF[12]、リツキシマブ[13] などですかね」

「抗血小板薬は使われるのですか？」

「それは実はコクランレビューがあります。小児になりますが[14]、図を見るとRRが、1をまたいでいるのであまり効いていない印象ですね。さらに最近のコクランレビューもあります[15]」

「なるほど、そうなのですね」

「論文を深掘りすると、対象が小児に対してであったり、別の疾患に対して使われていたのがいつの間にか使われていたりと、きちんと原文を読まないと危ないことって結構あります」

「どういうことでしょうか？」

「例えば、ネフローゼ症候群や腎炎にジピリダモールが使われることがありますよね」

「はい、見たことがあります」

「その論文に当たったことありますか？」

「いいえ、何となくDo処方していました。」

「そうなりますよね。こちらになると思います[16,17]。MPGNに対しての効果ですが、この時代とはMPGNのとらえ方が違いますし、RAA系が使われていない時代の論文です。さらに最近ではSGLT2阻害薬もありますので少し違いますよね」

「なるほど、勉強になりました」

「次はANCA関連血管炎などにしましょう。その前にこちらはいかがですか？　IgA腎症の復習です」

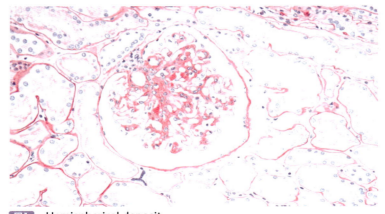

図1　Hemispherical deposit

🧒「メサンギウム細胞はあまり増えていないですが、基質の増加はありこれはいくつかhemispherical depositがあるのでIgA腎症ですよね！」

👦「私もそう思いました、ところが免疫染色でメサンギウムにIgAは＋、IgGが2＋、C1qが2＋C3が1＋だったのです。そうなるとIgAとは言えないな、と思い電顕で見ました。

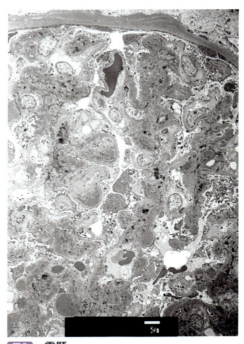

図2　電顕

メサンギウム基質が増えており、主にメサンギウム領域にEDD（electron dense deposit）がありますね、一部内皮下にもあります。そうなるとIgA腎症でもよさそうですが、IgAが弱いのでIgA腎症とは言い切れません。そうなると免疫複合体関連の腎炎かもしれません」

「なかなか難しいですね」

「こちらは電顕しか残っていない別の症例ですが……。

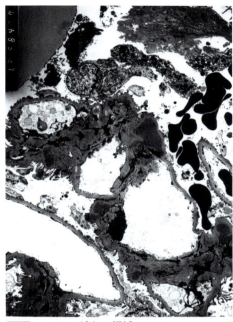

図3　メサンギウム領域のEDD

メサンギウム領域、パラメサンギウムに大小様々な沈着があるものの、免疫染色ではIgAはほとんどつかず、IgGが強くついた、という記録が残っています。そうなるとIgG腎症かな？　となりますね」

「そんな病気あるのですか？」

「昔、そういう論文がありましたがこちらを参照ください。IgA腎症でもないし、ループス腎炎でもないのにIgGが強く染まるという論調です[18]。繰り返しになりますがIgA腎症といっても実際は非常に様々なバリエーションをとります。例えば光顕では典型的な特徴としてはメサンギウム細胞の増加、メサンギウム領域へのIgA沈着、これが電顕ではパラメサンギウムへのEDDの沈着ですが、腎臓学会の病理アトラスのIgA腎症の部分では、

・微小変化型
・メサンギウム増殖性糸球体腎炎型
・管内増殖性糸球体腎炎型
・半月体形成糸球体腎炎型
・膜性増殖性糸球体腎炎型

に分類できるとあります。もちろんこれらがオーバーラップすることもあります」

「こんがらがってきました」

「まあ、現時点では、IgA腎症といっても組織はかなりいろいろな表現型をとりますよ、という話でよいと思います」

「わかりました」

参考文献

1) Xu K, et al. Value of the Oxford classification of IgA nephropathy in children with Henoch-Schönlein purpura nephritis. J Nephrol. 2018; 31: 279-286.
2) Inagaki K, et al. Clinical impact of endocapillary proliferation according to the Oxford classification among adults with Henoch-Schönlein purpura nephritis: a multicenter retrospective cohort study. BMC Nephrol. 2018; 19: 208.
3) Kim CH, et al. Using the Oxford classification of IgA nephropathy to predict long-term outcomes of Henoch-Schönlein purpura nephritis in adults. Mod Pathol. 2014; 27: 972-982.
4) 日本循環器学会. 血管炎症候群の診療ガイドライン（2017年改訂版）. 2017. p.80.
5) Umeda C, et al. Preventive effect of tonsillectomy on recurrence of Henoch-Schönlein purpura nephritis after intravenous methylprednisolone pulse therapy. Tohoku J Exp Med. 2020; 250: 61-69.
6) Iwazu Y, et al. Clinical remission of Henoch-Schönlein purpura nephritis after a monotherapeutic tonsillectomy. Clin Exp Nephrol. 2011; 15: 132-135.
7) Sugiyama H, et al. Successful treatment of progressive Henoch-Schönlein purpura nephritis with tonsillectomy and steroid pulse therapy. Intern Med. 2005; 44: 611-615.
8) Bergstein J, et al. Response of crescentic Henoch-Schoenlein purpura nephritis to corticosteroid and azathioprine therapy. Clin Nephrol. 1998; 49: 9-14.
9) Flynn JT, et al. Treatment of Henoch-Schönlein purpura glomerulonephritis in children with high-dose corticosteroids plus oral cyclophosphamide. Am J Nephrol. 2001; 21: 128-133.
10) Jauhola O, et al. Cyclosporine A vs. methylprednisolone for Henoch-Schönlein nephritis: a randomized trial. Pediatr Nephrol. 2011; 26: 2159-2166.
11) Kalliakmani P, et al. Cyclosporin A in adult patients with Henoch-Schönlein purpura nephritis and nephrotic syndrome; 5 case reports. Clin Nephrol. 2011; 75: 380-383.
12) Hackl A, et al. Mycophenolate mofetil following glucocorticoid treatment in Henoch-Schönlein purpura nephritis: the role of early initiation and therapeutic drug monitoring. Pediatr Nephrol. 2018; 33: 619-629.
13) Crayne CB, et al. Rituximab treatment for chronic steroid-dependent Henoch-Schonlein purpura: 8 cases and a review of the literature. Pediatr Rheumatol Online J. 2018; 16: 71.
14) Hahn D, et al. Interventions for preventing and treating kidney disease in Henoch-Schönlein Purpura (HSP). Cochrane Database Syst Rev. 2015; 2015: CD005128.
15) Hahn D, et al. Interventions for preventing and treating kidney disease in IgA vasculitis. Cochrane Database Syst Rev. 2023; 2: CD005128.
16) Donadio JV Jr, et al. Membranoproliferative glomerulonephritis. A prospective clinical trial of platelet-inhibitor therapy. N Engl J Med. 1984; 310: 1421-1426.
17) Zimmerman SW, et al. Prospective trial of warfarin and dipyridamole in patients with membranoproliferative glomerulonephritis. Am J Med. 1983; 75: 920-927.
18) Sato M, et al. Primary glomerulonephritis with predominant mesangial immunoglobulin G deposits－a distinct entity? Nephron. 1993; 64: 122-128.

第 4 局
ＡＮＣＡ関連血管炎

その **壱** ＡＮＣＡ関連血管炎の総論

その **弐** ＡＮＣＡ関連血管炎の病理01

その **参** ＡＮＣＡ関連血管炎の病理02

その **四** ＡＮＣＡ関連血管炎のグレーディング

その **五** 抗GBM抗体型糸球体腎炎

第4局 ANCA関連血管炎

ANCA関連血管炎の総論

ANCA関連血管炎ってどんな病理像が典型的かわかりますか？

「おはようございます。本日もよろしくお願いいたします」

「おはようございます」

「ループス腎炎、IgA腎症ときて、次はANCA関連血管炎（ANCA-associated vasculitis：AAV）なのですね」

「何がくると思いました？」

「ここまで免疫複合体が関与するものだったため、膜性腎症と思ったのですが」

「それでもよかったですね。ずいぶんスッキリと整理できてきたようです。膜性腎症にしますか？」

「そこまではいいです、笑」

「どうしてANCA関連血管炎なのかというと、**ループス腎炎、IgA腎症とともに糸球体に半月体を形成するタイプの病理像が多い**からです。もちろん、臨床的には腎生検に至った経緯と、IF（免疫蛍光染色）、IP（免疫ペルオキシダーゼ染色）を見て判断することになりますが、病理的にはまず標本だけを見て、どんな病気か？　と考えていきます。半月体のように目立つ病変があった場合、この3つをまず念頭に置きます。他にも頻度は少ないですが、抗GBM型糸球体腎炎がありますね。さて、ループス腎炎の特徴は何でしたっけ？」

「フルハウスパターンや、上皮下沈着、ワイヤーループ病変の内皮下沈着などでしょうか？」

「はい、OKです。メサンギウム領域につくこともありますね。IgA腎症は？」

「メサンギウム領域にIgAやC3の沈着ですか？」

「はい、その通りですね。もしIFが陰性だった場合に何を考えるのかというと、pauci-immune型の腎炎、これはAAVに多いわけです。AAVはもともと1994年のChapel Hill Consensus Conferenceで臨床的に分類されて2012年に改訂されて現在に至るわけですが、日本における診断基準はこちらです。顕微鏡的多発血管炎（microscopic polyangiitis：MPA）を見てみましょう[1]。

＜診断基準＞
Definite、probableを対象とする
【主要項目】
(1) 主要症候
①急速進行性糸球体腎炎
②肺出血または間質性肺炎
③腎・肺以外の臓器症状：紫斑、皮下出血、消化管出血、多発性単神経炎など
(2) 主要組織所見
細動脈・毛細血管・後毛細血管細静脈の壊死、血管周囲の炎症性細胞浸潤
(3) 主要検査所見
①MPO-ANCA陽性
②CRP陽性
③タンパク尿・血尿、BUN、血清クレアチニン値の上昇
④胸部X線所見：浸潤陰影（肺胞出血）、間質性肺炎
(4) 診断のカテゴリー
①Definite
(a) 主要症候の2項目以上を満たし、組織所見が陽性の例
(b) 主要症候の①および②を含め2項目以上を満たし、MPO-ANCAが陽性の例
②Probable
(a) 主要症候の3項目を満たす例
(b) 主要症候の1項目とMPO-ANCA陽性の例
(5) 鑑別診断
①結節性多発動脈炎
②多発血管炎性肉芽腫症（旧称：ウェゲナー肉芽腫症）
③好酸球性多発血管炎性肉芽腫症（旧称：アレルギー性肉芽腫性血管炎／チャーグ・ストラウス症候群）
④川崎動脈炎
⑤膠原病〔全身性エリテマトーデス（SLE）、関節リウマチ（RA）など〕
⑥IgA血管炎（旧称：紫斑病血管炎）
【参考事項】
(1) 主要症候の出現する1～2週間前に先行感染（多くは上気道感染）を認める例が多い
(2) 主要症候①、②は約半数例で同時に、その他の例ではいずれか一方が先行する

> （3）多くの例でMPO-ANCAの力価は疾患活動性と平行して変動する
> （4）治療を早期に中止すると、再発する例がある
> （5）除外項目の諸疾患は壊死性血管炎を呈するが、特徴的な症候と検査所見から鑑別できる

これが結構重要で、臨床所見が診断では最優先ということがわかりますね」

「どういうことでしょうか」

「Definiteであっても、probableであっても主要症候なしに診断することはできない、ということです。よく見てください」

「確かに。ではANCAが陽性なだけであれば、大騒ぎする必要はないでしょうか？」

「まあ、そのうちに腎炎などが出てくるかもしれないと経過観察しますが、あくまで診断には臨床症状が重要となります。こういう論文があります[2]。ANCAの力価が高い場合には診断に有用だという論文もあります[3-5]。ANCAはミミッカーの多い病気です。そういえば古賀先生、ANCAが陽性になるミミッカーってどれほど知っていますか？」

「えっ！　感染性心内膜炎とか？」

「有名ですね。他にも結核は必ずケアする必要があります[6]。他にも、先の論文[3]では、AAVでないANCA陽性としては、炎症性腸疾患、関節リウマチ、感染、悪性腫瘍などが挙げられています。ANCA陽性でRPGN（急速進行性糸球体腎炎）であればタイミング良く介入することが大事ですが、治療介入までは余裕があるときなどはそのあたりを鑑別に挙げておく必要がありますね」

「わかりました」

「それでは、ANCA関連血管炎の病理を見ておきましょう」

参考文献

1) 厚生労働省 難治性疾患政策研究班. 難病情報センター. 顕微鏡的多発血管炎（指定難病43）
https://www.nanbyou.or.jp/entry/245（閲覧日：2024年6月1日）
2) Berglin E, et al. Anti-neutrophil cytoplasmic antibodies predate symptom onset of ANCA-associated vasculitis. A case-control study. J Autoimmun. 2021; 117: 102579.
3) Houben E, et al. Diagnosing ANCA-associated vasculitis in ANCA positive patients: A retrospective analysis on the role of clinical symptoms and the ANCA titre. Medicine (Baltimore). 2016; 95: e5096.
4) Merindol J, et al. Diagnostic significance of antineutrophil cytoplasmic antibody (ANCA) titres: a retrospective case-control study. RMD Open. 2023; 9: e003113.
5) Bossuyt X, et al. A multicentre study to improve clinical interpretation of proteinase-3 and myeloperoxidase anti-neutrophil cytoplasmic antibodies. Rheumatology (Oxford). 2017; 56: 1533-1541.
6) Flores-Suárez LF, et al. Prevalence of antineutrophil cytoplasmic autoantibodies in patients with tuberculosis. Rheumatology (Oxford). 2003; 42: 223-229.

第4局 ANCA関連血管炎

ANCA関連血管炎の病理01

★★★

半月体などはあるがIFはあまり陽性にならない、が本質です

「それでは、AAV（ANCA関連血管炎）の病理を見ておきましょう。何が見えますか？」

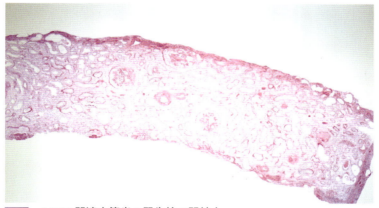

図1 ANCA関連血管炎の腎生検の弱拡大

「3個糸球体があってどれも半月体があります」

「その通りです。強拡大にしてみましょう、いかがですか？」

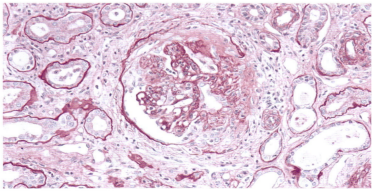

図2 糸球体の強拡大

「4時から6時にかけて細胞性半月体、11時から1時にかけて線維細胞性でしょうか、半月体がありますね。9時にはフィブリノイド壊死のような病理が見えます」

「病理っぽい話が出てきましたね。フィブリノイド壊死の定義は何でしたっけ？」

「GBM（糸球体基底膜）が断裂、フィブリンの析出、核崩壊の3つのうち2つですよね。この病理では係蹄の断裂が見られて、フィブリノイドの析出があると思います」

「はい、それでよいと思います。これでIgAを見てみると、こうなります」

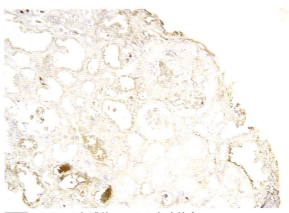

図3　AAVの糸球体のIgAの免疫染色

「これは……陰性でよい……のですよね？」

「はい、確かに見にくいところではありますが、バックグラウンドの尿細管基底膜あたりと比べると、それほど変わらないかなと思います。画像ソフトでいじるとこんな感じですね」

図4　明るさを上げてコントラストを下げたもの

「……」

「慣れてくるとわかりますよ。最近ではPhotoshopなどでいくらでも画像を加工できてしまうので細工が可能になりました。ただし、論文投稿の際には十分注意が必要です。論文に載せるならば加工にあたっては、国立研究開発法人 日本医療研究開発機構から出ている"適正な画像処理方法〜雑誌の投稿規定の解説"をよく読んでくださいね。画像加工で不正と疑われる場合ありますから。論文中の腎病理のIFでもゲインを上げすぎてハレーションを起こしている図などもあります。そうなると教科書や学会などで良い図をたくさん見ておく必要があります。こんな感じで半月体はあるけれど、ループス腎炎の免疫染色のパターンやメサンギウムに沈着があるIgA腎症と違うのが特徴となります。ちなみに抗GBM型糸球体腎炎はこうなります。

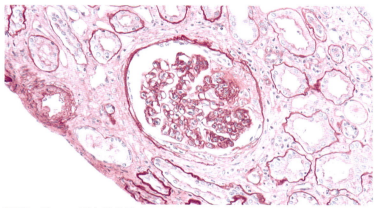

図5　抗GBM型糸球体腎炎

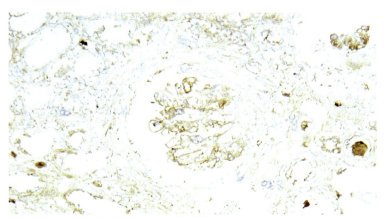

図6　抗GBM型糸球体腎炎（IgG染色）

どうですか？」

「1時から3時、4時から7時にそれぞれ半月体があります。線維細胞性半月体でしょうか？免疫染色はIgGがリニアについていますか？」

「それでよいと思います。やはり、これもコントラストを下げると、係蹄についている感じになりますよね」

図7 明るさを上げ、コントラストを下げた図

「……。一緒に顕微鏡を覗いているとわかるのですが、こうして本になるとわかりづらいですねえ」

「そうです。目で見たものを取り込むときに、圧縮して画像加工して印刷、というアナログなものにしてしまうと、どうしても限界がありますね。だから対面での病理読みはなくならないと思います」

「そうなんですね」

「実はpauciという意味は英語では"全くない"ではなく、"少しはある"という印象ですね。過去の論文をさかのぼってみると、こちらが最初の論文になると思います。46例の半月体形成腎炎で16例は免疫複合体の沈着がないとありますね[1]。この論文ではIFでは陰性のものもありますが、1＋程度の沈着はあります。臨床的にANCAと半月体形成糸球体腎炎との関係を示したのが1982年で[2]、当時Wegener肉芽腫と呼ばれていた、多発血管炎性肉芽腫症（granulomatosis with polyangiitis：GPA）との関係を示したのが1985年です[3]。その後ANCAと半月形成糸球体腎炎の関係がNEJMに出るのが1988年[4]。その後、1994年のChapel Hill Consensus Conference（CHCC）とつながっているのです」

「長い歴史があるのですね」

「そうですね。"陰性を証明するのは陽性を証明するのより難しい"わけで」

「悪魔の証明ってやつですね」

「その通りです。時代的にテクニカルな問題があるのでは？　ということで様々な工夫がなされたと予想します。それでも大して染まらないことがわかってきたのでしょう。種々の本を読んでも"沈着がない"とは書かれておらず、"全くない場合から、免疫グロブリンの沈着が認められる場合には、高電子密度沈着が見られる"という記載が多いです」

「何をもって"多い・少ない"というのでしょうか？」

「良い質問です。前の免疫染色のところで触れたかもしれませんが、4〜5段階で評価することが推奨されています。『腎生検病理診断取扱い規約』にもありますよ」

「4段階なのですか？　5段階なのですか？」

「Mayoのコンセンサス分類ではnegative、＋／−、＋、2＋、3＋の5段階です[5, 6]。小川弥生先生は、4段階と書いていますね[7]。まあ、2＋以下のものをpauci-immuneと解釈することが多いです」

「誰か述べたのですか？」

「この古い論文では、Immunofluorescence microscopy demonstrated only low-intensity（1＋ on a scale of 0 to 4＋）とありますし[8]、

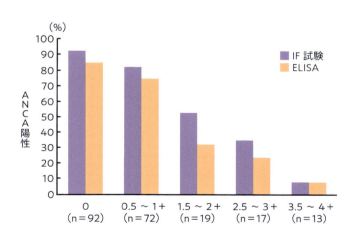

図2　糸球体の免疫グロブリンの陽性の強さとANCAの力価
（Harris AA, et al. Crescentic glomerulonephritis with a paucity of glomerular immunoglobulin localization. Am J Kidney Dis. 1998; 32: 179-184 を参考に作成）

最初にそのように分類したわけで、もちろん糸球体腎炎がなく間質性腎炎型やそもそもANCAが陰性なのにANCA関連血管炎という場合もあります。このあたりは分類基準と診断基準が、ごちゃごちゃになっている人もいます。こちらの論文ではきちんとclassification criteriaとあります[9-11]」

「こんがらがってきました」

「一度ゆっくり考えて、臨床上に必要な診断基準と、研究で使うための分類基準をよく見るといいですね。当然乖離してもいいわけですから、それを無理矢理一緒にしようとすることこそ、そもそも無理がありますね」

「はい」

「一応電顕も見ておきましょう。光顕で十分な気もしますが、例えば 図2 では傷が入っていますが、右側がボウマン腔側で、細胞成分が多くおそらく半月体だと思います。通常係蹄の中にあるべき赤血球がボウマン腔にありますね。血漿成分の流出を反映して、非常に汚い、というとあれですが……乱雑な印象を受けます。よく見ると係蹄の断裂などはあるかもしれません。

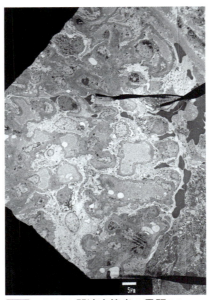

図2　ANCA関連血管炎の電顕01

こちらは左側にボウマン囊の基底膜が見えますね。そこに細胞成分が多い、これも細胞性半月体だと思います。ところどころに空胞を伴った細胞、おそらくマクロファージがいますね。どちらも沈着がないため、ANCA関連血管炎に矛盾しないと思います。

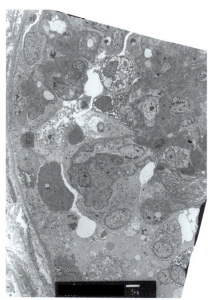

図3　ANCA関連血管炎の電顕02

こちらなんかは、もうぐちゃぐちゃですが、基底膜が真ん中より下あたりで薄くなったり断裂したりしていますね。

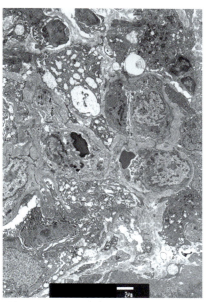

図4　ANCA関連血管炎の電顕03

まあ、AAVで電顕まですることはあまりありませんが、免疫複合体が関与しない病態ということと、電顕で見ると炎症の激しさが際立ちますよね」

「それは何となくわかります」

参考文献

1) Stilmant MM, et al. Crescentic glomerulonephritis without immune deposits: clinicopathologic features. Kidney Int. 1979; 15: 184-195.

2) Davies DJ, et al. Segmental necrotising glomerulonephritis with antineutrophil antibody: possible arbovirus aetiology? Br Med J (Clin Res Ed). 1982; 285: 606.

3) van der Woude FJ, et al. Autoantibodies against neutrophils and monocytes: tool for diagnosis and marker of disease activity in Wegener's granulomatosis. Lancet. 1985; 1: 425-429.

4) Falk RJ, et al. Anti-neutrophil cytoplasmic autoantibodies with specificity for myeloperoxidase in patients with systemic vasculitis and idiopathic necrotizing and crescentic glomerulonephritis. N Engl J Med. 1988; 318: 1651-1657.

5) Sethi S, et al. Mayo clinic/renal pathology society consensus report on pathologic classification, diagnosis, and reporting of GN. J Am Soc Nephrol. 2016; 27: 1278-1287.

6) Chang A, et al. A position paper on standardizing the nonneoplastic kidney biopsy report. Hum Pathol. 2012; 43: 1192-1196.

7) 小川弥生. 蛍光抗体法を観察するうえでの基本と注意点. 腎と透析. 2017; 82: 97-104.

8) Harris AA, et al. Crescentic glomerulonephritis with a paucity of glomerular immunoglobulin localization. Am J Kidney Dis. 1998; 32: 179-184.

9) Grayson PC, et al. 2022 American college of rheumatology/European alliance of associations for rheumatology classification criteria for eosinophilic granulomatosis with polyangiitis. Arthritis Rheumatol. 2022; 74: 386-392.

10) Suppiah R, et al. 2022 American college of rheumatology/European alliance of associations for rheumatology classification criteria for microscopic polyangiitis. Arthritis Rheumatol. 2022; 74: 400-406.

11) Robson JC, et al. 2022 American college of rheumatology/European alliance of associations for rheumatology classification criteria for granulomatosis with polyangiitis. Arthritis Rheumatol. 2022; 74: 393-399.

第4局 ANCA関連血管炎

ANCA関連血管炎の病理02

糸球体、尿細管、血管以外のところを見ていますか？

「やっぱりよくわからなくなってきたのですが、ANCA関連血管炎って一体何でしょうか？（里見先生に聞かれたら、怒られそう……）」

～～里見先生が遠くでくしゃみ～～

「確かに、よくわからなくなりますよね。それでは、『ANCA関連血管炎診療ガイドライン2023』を見てみましょう。歴史的経緯が載っていて面白いですよ。ここのp.87にこうあります。

- AAVと免疫複合体性小血管炎とに分類された
- AAVは免疫沈着物がないか、ほとんどみられない小型血管が主に侵される壊死性血管炎で、発症にANCAが関与しているもの
- すべての患者にANCAがみられるわけではなく、関与しているANCAの種類を頭につけて、呼称する

少し飛ばして、p.94に"ANCA陰性のAAV"については"真にANCA陰性なのか、それとも検査の感度不足か不明"とあります」

「なるほど。そうなると、本当はANCA陽性だけれども、検査値が陰性のAAVは結構いるかもということですね」

「そうです。まあ臨床的にANCAが陽性で、RPGN（急速進行性糸球体腎炎）があって、間質性肺炎などがあればMPA（顕微鏡的多発血管炎）っぽいですが、40代の軽いRPGNでANCAが陰性で、腎生検せずにAAV、なんて診断すると袋叩きに遭いますよね」

「怖いです……」

「学問的に診断が正しいかとなると、電顕つきの病理などが必要になってしまうわけです。まあ、そのあたりはきちんと指導してくれると思いますよ、長澤先生は。さて、ANCA関連血管炎では面白い図に遭遇することがあります。例えばこちらはいかがでしょうか？」

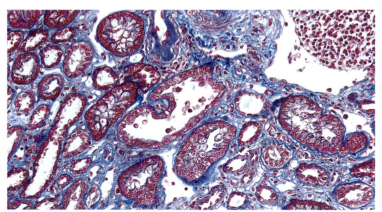

図1 尿細管の中の炎症細胞

「尿細管ですか？」

「はい、尿細管ですね。こういうのは認識しているかどうかの問題ですが、結構傷んだ間質ですよね」

「線維化も強そうです。でも強拡大で線維化を見るというのは……」

「ですよね。私が面白いと思ったのは、尿細管の中にいろいろな細胞が見られるところです。本だとこの拡大が限界ですが、赤血球や上皮っぽいもの、炎症細胞、様々な細胞を見ることがあります。それを尿沈渣として拾っているわけです。AAVなどでは赤血球円柱を含む尿沈渣が多いですね」

「全然気づきませんでした」

「最初は、そのくらいですよ。ただ一度見ると、認識できるようになります」

「そうなのですね」

「ただ、これらの尿細管の中の炎症細胞については通常は腎生検標本では重視されません。『腎生検病理診断取扱い規約』のp.19ではcastや上皮の脱落について記載したほうがよいと書いてあります」

「この腎生検上の赤血球と尿検査の赤血球は相関しますか？」

参 ANCA関連血管炎の病理02

「勉強不足かもしれないですが、見たことがありません。印象としては若干相関するような……ただし、

- 近位尿細管か遠位尿細管でとらえ方が違う
- 糸球体病変が巣状

なので、強い相関にならないかもしれませんね」

「どういうことでしょう？」

「係蹄が断裂して赤血球が出るとしても、ヘンレループを通るときに1回濃縮されて、さらに希釈されて、という過程でずいぶん修飾が加わります。巣状なので腎生検をとった場所の炎症が強いところと弱いところがあります。そうなると、なかなか難しいですよね」

「なるほど」

「ただ、AAVや抗GBM型糸球体腎炎では、尿細管内の炎症細胞をよく見かけます。いつもあるわけではありませんが、印象としてはIgA腎症よりははるかに多いので、強い炎症があるのだな、と思います。他にこれはいかがでしょう？」

「糸球体ですね。HE染色ですか？」

「はい、PAS染色で見ると、炎症が強い、フィブリノイド壊死を伴うようなものですが、好中球などが見られますし、karyorrhexisもありますね。

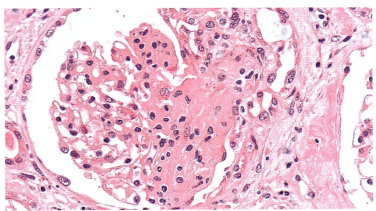

図2 糸球体内の浸潤細胞

実は"血管炎"ですので、炎症の主体が糸球体とは限りません。輸入細動脈や輸出細動脈レベルに炎症が起こることがありますし、輸出細動脈より先の傍尿細管の血管（peritubular capillary）に炎症が起きる場合もあります」

「間質の炎症と、尿細管の炎症は分けることができるのでしょうか？」

「非常に難しいです。尿細管上皮は単層円柱上皮が原則なので、重層化していたり細胞浸潤が見られたりすれば、尿細管炎と呼びます。取扱い規約のp.25には"**尿細管基底膜内の上皮間または上皮内に炎症細胞が侵入してとどまっている病変である。内腔に浮遊する細胞は評価しない。尿細管上皮を傷害する炎症機転が起こっていることを示唆するもので、尿細管の変性・再生像、アポトーシス、尿細管基底膜の破壊も伴う**"とあります。しかし、糸球体腎炎があればそちらを優先的にとりますし、糸球体病変が少なくて間質性腎炎メインということになれば、ANCA関連の間質性腎炎となります」

「そんなのあるんですか？」

「ここ数年で結構報告ありますね。例えばこちら[1]。またこれなんかは、ケースシリーズですね[2]。私が最初に知ったのはこの内科学会誌の今月の症例です[3]。まあ、そういうこともあるのだな、ということでいいと思います。もちろん病因的にはpauci-immune型ではないかも？　という論文もあります[4]」

「いろいろあるのですね」

参考文献

1) Hishida E, et al. Tubulointerstitial nephritis in antineutrophil cytoplasmic antibody-associated vasculitis with monoclonal gammopathy. CEN Case Rep. 2022; 11: 36-42.
2) He X, et al. Interstitial nephritis without glomerulonephritis in ANCA-associated vasculitis: a case series and literature review. Clin Rheumatol. 2022; 41: 3551-3563.
3) 田川小百合, 他. 急性尿細管間質性腎炎で発症した顕微鏡的多発血管炎の症例. 日内会誌. 2013; 102: 1797-1799.
4) Ueno M, et al. Emergence of proteinase 3-antineutrophil cytoplasmic antibody-associated glomerulonephritis with mesangial immune deposition during the clinical course of IgG λ monoclonal gammopathy of uncertain significance. CEN Case Rep. 2022; 11: 463-470.

第4局 ANCA関連血管炎

ANCA関連血管炎のグレーディング

★★☆

学会ではこのようなグレーディングを使うことが多いです

「あのー」

「どうされました？」

「ANCA関連腎炎でも、ループス腎炎やIgA腎症のように組織学的な分類ってありますか？」

「はい、ありますよ。ただし、ループス腎炎やIgA腎症ほど浸透していない印象があります。これはAAV自体が希少疾患だからかもしれません。例えば、こちらのBerden分類が有名だと思います[1]。

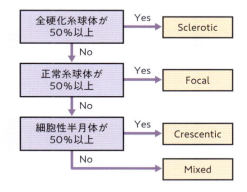

図1 Berden分類
（Berden AE, et al. Histopathologic classification of ANCA-associated glomerulonephritis. J Am Soc Nephrol. 2010; 21: 1628-1636 を参考に作成）

4つにざっくりと分けてしまいますね。これは妥当性も検証されています[2]。最近ではBrixらのRenal Risk Scoreも使われます。この分類では正常糸球体の数をNスコア（N0 ＞25%、N1 10 to 25%、N2＜10%）、間質の萎縮と線維化をTスコア（T0≦25%、T1＞25%）、診断時のeGFRをGスコア（G0＞15 mL/min/1.73 m^2、G1≦15 mL/min/1.73 m^2）

にして（N1＝4、N2＝6、T1＝2、G1＝3 points）としています。若干重み付けがあるということですね。それでlow（0）、intermediate（2 to 7）or high（8 to 11 points）としており、3年後の腎予後を予測しています[3]。それ以前には全節性硬化などの糸球体病変で評価したものはあったのですけれどね[4-6]」

「日本のものはないのですか？」

「ありました。日本でも病理と予後について検討しています。いささか前の論文ですが、こういうのがあります[7]。非常に良い分類だと個人的には思っています。

表1　日本におけるAAVの組織の分類

・病理組織所見スコア

スコア	半月体形成率（係蹄壊死・フィブリノイド壊死含む）	半月体病期	尿細管・間質病変
0			なし
1	<30%	細胞性	軽度
2	30〜50%	線維細胞性	中等度
3	50〜80%	線維性	高度
4	>80%		

・病理組織学的病期分類

病理組織学的病期	トータルスコア	症例数
Stage I	2〜6	207
Stage II	7〜8	214
Stage III	9〜10	73

（厚生労働省特定疾患進行性腎障害に関する調査研究班報告．急速進行性腎炎症候群の診療指針 第2版．日腎会誌．2011; 53: 528許諾を得て転載）

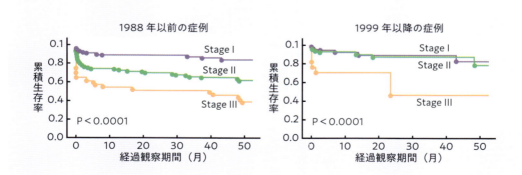

図2　日本におけるAAVの病理組織分類と予後
（厚生労働省特定疾患進行性腎障害に関する調査研究班報告．急速進行性腎炎症候群の診療指針 第2版．日腎会誌．2011; 53: 509-555許諾を得て転載）

「他にもBerden分類に似ているものもあります[8]。Brixらのものを検討したものがあります[9]」

「なるほど」

「最近ではBerden分類を少しモディファイした論文なども出ていますね。ここは第2局その弐の年齢に応じた生理的なGS（global sclerosis）の数を取り入れています[10]。こちらは日本からの論文でも同様の傾向ですね[11]」

「ひぇ」

「ただ、どれもだいたいは硬化性病変や間質病変が強い場合は腎予後が悪いです」

「そうなんですね」

「これらの知見が、いわゆる腎臓病が悪くなるcommon pathwayと言われる所以だと思っています。キリがよいのでこのあたりで」

参考文献

1) Berden AE, et al. Histopathologic classification of ANCA-associated glomerulonephritis. J Am Soc Nephrol. 2010; 21: 1628-1636.
2) van Daalen EE, et al. Developments in the histopathological classification of ANCA-associated glomerulonephritis. Clin J Am Soc Nephrol. 2020; 15: 1103-1111.
3) Brix SR, et al. Development and validation of a renal risk score in ANCA-associated glomerulonephritis. Kidney Int. 2018; 94: 1177-1188.
4) Bajema IM, et al. Kidney biopsy as a predictor for renal outcome in ANCA-associated necrotizing glomerulonephritis. Kidney Int. 1999; 56: 1751-1758.
5) Vergunst CE, et al.; EC/BCR Project for ANCA-Assay Standardisation. An index for renal outcome in ANCA-associated glomerulonephritis. Am J Kidney Dis. 2003; 41: 532-538.
6) de Lind van Wijngaarden RA, et al. Chances of renal recovery for dialysis-dependent ANCA-associated glomerulonephritis. J Am Soc Nephrol. 2007; 18: 2189-2197.
7) 厚生労働省特定疾患進行性腎障害に関する調査研究班報告. 急速進行性腎炎症候群の診療指針 第2版. 日腎会誌. 2011; 53: 509-555.
8) Iwakiri T, et al. Validation of a newly proposed histopathological classification in Japanese patients with anti-neutrophil cytoplasmic antibody-associated glomerulonephritis. BMC Nephrol. 2013; 14: 125.
9) Uchida T, et al. Evaluation of a renal risk score for Japanese patients with ANCA-associated glomerulonephritis in a multi-center cohort study. Front Immunol. 2023; 14: 1141407.
10) Aydin MF, et al. Modified histopathological classification with age-related glomerulosclerosis for predicting kidney survival in ANCA-associated glomerulonephritis. Int Urol Nephrol. 2023; 55: 741-748.
11) Takeda R, et al. Development of a kidney prognostic score in a Japanese Cohort of Patients With Antineutrophil Cytoplasmic Autoantibody Vasculitis. Kidney Int Rep. 2024; 9: 611-623.

第4局 ANCA関連血管炎

抗GBM抗体型糸球体腎炎

有名ですがそれほど頻度は高くありません

「抗GBM抗体型糸球体腎炎ですが、こちらは病理学的には、

- 壊死性血管炎
- IgGがlinearに糸球体係蹄につく

というのが特徴です。強いて言えば

- 電子顕微鏡ではEDD（electron dense deposit）の沈着が見られない

となります」

「病態が違うということでしょうか？」

「そうなりますね。ループス腎炎などでは免疫複合体が沈着して炎症を起こすという病態ですが、抗GBM抗体型糸球体腎炎では、IV型コラーゲンのnon-collagenous（NC-1）ドメインが標的になります。本来はこのドメインはよった糸のように中に隠されていますが、何らかの外的刺激で露出して、抗体が存在し結合すると、炎症のカスケードがパタパタと倒れるわけです」

「もともとある抗原が表に出てくるということですね」

「そうですね。もともとある抗原という意味で、in situ抗原と呼ばれますね」

「どうして普段は出てこない抗原が露出するのですか？」

「いろいろありますが、感染症などがきっかけになると言われています。昔はGoodpasture症候群と呼ばれていて、彼自身は非典型的なインフルエンザとして報告しています[1]」

「タバコなどもなり得ますか？」

「タバコは何でも悪者にされやすいですね。このような論文があります。これを読むと一つの因子になり得るという印象を持ちます[2, 3]。しかしながらレア疾患ですからね。どのくらいの頻度か知っていますか？」

「AAV（ANCA関連血管炎）よりも少ない印象ですが……」

「もちろんレアな疾患というのはなかなか発生率がわからないですが、『エビデンスに基づく急速進行性腎炎症候群RPGN診療ガイドライン2020』にも引用されているこちらの論文[4]によれば、抗GBM抗体型半月体形成性糸球体腎炎：Pauci-immune型半月体形成糸球体腎炎は1：10というところなので、まあ、そのくらいの頻度なのでしょう」

「なるほど、勉強になります」

「一つ言えることは、**このあたりは病理学的にはそれほど面白みが少ない**と申しましょうか。派手な病変でわかりやすいですが、臨床上ある程度あたりがついて答え合わせになることが多いですし、実際にはすべての症例で腎生検されているわけではありません。そうなると、例えば、血中にIgG型の抗GBM抗体が検出されなかった症例、これはIgA型だったわけですが[5]、腎生検後、抗GBM抗体が陽性だったために経過を見ていたらRPGN（急速進行性糸球体腎炎）化した症例[6]、コロナワクチン後に発症した症例[7]、MCNS（微小変化型ネフローゼ症候群）と合併した症例[8]などは非典型的で興味深いな、いろいろなパターンがあるな、と思ってケースレポートを見ているわけです。外科の手術でウシの血清由来の接着剤を使った後に抗GBM抗体が陽性になった（実際は偽陽性だった）、なんていう興味深い話もあります[9]」

「いろいろとあるのですね」

「はい、本当にいろいろありますね。まあ、病理が派手な分、重症とされる組織像に分類されてしまうために、臨床的に、どのタイミングでどの治療法で介入するか？　という話や、どのように再発を減らすか？　が話題になると思います。それに、もう少し勉強が進めばわかりますが、上記のように典型的にはcrescentic GNやnecrotizing GNですが、例えばこの論文は25ケースシリーズですが、光顕の内訳は下記になっていました[10]。

Endocapillary proliferative glomerulonephritis（GN）……9（36%）
Mesangial proliferative GN……4（16%）
MPGN……4（16%）
Pure and focal crescentic GN……2（8%）
Focal segmental glomerulosclerosis……1（4%）
Unremarkable on histopathology……5（20%）

　この論文ではrepeat biopsyのこともあって面白いですよ。そのため、典型的にはcrescentic GN だけど、光顕などでは様々なバリエーションがある、となります」

参考文献

1) Goodpasture E. The significance of certain pulmonary lesions in relation to the etiology of influenza. Am J Med Sci. 1919; 158: 863-870.

2) Donaghy M, et al. Cigarette smoking and lung haemorrhage in glomerulonephritis caused by autoantibodies to glomerular basement membrane. Lancet. 1983; 2: 1390-1393.

3) Bombassei GJ, et al. The association between hydrocarbon exposure and anti-glomerular basement membrane antibody-mediated disease (Goodpasture's syndrome). Am J Ind Med. 1992; 21: 141-153.

4) 厚生労働省特定疾患進行性腎障害に関する調査研究班報告. 急速進行性腎炎症候群の診療指針 第2版. 日腎会誌. 2011; 53: 509-555.

5) Bharati J, et al. Atypical anti-glomerular basement membrane disease. Kidney Int Rep. 2023; 8: 1151-1161.

6) Troxell ML, et al. Atypical anti-glomerular basement membrane disease. Clin Kidney J. 2016; 9: 211-221.

7) Hoi S, et al. Atypical anti-glomerular basement membrane nephritis after the first dose of the severe acute respiratory syndrome coronavirus 2 mRNA vaccine. Yonago Acta Med. 2023; 66: 300-305.

8) Shibata Y, et al. Nephrotic syndrome due to minimal-change disease superimposed on anti-glomerular basement membrane antibody positive glomerulonephritis; a case report. BMC Nephrol. 2020; 21: 283.

9) Yoshida R, et al. False-positive serum anti-glomerular basement membrane antibody due to bovine serum albumin-containing surgical adhesive: A case report. Kidney Medicine. Open Access. Published: July 24, 2024.

10) Chauveau B, et al. Atypical anti-glomerular basement membrane nephritis: A case series from the French nephropathology group. Am J Kidney Dis. 2024; 83: 713-728.

第 5 局
膜性腎症

その **壱** 膜性腎症の総論

その **弐** 膜性腎症のグレーディング

その **参** 膜性腎症の予後

その **四** PLA2Rについて

その **五** 膜性腎症の治療

第5局 膜性腎症

膜性腎症の総論

国試では顆粒状IgG沈着、スパイクですが病態をとらえましょう

「それでは、膜性腎症について話しましょう。ここはループス腎炎で結構話していますね。古賀先生、覚えていますか？」

「はい」

「ではサマライズしてください。」

「第2局その五でV型が膜型ループスと解説がありました。また、V型は上皮下の沈着で、電顕ではEDDがある、という話でした」

「スパイクって何でしたっけ？」

「あれ？　そういえば」

「解説しなかったでしたっけ？」

「していないような……」

「では、確認です。PAM染色は何を染める染色でしたか？」

「係蹄であれば基底膜です」

「はい、そうですね。基底膜の上皮側に沈着が起こります。免疫複合体の沈着に反応して糸球体基底膜が上皮側に向かって突起を伸ばす所見。この沈着物は基底膜とは異なるものなので、PAM染色では染まらない、その部分がスパイクに見えます。当然切片の作りによっては、球体に近い形で沈着しているので、丸く抜けるため、この場合は点刻像と呼ばれます。大事なことは基底膜の変化を表して、膜は厚く見えます。スパイクは第2局その五（→p.55）にも載っていますし、他のも見てみましょう。

膜性腎症の総論

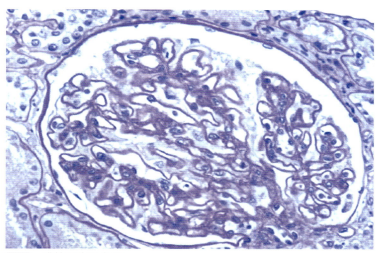

図1 膜性腎症の光顕

どうですか？」

「これだけでは何ともわかりませんが、膜が厚いですか？」

「私もそう思います。端に写っている尿細管の基底膜より厚い印象があるので、これを見ると膜性腎症かな？　と思うわけです。こちらがスパイクです」

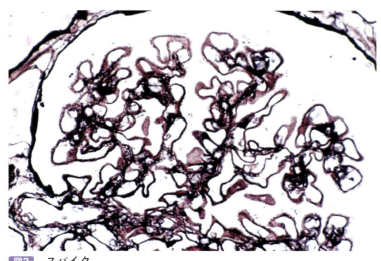

図2 スパイク

「顕微鏡を覗いたほうがいいよ、とおっしゃったものですね」

「はい。どうしても印刷物は解像度の問題があります。本にした写真だとスパイクや点刻像はあまりわからないことがありますね。焦点をちょこちょこっと動かすとスパイクがわかることが多いですよ」

141

「確かに、顕微鏡を覗くとわかりますね」

「そして、IgGがこのように沈着します。

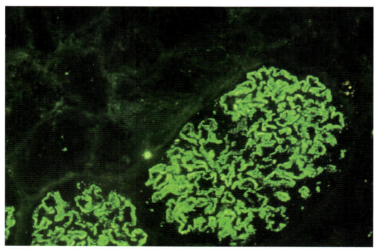

図3　IgGのIF（免疫蛍光染色）

これが、顆粒状の沈着と言われます。抗GBM型糸球体腎炎にみられるようなlinearはマジックで一筆書きしたように見えるように対して、こちらは鉛筆で書いた下書きの線をマッキーでポンポンと押していったような印象になります。IP（免疫ペルオキシダーゼ染色）だとこんな感じに見えます。

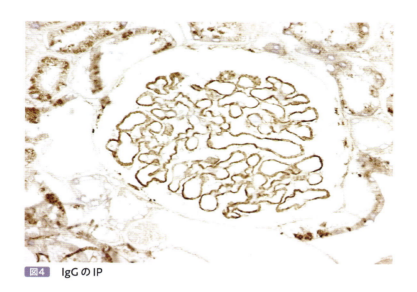

図4　IgGのIP

このIgGのサブクラスでは特発性膜性腎症の場合にはIgG4が優位だという話があります[1]。二次性の膜性腎症はいろいろです。こちらの論文ではIgG1が優位ですね[2]。他にも悪性腫瘍ではIgG1-2が優位だとか、ループス腎炎だとIgG1が優位、梅毒ではIgG1-2

が優位だ、ブシラミンだとIgG3優位とか様々な論文があります[3-8]。そうなると蛍光のパターンだけで一次性や二次性を決めるのは危険だな、と思います。確実な診断には電顕があったほうがよいと思います。特に早期の膜性腎症は電顕がないといろいろと厳しいと思いますよ」

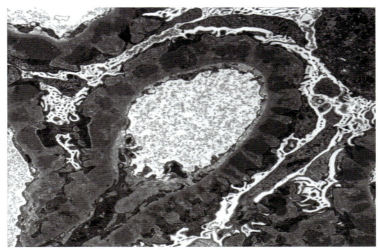

図5　電顕における上皮下沈着01

「これはわかりやすいですね」

「電顕で見ると膜性腎症は一発ですね。他にもこんなものもあります。

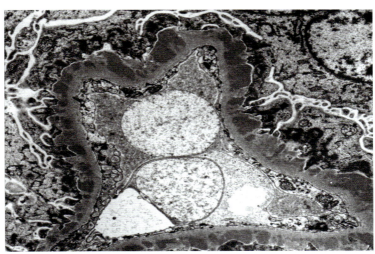

図6　電顕における上皮下沈着02

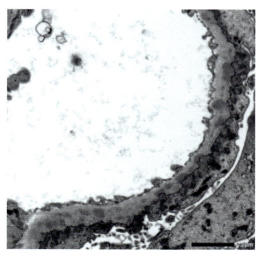

図7 電顕における上皮下沈着 O3

　まあ、このくらいあれば電顕はOKでしょう。ここでは典型的な免疫複合体の話をしましたが、IgGκの膜性腎症様の上皮下沈着や、軽鎖の結晶による上皮下沈着など非常に様々な病態も報告されています[9,10]。他にも膜性腎症様ApoE沈着症というのもあり、電顕だけで膜性腎症というのはプロレベルになると、本当に何が沈着したのか？　ということを詰める必要があります[11-14]。膜性腎症様ApoE沈着症の総説、斉藤喬雄先生は第二内科の大先輩です[15]。次の話にいきましょう」

参考文献

1) Doi T, et al. Distribution of IgG subclasses in membranous nephropathy. Clin Exp Immunol. 1984; 58: 57-62.
2) Hemminger J, et al. IgG subclass staining in routine renal biopsy material. Am J Surg Pathol. 2016; 40: 617-626.
3) Hoxha E, et al. Enhanced expression of the M-type phospholipase A2 receptor in glomeruli correlates with serum receptor antibodies in primary membranous nephropathy. Kidney Int. 2012; 82: 797-804.
4) von Haxthausen F, et al. Antigen-specific IgG subclasses in primary and malignancy-associated membranous nephropathy. Front Immunol. 2018; 9: 3035.
5) Imai H, et al. IgG subclasses in patients with membranoproliferative glomerulonephritis, membranous nephropathy, and lupus nephritis. Kidney Int. 1997; 51: 270-276.
6) Omokawa A, et al. Distribution of IgG subclass deposits in patients with membranous nephropathy and anti-U1 ribonucleoprotein antibody. Nephrol Dial Transplant. 2012; 27: 1937-1941.
7) Nagahama K, et al. Bucillamine induces membranous glomerulonephritis. Am J Kidney Dis. 2002; 39: 706-712.
8) Ohtani H, et al. Distribution of glomerular IgG subclass deposits in malignancy-associated membranous nephropathy. Nephrol Dial Transplant. 2004; 19: 574-579.
9) Larsen CP, et al. Clinicopathologic features of membranous-like glomerulopathy with masked IgG kappa deposits. Kidney Int Rep. 2016; 1: 299-305.
10) Mignano SE, et al. Monoclonal immunoglobulin crystalline membranous nephropathy. Am J Kidney Dis. 2024; 84: 120-125.
11) Fukunaga M, et al. Membranous nephropathy-like apolipoprotein E deposition disease with apolipoprotein E toyonaka (Ser197Cys) and a homozygous apolipoprotein E2/2. Case Rep Nephrol Dial. 2018; 8: 45-55.
12) Koshino A, et al. Membranous nephropathy-like apolipoprotein E deposition disease with apolipoprotein E toyonaka and homozygous apolipoprotein E2/2 without dyslipidemia, with characteristic electron-dense deposits. Case Rep Nephrol Dial. 2022; 12: 96-104.
13) Hirashima H, et al. A case of nephrotic syndrome showing contemporary presence of apolipoprotein E2 homozygote glomerulopathy and membranous nephropathy-like findings modified by apolipoprotein E Toyonaka. Clin Nephrol Case Stud. 2018; 6: 45-51.
14) Kato T, et al. A case of apolipoprotein E Toyonaka and homozygous apolipoprotein E2/2 showing non-immune membranous nephropathy-like glomerular lesions with foamy changes. CEN Case Rep. 2019; 8: 106-111.
15) Saito T, et al. Apolipoprotein E-related glomerular disorders. Kidney Int. 2020; 97: 279-288.

第5局 膜性腎症

膜性腎症のグレーディング

電顕によるグレーディングは有名ですが……

「膜性腎症にもグレーディングがあります。Ehrenreich＆Churgの分類と呼ばれます[1,2]。

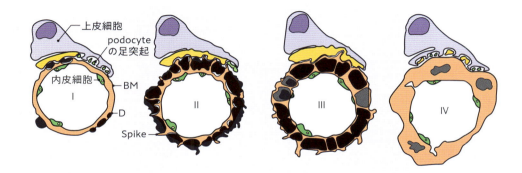

図1 Ehrenreich & Churg の分類
（Ehrenreich T, et al. Treatment of idiopathic membranous nephropathy. N Engl J Med. 1976; 295: 741-746 を参考に作成）

〈ステージⅠ〉
免疫複合体に相当する高電子密度沈着物（electron dense deposit：EDD）が糸球体基底膜上皮側に沈着するが、スパイク形成が見られない初期の段階
〈ステージⅡ〉
スパイクが形成される
〈ステージⅢ〉
スパイクが伸びて、EDD上皮側まで覆われる状態
〈ステージⅣ〉
EDDのelectron densityが失われ、electron lucentになってくる

となります」

「ということはステージIでは、光顕上はほとんどわからないのですか？」

「はい、スパイクという点ではわからない場合があります。IgGが顆粒状に係蹄につくので、その点ではMCNS（微小変化型ネフローゼ症候群）とは違ってきます。IgG染色の質が悪いと、電顕で確認することがあります。ステージIIは典型的な前のページのものになりますね」

「そうなのですね」

「ではステージIII、IVはこんな感じです」

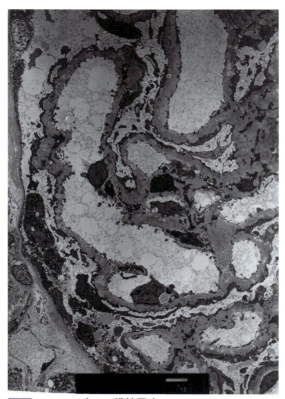

図2　ステージIIIの膜性腎症

弐 膜性腎症のグレーディング

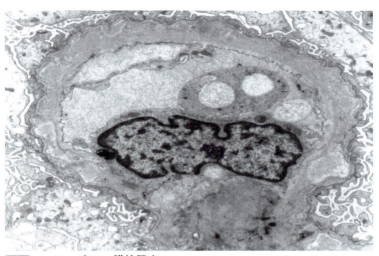

図3　ステージⅣの膜性腎症

「ステージⅢがあまりわかりません」

「そうかもしれませんね、Ⅱはスパイク、ⅢはEDDが上皮に囲まれる感じですかね。まあ、そこはそれほど気にしなくても……。最近見た論文で面白かったのが、こちらで、見事にスリット膜のところに免疫複合体のような沈着物があります。ぜひ論文を読んでください[3]」

「本当に免疫複合体が上皮の下に沈着しているのですね。このステージ分類は予後に関係するのでしょうか？」

「あまりデータがないのですが、こんな論文があります。関係ないのかもしれません[4]。最近では中国から短期間に寛解に入るマーカーとなり得るかも？　という論文が出ています[5]。個人的にはこのステージ分類はいささか疑問視するところがあって、1968年にEhrenreich & Churgが提唱して以来、多くの腎臓学者により追認されているものの、実際には、ちょっと"曖昧な部分"があります。というのも、電顕を詳しく見ると、糸球体によって、あるいは同一糸球体であっても係蹄によって、それぞれで異なるステージの所見が見られることが多いからです。ある箇所は"ステージⅠ"だったり、ある箇所は"ステージⅡ"あるいは"ステージⅢ"だったりします。つまり、"この症例はステージⅡの膜性腎症です"と診断された場合でも、その意味するところは"ステージⅡの所見が大多数を占めている"というだけのことであり、そういう症例でも、部分的には"ステージⅠ"だったり"ステージⅢ"だったりします。時には、"ステージⅣ"の上に"ステージⅠ"の所見がかぶることがありますし、各ステージの所見が乱雑に交じり合っていることもあります。そのような症例では、膜性腎症を起こす機序が、一時期ではなくいくつかの時期にわたって"波状攻撃"のように繰り返されていることが想像されます。そのようなことを踏まえて金沢大学は、昔から"純粋型"と"混合型"に分けて論じるべきと主

張しています[6]」

「う……何だかこんがらがってきました」

参考文献

1) Ehrenreich T, et al. Pathology of membranous nephropathy. In: Sommers SC(ed), The pathology Annual No.3. Appleton-Century-Crofts, 1968. pp145-186..
2) Ehrenreich T, et al. Treatment of idiopathic membranous nephropathy. N Engl J Med. 1976; 295: 741-746.
3) Lerner GB, et al. A conceptual framework linking immunology, pathology, and clinical features in primary membranous nephropathy. Kidney Int. 2021; 100: 289-300.
4) Yoshimoto K, et al. Pathologic findings of initial biopsies reflect the outcomes of membranous nephropathy. Kidney Int. 2004; 65: 148-153.
5) Xiang X, et al. Electron-dense deposition patterns and the outcomes of nephrotic idiopathic membranous nephropathy treated with tacrolimus in Chinese adults. Med Sci Monit. 2021; 27: e930500.
6) Yokoyama H, et al. Electron-dense deposition patterns and the outcomes of idiopathic membranous nephropathy in Japanese. Med Electron Microsc. 2002; 35: 81-86.

第5局 膜性腎症

膜性腎症の予後

★★★

意外と難治性で予後が悪いことは、もっと知られてよいと思います

「前回はちょっと難しすぎましたかね？」

「はい、付いていけませんでした。膜性腎症（membranous nephropathy：MN）って予後がよい疾患なのでしょうか？ 自然寛解するという話もありますし」

「それについて少し話しておきましょう。まずは日本の統計から。これは『エビデンスに基づくネフローゼ症候群診療ガイドライン2020』[1]が役に立ちます。p.35の図ですが、MNはFSGSより寛解率が低いです。」

表1 Japan Nephrotic Syndrome Cohort Study（JNSCS）における各病型別寛解率

原疾患	MCNS（微小変化型ネフローゼ症候群）	FSGS（巣状分節性糸球体硬化症）	MN（膜性腎症）	その他
人数（男性%）	157（57.3）	38（65.8）	152（55.3）	31（57.6）
観察期間（年）	4.3（3.1〜4.9）	4.6（4.0〜5.0）	4.2（2.8〜4.9）	4.0（2.6〜4.7）
尿タンパク（g/日 or gCr）	7.0（4.4〜10.3）	60.（4.3〜8.8）	4.7（3.1〜6.4）	5.5（3.9〜7.6）
ステロイド and/or 免疫抑制薬使用（%）	98.7	92.1	85.5	72.7
ステロイド使用（%）	96.8	92.1	80.8	72.7
ステロイドパルス（%）	27.4	26.3	16.6	39.4
完全寛解（%）	94.8	71.1	67.8	60.6
不完全寛解I型（%）	97.4	76.3	75	75
不完全寛解II型（%）	100	88.2	86.5	84.6

（厚生労働科学研究費補助金難治性疾患等政策研究事業（難治性疾患政策研究事業）「難治性腎障害に関する調査研究」班.エビデンスに基づくネフローゼ症候群診療ガイドライン2020.東京医学社, 2020. p.35許諾を得て転載）

　同じページにある65歳以上でも意外と寛解しません。

表2 Japan Renal Biopsy Registry（J-RBR）における高齢者（65歳以上）の各病型別寛解率

原疾患	MCNS（微小変化型ネフローゼ症候群）	FSGS（巣状分節性糸球体硬化症）	MN（膜性腎症）
人数（75歳以上）	19（12）	6（4）	29（12）
観察期間（日）	701（318〜701）	767（423〜839）	578（404〜970）
65〜74歳の完全寛解率%（75歳以上の完全寛解率%）	100（100）	50（75）	52.9（58.3）
65〜74歳の不完全寛解I型以上の率%（75歳以上の不完全寛解I型以上の率%）	100（100）	100（75）	58.8（66.7）
65〜74歳の不完全寛解II型以上の率%（75歳以上の不完全寛解II型以上の率%）	100（100）	100（75）	94.1（91.7）

（厚生労働科学研究費補助金難治性疾患等政策研究事業（難治性疾患政策研究事業）「難治性腎障害に関する調査研究」班. エビデンスに基づくネフローゼ症候群診療ガイドライン2020. 東京医学社, 2020. p.35 許諾を得て転載）

腎予後になりますが、腎予後も決してよいとは言えません。

表3 J-RBRにおける高齢者（65歳以上）での各病型での腎予後

原疾患	MCNS（微小変化型ネフローゼ症候群）	FSGS（巣状分節性糸球体硬化症）	MN（膜性腎症）
人数（75歳以上）	19（12）	6（4）	29（12）
観察期間（日）	701（318〜701）	767（423〜839）	578（404〜970）
血清Cr 1.5倍化（%）	0	0	17.2
血清Cr 2倍化（%）	0	0	3.4
末期腎不全（%）	0	0	0

（Yokoyama H, et al. Outcomes of primary nephrotic syndrome in elderly Japanese: retrospective analysis of the Japan Renal Biopsy Registry (J-RBR). Clin Exp Nephrol. 2015; 19: 496-505 許諾を得て転載）

自然寛解が37.4%という話があります。これは20年前の論文をもとにしています[2]」

「腎予後はIgA腎症やAAV（ANCA関連血管炎）のように残存糸球体数や間質の傷害で決まるのでしょうか？」

「良いところをついていますね。全節性硬化が多いと腎予後が悪いという論文があります。歴史的には分節性硬化が多いと予後が悪いという話があり、思いつくのはこのあたりの論文です[3,4]。他にもあるはずです。当然ですが、病理学的な評価だけではダメそうだという論文が出てきます、ここでは臨床的なパラメータの$β2MG$を入れています[5]。そうなると、いろいろなパラメータに問題があるほうが予後が悪いという当然の結果になります。最近では、tubular atrophy（TA）、interstitial fibrosis（IF）、vascular hyalinosis（VH）が関係するという話が出てきています[6]」

参 膜性腎症の予後

「たくさんあるのですね」

「そうですね。研究ですから、本当に細かいところまであります。あまり上記では出てこなかったのですが、例えば膜性腎症の半月体について検討している研究などもありますよ[7]」

「膜性腎症に半月体ですか？」

「たまに出遭います。昔からあったはずですが、なぜかあまり注目されていませんでしたね。昔からケースレポートで論文はありましたよ[8-10]。2010年代でケースシリーズが出てきた印象です[11-13]」

「どうしてでしょうか？」

「PLA2Rの発見が大きいと思います」

参考文献

1) 厚生労働科学研究費補助金難治性疾患等政策研究事業（難治性疾患政策研究事業）「難治性腎障害に関する調査研究」班. エビデンスに基づくネフローゼ症候群診療ガイドライン2020. 東京医学社, 2020.
2) Shiiki H, et al. Prognosis and risk factors for idiopathic membranous nephropathy with nephrotic syndrome in Japan. Kidney Int. 2004; 65: 1400-1407.
3) Wakai S, et al. Focal glomerulosclerosis in idiopathic membranous glomerulonephritis. Kidney Int. 1992; 41: 428-434.
4) Lee HS, et al. Nature of progressive glomerulosclerosis in human membranous nephropathy. Clin Nephrol. 1993; 39: 7-16.
5) Heeringa SF, et al. Focal segmental glomerulosclerosis is not a sufficient predictor of renal outcome in patients with membranous nephropathy. Nephrol Dial Transplant. 2007; 22: 2201-2207.
6) Stangou MJ, et al. Histological grading in primary membranous nephropathy is essential for clinical management and predicts outcome of patients. Histopathology. 2019; 75: 660-671.
7) Saito M, et al. Clinicopathological and long-term prognostic features of membranous nephropathy with crescents: a Japanese single-center experience. Clin Exp Nephrol. 2018; 22: 365-376.
8) Nicholson GD, et al. Membranous glomerulonephropathy with crescents. Clin Nephrol. 1975; 4: 198-201.
9) Tateno S, et al. Idiopathic membranous glomerulonephritis with crescents. Acta Pathol Jpn. 1981; 31: 211-219.
10) Tatsumi H, et al. Crescentic glomerulonephritis associated with membranous nephropathy in a case with primary Sjögren's syndrome. Nephrol Dial Transplant. 1998; 13: 2624-2627.
11) Rodriguez EF, et al. Membranous nephropathy with crescents: A series of 19 cases. Am J Kidney Dis. 2014; 64: 66-73.
12) Wang J, et al. Clinical features and outcomes in patients with membranous nephropathy and crescent formation. Medicine. 2015; 94: e2294.
13) Qian Y, et al. Clinicopathological analysis of membranous nephropathy with crescents. Int J Clin Pathol. 2016; 9: 1947-1945.

第5局 膜性腎症

PLA2Rについて

早く保険診療で測れるようになってほしいです……

「PLA2R抗体は、特発性膜性腎症に多く見られる抗体のことですか？」

「はい、そうです。2009年に『NEJM』に掲載され、腎臓内科の業界ではかなり注目された印象があります[1]。もともと、膜性腎症は血清の因子があり、膜性腎症の血清をマウスに打つと膜性腎症になる、という話がありました[2]。いろいろ研究は進んでいたはずですが、この責任抗体はなかなか見つかりませんでした。この論文では特発性膜性腎症の患者の腎生検から糸球体を単離して、そこから得られたタンパク質と、血清中のタンパク質で、健常人の血清には見られないタンパク質を検索してという壮大な研究になります」

「マッタクワカリマセン」

「まあ、実験的な手法の進歩と、ヒト検体を使ったので極めて説得力がある分子が同定された。それが、PLA2R（膜型ホスホリパーゼA2受容体、M-type phospholipase A2 receptor）ということになります。そういえば、特発性膜性腎症ではIgGのどのサブクラスが沈着しました？」

「IgG4でした」

「このIgG4分画にPLA2Rが入っていることも説得力を高めたのだと思います」

「なるほど……それと前章の話がどうつながるのでしょうか？」

「1つ見つかると、2匹目のドジョウを狙って、当院ではどうだった？ とか他の分子もあるのでは？ という話になっていきます。その中で病理的なことが再評価されてきたのだと思いますよ」

「なるほど」

四 PLA2Rについて

「候補となる分子はたくさん見つかってきており、羅列するとこうなります。

> neutral endopeptidase（NEP）、thrombospondin type 1 domain-containing 7A（THSD7A）、aldose reductase（AR）、superoxide dismutase 2（SOD2）、neural epidermal growth factor-like 1（NELL1）、high-temperature requirement A serine peptidase 1（HTRA1）、protocadherin 7（PCDH7）、exostosin1/2 complex（EXT1/2）、neural cell adhesion-molecule 1（NCAM1）、transforming growth factor beta receptor 3（TGFBR3）、semaphorin 3B（SEMA3B）

まあ、たくさんありますよね。このレビューもどうぞ[3]」

「アワワ」

「別にこのあたりの分子を覚える必要はありません。ただ、**特発性というのは原因不明なものを指しますが、このように原因分子がわかってくると特発性とはいえなくなり、一次性腎症となります。**最近ではPLA2R関連膜性腎症という呼び方もあります。そのうち、NELL1関連膜性腎症とかTHSD7A関連膜性腎症などと名前が変わるかもしれませんね。二次性でも梅毒の場合はanti-neuron-derived neurotrophic factor（NDNF）なんて話もあります[4,5]」

「覚えられる自信が全くありません」

「がん遺伝子パネルなどが日常的に使われていることを考えると、ネフローゼ症候群なども抗体をセットで検査出して、治療が決まっていくかもしれませんね。まあ、使いやすくなるでしょうから実用化されたら便利になるだけで困りはしないと思いますよ」

「なるほど」

「治療について話しましょうか」

参考文献

1) Beck LH Jr, et al. M-type phospholipase A2 receptor as target antigen in idiopathic membranous nephropathy. N Engl J Med. 2009; 361: 11-21.
2) Couser WG, et al. Experimental glomerulonephritis in the isolated perfused rat kidney. J Clin Invest. 1978; 62: 1275-1287.
3) Sethi S, et al. Membranous nephropathy-diagnosis and identification of target antigens. Nephrol Dial Transplant. 2024; 39: 600-606.
4) Honda D, et al. Anti-neuron-derived neurotrophic factor antibodies in secondary membranous nephropathy caused by syphilis: A case report. Am J Kidney Dis. 2024: S0272-6386(24)00685-1.
5) Honda D, et al. Anti-neuron-derived neurotrophic factor antibodies in secondary membranous nephropathy caused by syphilis: A case report. Am J Kidney Dis. 2024; 84: 250-254.
6) Kounoue N, et al. Complement Receptor 1 Enhancement in Recurrent Membranous Nephropathy Following Kidney Transplantation: A case report. Kidney Medicine. Open Access. Published: July 19, 2024.

※ 他にもCR-1という抗体が責任抗原というレポートがあります[6]。

第5局 膜性腎症

膜性腎症の治療

昔はいろいろな治療がありました

「治療は免疫抑制薬となりますが、その前に膜性腎症がどうやって形成されるのかという話をしておくと、何かの役に立つかもしれません」

「IC（immune complex、免疫複合体）の沈着ですか？」

「はい。細かい話ではあるのですが、ICがどのようにつくかは歴史的に話題になっていました。

① 流血中の免疫複合体沈着（circulating immune complex）説
② 流血中の抗原が上皮下に沈着し、そこに抗体が結合して局所で形成される（in situ formation）説
③ 上皮細胞抗原に対する抗体結合によって形成される（内因性抗原）説

です」

「確かに言われればそうですね」

「前の話で、血清を打つと膜性腎症になるという話だと①が有力ですが、これは、ICが分解されて上皮下で再構成されたとなります[1]。当然このような病態はあり、B型肝炎に伴う膜性腎症は抗原が上皮下に沈着することで腎炎を起こすと言われています[2]。②が前の章で出てきたPLA2R（ホスホリパーゼA2受容体）などになります。③については、私は実験モデルでしか見たことがないため、あまり解説できません。Megalinやneutral endopeptidaseに対する抗体だと考えられています」

「難しいですね。そうなると、②だとして体の中に抗体ができれば、すぐに膜性腎症になるのでしょうか？」

「これは非常に難しい問題です。日腎会誌のこちらの論文の図がわかりやすいです[3]。

五 膜性腎症の治療

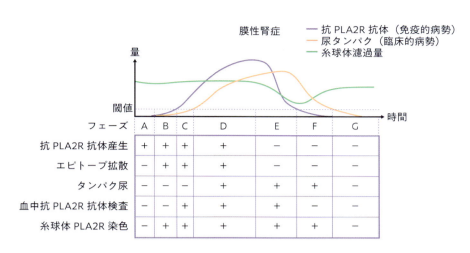

図1　抗PLA2R抗体の産生と病態形成の経時変化
（秋山真一．膜性腎症．日腎会誌．2022；64：820 許諾を得て転載）

　　　　基本的にはPLA2R抗体ができて、エピトープが拡散して……」

「すみません、エピトープ拡散って何ですか？」

「Epitope spreadingですね。わからないですよね。結構古くからある概念で、私が知っているのはこちらです。提唱者の一人だと思います[4]。私は"自己抗体が認識するエピトープ分布が変化すること"ととらえています。最初は特定のエピトープに特異的な抗体産生が認められるけれども、標的以外のエピトープに対しても抗体産生が認められるようになり、抗体の抗原認識に多様性が生じる、と言いましょうか。その結果、様々な反応がいろいろな病気で起こるのでは？　と言われています。もちろんこれだけでは説明できないという流れも起きています。いずれにせよ、この免疫複合体が、あるバランスになると膜性腎症をきたし、それを崩すのが治療のカギだと思います」

「バランス？」

「個人的な見解ですが、膜性腎症が成立するためには、抗原と抗体のバランスが必要で、治療はバランスを崩すのがいいのかなと思います。科学的に完全に正しいかはわかりませんが、ステロイドも抗体産生を抑制することにより、バランスを崩しているのかな？　と思います。昔はアルキル化剤などのレジメもありました。毒性は強かったですね。昔話をすると、この沈着した免疫複合体を大量γ-グロブリン療法で治療するという報告が散見されました[5,6]。免疫複合体が病態に関わっているから除去すればよくなるのでは？　という流れなのだと思います[7-10]」

「γ-グロブリンでICがとれるのですか？」

「それはこちらになります。凍結切片で γ-グロブリンの滴下洗浄を繰り返すとIgGの沈着が消えたとあります[11]」

「なるほど。でも、最近のガイドラインでは大量 γ-グロブリンの治療は膜性腎症に出てきませんが……。里見先生が、感染症治療についてあまり効果がないよ、と教えてくれたくらいです[12]」。

「そうですよね。私が膜性腎症と大量 γ-グロブリン療法の関係を最後に見たのは、1990年代くらいでした。2002年の班研究の段階でもステロイド、シクロホスファミドの話は出ていますが、大量 γ-グロブリン療法については述べられていません[13]。この論文で"また、γ-グロブリン大量療法が有効との研究があるが、本症における感染症併発予防も兼ねてこの治療法の有用性を検証する必要がある"とあります。師匠筋にあたるので聞いたところ、感染症に対する効果についてという意図だったらしいです[14]」

「どうしてですか？」

「明確にはわかりませんが[15,16]、下記のような理由からでしょうか」

- γ-グロブリンの価格が高い
- ステロイドだけではなく、シクロスポリンやミゾリビン、リツキシマブなどの新しい治療が出てきた
- さらにシクロスポリンにおいては当初考えられていた T細胞の機能抑制ではなく、足細胞における機能障害をブロックする可能性が出てきた
- In situでの発症が定説になり、免疫グロブリンの関与も限定的な可能性がある

「付いていけません」

「まあ、論文などを書く際、このような流れに触れる必要があるときが来るかもしれませんから、耳学問として覚えておくといいですね」

「はい、わかりました」

参考文献

1) Ronco P, et al. Pathogenesis of membranous nephropathy: recent advances and future challenges. Nat Rev Nephrol. 2012; 8: 203-213.
2) Takeda S, et al. Characteristics of glomerular lesions in hepatitis B virus infection. Am J Kidney Dis. 1988; 11: 57-62.
3) 秋山真一. 膜性腎症. 日腎会誌. 2022; 64: 819-823.
4) Lehmann PV, et al. Spreading of T-cell autoimmunity to cryptic determinants of an autoantigen. Nature. 1992; 358: 155-157.
5) 杉崎徹三, 他. 膜性腎症, 膜性増殖性糸球体腎炎, ループス腎炎に対する大量 γ-グロブリン療法. 日腎会誌. 1983; 25: 697-708.

6）河住久, 他. 膜性腎症,膜性増殖性腎炎, ループス腎炎における腎糸球体沈着抗原抗体結合物の研究. 日腎会誌. 1982; 24: 625-640.

7）Couser WG, et al. In situ immune complex formation and glomerular injury. Kidney Int. 1980; 17: 1-13.

8）Mannik M, et al. Removal of glomerular deposits of immune complexes in mice by administration of excess antigen. Lab Invest. 1980; 42: 483-489.

9）Haakenstad AO, et al. Removal of glomerular immune complex deposits by excess antigen in chronic mouse model of immune complex disease. Lab Invest. 1983; 48: 323-331.

10）Makker SP, et al. In situ immune complex formation in isolated perfused kidney using homologous antibody. Lab Invest. 1981; 44: 1-5.

11）Sugisaki T, et al. Immune complexes in a renal allograft with de novo membranous nephropathy. Transplantation. 1982; 34: 90-94.

12）Wu HM, et al. Interventions for preventing infection in nephrotic syndrome. Cochrane Database Syst Rev. 2012; 2012: CD003964.

13）堺秀人, 他. 難治性ネフローゼ症候群（成人例）の診療指針. 日腎会誌. 2002; 44: 751-761.

14）斉藤喬雄. 診療指針よりみた特発性膜性腎症の治療と予後. 日腎会誌. 2011; 53: 708-712.

15）Saito T, et al. Significance of combined cyclosporine-prednisolone therapy and cyclosporine blood concentration monitoring for idiopathic membranous nephropathy with steroid-resistant nephrotic syndrome: A randomized controlled multicenter trial. Clin Exp Nephrol. 2014; 18: 784-794.

16）Faul C, et al. The actin cytoskeleton of kidney podocytes is a direct target of the antiproteinuric effect of cyclosporine A. Nat Med. 2008; 14: 931-938.

・Sato H, et al. Intramembranous fine deposit disease associated with collagen disorders: a new morphological entity? Virchows Arch A Pathol Anat Histopathol. 1992; 420: 447-451.

第 6 局

IgG4関連腎臓病

その **壱** IgG4関連腎臓病

その **弐** IgG4関連腎臓病の特徴

その **参** 真のIgG4関連腎臓病

その **四** IgG4関連腎臓病の浸潤細胞（および通常の間質性腎炎の話）

その **五** 空胞化と泡沫化

第6局 IgG4関連腎臓病

IgG4関連腎臓病

ここ20年で一気にメジャーになった疾患

「次は何にしましょうか？」

「この前勉強をしていて、膜性腎症（MN）の場合にはIgG4関連疾患IgG4 related disease（IgG4-RD）が原因となることがある、と聞いたのですが、いまいちよくわからなくて、PLA2RがIgG4分画にあることが関係しているのかな？　と考えていまして……」

「なかなか難しいところですね。IgG4-RKDに合併するMN、というよりはIgG4-RDに続発した、MN secondary to IgG4-RDというのがよいと思います。二次性MNで原疾患がIgG4-RDという認識ですね[1]。このあたりはいろいろと用語があって、IgG4-related MNとかIgG4-RD–associated membranous glomerulonephritis、MN due to IgG4 related diseaseなど乱立していますね。いずれにせよ、IgG4-RDが上流にあって膜性腎症をきたしている、というとらえ方でよいと思います。この場合は特発性もIgG4が有意に沈着しますから、本来はPLA2R抗体を染色して判断する必要がありますが、『腎生検病理診断取扱い規約』にはそこまで書かれていませんね」

「頭がごちゃごちゃになってきました」

「科学的な分類と臨床的に必要なことはしばしば乖離するため、知識として整理しておいたほうがいいですね。次々と知見が出ているところにもなりますので」

「はい」

「IgG4関連疾患は日本からの研究がいろいろと貢献しています。自己免疫性膵炎（autoimmune pancreatitis：AIP）、Sjögren症候群やMikulicz病（Mikulicz's disease：MD）など多彩な臓器病変をきたす疾患概念がもとにあります。山ほど論文がありますが、このあたりを読むと流れがわかると思いますよ[2-4]。2001年に自己免疫性膵炎でIgG4が高い症例が『NEJM』に載っています。これはかなりのインパクトがあったようです[5]。自己免疫性膵炎だけで1冊の本になるくらい多彩ですが、腎臓に関してフォーカスすると、先のHamanoらの論文を受けて、いろいろな報告が出てきました。内科学

会の地方会演題検索をすると、2004年の近畿地方会「自己免疫性膵炎と急性尿細管間質性腎炎を併発した一症例」、2005年の九州地方会に「腎機能障害を伴った自己免疫性膵炎の1例」でいずれもIgG4高値と指摘しており、勉強している人が多かったのだと思います。そうこうしているうちに、AIPに伴う間質性腎炎の報告の論文が出てきます[6-8]。さらにAIP（自己免疫性膵炎）を伴わないTIN（尿細管間質性腎炎）が出てきます（ただし、MDは伴っています）[9]。『AJKD（American Journal of Kidney Diseases）』のほうは2002年の症例と本文中に書いてありますね。内科学会誌では2008年にはこんな論文の中でIgG4関連腎臓病が触れられています[10]」

「そうなのですね。そうなるとHamano先生の論文が世界初なのですか？」

「そこの点は結構難しいです。少なくとも日本では1993年にIgG4高値のシェーグレン症候群が報告されています[11]。この症例は低補体なども伴っていて、IgG4関連腎臓病の可能性が高いですが、**本当に**最初の論文かは確証が持てません。特にこの論文は日本語なので、世界的に最初かは認められるか？　となると疑問です。最初の発見というのは科学において重要ですね。高峰譲吉のアドレナリン、池田菊苗のグルタミン、鈴木梅太郎のオリザニン……。まあ海外でもEduardo Braun-MenéndezとIrvine H. Pageのアンジオテンシンとか……キリがありませんが、本当のことは歴史が決めますので、発表するならばやはり英語がよいだろうなと思います」

「そうなんですね」

「長くなりましたが、IgG4関連疾患は比較的新しい概念ですので、IgG4関連腎臓病は古いアトラスには載っていません。日本ではかなり興味が持たれており、2010年に既に『IgG4関連疾患への誘い―IgG4研究会モノグラフ―』（前田書店）という本が出ています。長くなったのでこのあたりで」

参考文献

1) Cortazar FB, et al. IgG4-related disease and the kidney. Nat Rev Nephrol. 2015; 11: 599-609.
2) 正木康史, 他. 全身病としてのIgG4関連疾患. 日内会誌. 2009; 98: 899-906.
3) 高橋裕樹, 他. IgG4関連疾患. 日内会誌. 2014; 103: 2520-2526.
4) 佐伯敬子. IgG4関連疾患. 日内会誌. 2017; 106: 2155-2160.
5) Hamano H, et al. High serum IgG4 concentrations in patients with sclerosing pancreatitis. N Engl J Med. 2001; 344: 732-738.
6) 加藤徳介, 他. 腎生検所見から何を学ぶか. 自己免疫性膵炎に合併した尿細管間質性腎炎の1例. 腎と透析 2003; 55: 641-648.
7) Uchiyama-Tanaka Y, et al. Acute tubulointerstitial nephritis associated with autoimmune-related pancreatitis. Am J Kidney Dis. 2004; 43: e18-25.
8) Takeda S, et al. IgG4-associated idiopathic tubulointerstitial nephritis complicating autoimmune pancreatitis. Nephrol Dial Transplant. 2004; 19: 474-476.
9) Shimoyama K, et al. A case of Mikulicz's disease complicated with interstitial nephritis successfully treated by high-dose corticosteroid. Mod Rheumatol. 2006; 16: 176-182.
10) 相馬淳. IgGの異常. 日内会誌. 2008; 97: 955-961.
11) Suzuki S, et al. A case of Sjögren's syndrome accompanied by lymphadenopathy and IgG4 hypergammaglobulinemia. Ryumachi. 1993; 33: 249-254.
・Saito T, et al. IgG4-related kidney disease. Springer, 2016.

第6局 IgG4関連腎臓病

IgG4関連腎臓病の特徴

花莚の名称は有名ですが、感度・特異度を考えたことはありますか？

「古賀先生の時代は、IgG4関連疾患は国家試験に出ましたか？」

「僕の時代は出ていませんが、後輩は出ると言っていましたね。彼は2016年卒なので……。ちょっと調べてみますね。2013年には出題基準に入っているようです」

「そうですか、意外と早いですね。さてIgG4関連腎臓病の特徴について話していきましょう。古賀先生はIgG4関連腎臓病の特徴を知っていますか？」

「はい、試験などでは"特徴的な線維化"とありました」

「Bird's eyeや花莚様線維化（storiform fibrosis）ですね」

「花莚って何ですか？」

「若い方は知らないかもしれないですね。い草で編んだゴザです。あのザラリとした模様を指します。もっと一般的にするならば、一定の方向性を示しながら複雑に交錯する構造、となるでしょうか。英語だとstoriformですが、"woven"とか呼ぶかもしれません。病理の本だと、隆起性皮膚線維肉腫や悪性線維性組織球腫などに多い、と書いてあるのを見たことがあります。私は、ゴッホ※の有名な"星月夜"のようなタッチに見えますが、まあ用語ですので一般的な用語を使ったほうがいいですよね。こんな感じの病理です」

※ 2026年初夏に日本で「大ゴッホ展」が開催される模様です。上野の森美術館、福島、神戸とあるようで楽しみです。

弐 IgG4関連腎臓病の特徴

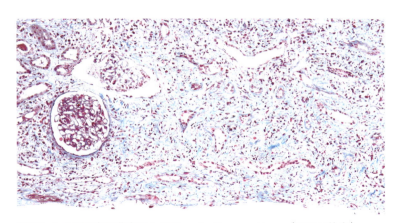

図1　IgG4関連腎臓病における、storiform pattern（AZAN染色）

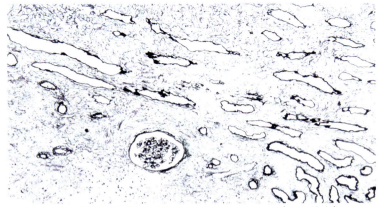

図2　IgG4関連腎臓病における、storiform pattern（PAM染色）

「これらが見られたらIgG4関連腎臓病としてよいですか？」

「かなりインパクトのある所見なので、そう思いがちですが、実は明確な感度や特異度はよく考えたほうがいいです。有名なのがこのレビューですが[1]、ここには明確な頻度は載っていません。こちらの論文にも明確には述べられていません[2]。はっきりと花筵状線維化の頻度が出てきたと私が認識している論文はこちらで、Table.2に16例中16例にBird's eyeがあったとしています[3]。この論文は12/13と高頻度です。特徴的な線維化の写真がたくさん載っているのでお勧めですよ[4]」

「となると、かなり特異度が高そうですね」

「そう思っていました。ところが、IgG4関連腎臓病の腎生検が増えるにつれて、病理を見ているうちにそれほど多くないのでは？　と感じています。実際に10年前の日本の研究班の報告においても腎臓の線維化の頻度については載っていませんが[5]、最新の『IgG4関連腎臓病診断基準 2020』[6]では、真のIgG4関連腎臓病において、診断基準にある多数のIgG4陽性形質細胞浸潤は94％なのに対して、花筵状線維化は54.9％と意外と少ないようです。IgG4陽性はこんな感じで見えます」

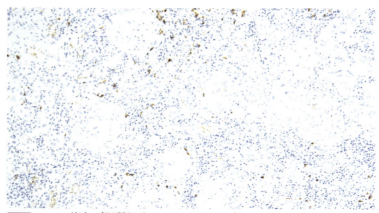

図3　IgG4染色（形質細胞のIgG4が染まる）

図4　比較としてのIgG1染色

「あれ？　これIgG1とIgG4の比でしたっけ？」

「これはIgGにおけるIgG4の比率が40％以上なので、本来はIgGでなくてはいけません」

「では、どうしてあえてIgG1を？　深い意図が？」

「ありません。誰かがスライドをどこかに持って行ったようで見つかりませんでした」

「……。そんなことってあるのですね」

「はい、3万件近い腎生検の標本があるため、誰かが勝手に持っていったり、あるいは返す場所を間違えたりするとこのようになります。困りますよね。ただ、通常はIgGが染まったうちのIgG4はそれほど多く染まりません。この症例では私のメモを見ると、IgG4が80％程度染まっていたので、IgG4関連腎臓病と診断しました。ちなみに、きちんとするには形質細胞の形質細胞マーカーのCD75aを染めたほうがよいと思います。それでは先に進みましょう」

弐 IgG4関連腎臓病の特徴

「ハカセ先生はどうして花筵状線維化の頻度が少ないと考えていますか？」

「これは難問ですね。1つには、長澤先生なんかが何でもかんでも腎生検するから"IgG4関連腎臓病"と診断するための"敷居が低い"のかもしれません。そのため"IgG4関連腎臓病"と診断された母集団が広くなり、その中で、"花筵状線維化"を示す典型例の比率が下がっている可能性がありそうです」

「確かに、長澤先生は"何でも腎生検！"ですから〜」

「もう少し説明を加えると、本来であれば、それこそ"花筵状線維化"がある場合や、間質の浸潤細胞のIgG4陽性率（あるいは絶対数）が基準を超える場合など、客観的なデータをもとに診断しなければならないはずですが、相対的にIgG4陽性細胞が多いだけの症例も"IgG4関連腎臓病"と診断するケースが多くなっています。あくまで当科ではという話ですが。その理由として、治療の影響を考慮している可能性が考えられます。少しでもステロイドが入っていると、IgG4陽性細胞数は減ってしまいます。本当は典型的な所見に乏しい例は、"単なる尿細管間質性腎炎"と診断するのが正しい姿勢かもしれません。でも、他の原因による尿細管間質性腎炎、例えば薬剤性とか、サルコイドーシスとか、感染症に伴うものなどが否定的で、かつ臨床像が「IgG4関連疾患」を疑わせ、さらに組織像が"IgG4関連腎臓病"に矛盾しない場合は、"IgG4関連腎臓病"と診断していることが多いです」

「確かに、腎臓内科に来るというよりは、自己免疫性膵炎の経過中にステロイドが入って紹介というのはよくあります」

「その通りで、自己免疫性膵炎など以前から"IgG4関連疾患"と診断されている症例がいくつかあります。経過中に腎障害が出現してきたので腎生検施行……ということになりますが、そのような症例では、既にステロイドが使われています。当然、病状は修飾されているため、結果的に"典型的なIgG4関連腎臓病の病理像は示さない"ことになります。でも"IgG4関連疾患"であることは確定しているので、それと違う診断名を出すのはむしろ不自然です」

「そうなんですね」

「病理だけ見て、IgG4関連腎臓病か否か、という判断と、臨床上の判断は若干異なると思います。裁判官の"スジ"と"スワリ"みたいなものです」

「スジ、スワリ？」

「まあ、法律業界で使われる用語ですので、あまり気にしなくて大丈夫ですよ」

「はい。ところで真のIgG4関連腎臓病って」

「では次で説明しましょう」

参考文献

1) Stone JH, et al. IgG4-related disease. N Engl J Med. 2012; 366: 539-551.
2) Zen Y, et al. IgG4-related disease: a cross-sectional study of 114 cases. Am J Surg Pathol. 2010; 34: 1812-1819.
3) Yamaguchi Y, et al.; Japanese study group on IgG4-related nephropathy. Characteristic tubulointerstitial nephritis in IgG4-related disease. Hum Pathol. 2012; 43: 536-549.
4) Yoshita K, et al. Light-microscopic characteristics of IgG4-related tubulointerstitial nephritis: distinction from non-IgG4-related tubulointerstitial nephritis. Nephrol Dial Transplant. 2012; 27: 2755-2761.
5) Kawano M, et al. Proposal for diagnostic criteria for IgG4-related kidney disease. Clin Exp Nephrol. 2011; 15: 615-626.
6) 佐伯敬子, 他. IgG4関連腎臓病診断基準2020（IgG4関連腎臓病診断基準2011改訂版）.日腎会誌. 2021; 63: 187-197.

第6局 IgG4関連腎臓病

真のIgG4関連腎臓病

ミミッカーが多いので丁寧に鑑別しましょう

「この腎病理の本から外れますが、かなりミミッカーが多い疾患として知られているANCA関連血管炎や薬剤性のTIN（尿細管間質性腎炎）、シェーグレン症候群、サルコイドーシスなど様々な鑑別をしておく必要があります」

「どうやって真とミミッカーを分類したのですか？」

「論文にこう書いてあります。"True IgG4-RKDかmimickerかの判断はexpert opinionによる"」

「何か難しそうですね」

「研究ですから、希少な症例をああでもないこうでもない、とディスカッションしてだんだん疾患概念が決まっていくものです。この20年の流れを踏まえていて面白いと思いますよ」

「そうなのですね」

「せっかくですから、IgG4関連腎臓病診断基準2020 [1] を載せておきましょう。

「わかりました。」

「注意点は本文中にあるように"ループス腎炎、シェーグレン症候群、ANCA関連血管炎、MCD（多中心性キャッスルマン病）、悪性リンパ腫などが該当する症例については"慎重に考慮する（ほぼ否定的）"という項目を設けて注意を促すこと"です。IgG4関連腎臓病しか見えなくなっていると、診断がそちらに引っ張られますので注意する必要がありますね。血管炎とIgG4-RKDが合併するか否か？　という論文もあるのでよく検討が必要です[2-4]」

「長澤先生が好きそうな話ですね……」

「確かにそうですね（笑）」

参考文献

1) 佐伯敬子, 他. IgG4関連腎臓病診断基準2020（IgG4関連腎臓病診断基準2011改訂版）. 日腎会誌. 2021; 63: 187–197.
2) Della-Torre E, et al. Antineutrophil cytoplasmic antibody positivity in IgG4-related disease: A case report and review of the literature. Medicine (Baltimore). 2016; 95: e4633.
3) He R, et al. An overlap of IgG4-related tubulointerstitial nephritis and microscopic polyangiitis-associated glomerulonephritis: a case-based review. Clin Rheumatol. 2023; 42: 1459-1467.
4) Erden A, et al. Do ANCA-associated vasculitides and IgG4-related disease really overlap or not? Int J Rheum Dis. 2019; 22: 1926-1932.

四 IgG4関連腎臓病の浸潤細胞（および通常の間質性腎炎の話）

第6局 IgG4関連腎臓病

IgG4関連腎臓病の浸潤細胞（および通常の間質性腎炎の話）

間質性腎炎はあくまで病理的な診断です

「前回の話からだと、IgG4陽性の間質性腎炎は治療などの修飾によってわかりにくくなるとありましたが、そういえば、間質性腎炎ってどうやって診ればよいのでしょうか？」

「確かに、そこがわかっていないと、IgG4関連腎臓病の解説は難しいですよね。まず**原則論として間質病変は疾患特異性が低い**ことが挙げられます。例外として、肉芽腫を伴うサルコイドーシスやなどはありますが、典型的な病変がない場合には、傷んでいる腎臓を見ているだけで、**病因を組織から類推するのはかなり困難**です。そのために、臨床上は病歴や臨床のパラメータと合わせて判断することが重要です」

「はあ」

「とはいえ、間質が"悪い"、"良い"というざっくりとした話では共通言語とならないので、基準を設ける必要があります」

「線維化が何％という話ですか？」

「そこは定量的な部分で重要です。質的なことを考える必要がありますよ」

「質ですか？」

「はい。第2局その参のループス腎炎 慢性病変のところで、尿細管萎縮（tubular atrophy）、間質の線維化（interstitial fibrosis）と話しました、当然慢性があれば急性の変化もあるわけです。急性の変化は下記になります」

- 尿細管炎
- 尿細管壊死
- 上皮変性
- 間質の細胞浸潤
- 間質の浮腫

「あまり意識していませんでした」

「画像診断や病理は認識できるか否かですので、これから意識すればよいかと思います。その前には正常の尿細管の構造を知っていないといけません。言い切るのは難しいですが、尿細管は基本的に、

- 基底膜の間がほとんどない（隙間がほとんどない）
- 単層円柱上皮である。細胞の丈により種類がある（高いと近位尿細管、低いと遠位など、厳密には免疫染色などで染め分ける必要あり）
- 炎症細胞浸潤はほとんどない

という認識です。もちろん、ある程度傷んだ腎臓では非特異的にリンパ球の浸潤を認めることは多数ありますが、それを取り上げて"尿細管間質性腎炎（TIN）！"というのはセンスがありませんね」

「（ギクッ）。あのぅ、疑問ですが、尿細管炎と間質の細胞浸潤は違うものなのでしょうか」

「私はこう考えています。

- 尿細管細胞が障害を受ける→基底膜の剥離→間質の炎症
- 間質にも血管があるのでそこが血管炎などで炎症が起きる→尿細管に波及

のどちらもあると思います」

「どういうことでしょうか？」

「輸出細動脈のあとは傍尿細管毛細血管（peritubular capillary：PTC）があり、このような解剖になっています。

四 IgG4関連腎臓病の浸潤細胞（および通常の間質性腎炎の話）

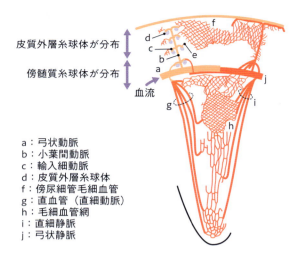

a：弓状動脈
b：小葉間動脈
c：輸入細動脈
d：皮質外層糸球体
f：傍尿細管毛細血管
g：直血管（直細動脈）
h：毛細血管網
i：直細静脈
j：弓状静脈

図1　糸球体の血管

一部の血管炎ではこのPTCが主座になっており、TIN優位のANCA関連血管炎があると言われています[1,2]。これは話しましたね。まあ、こういうのも含めて間質性腎炎ですが、『腎生検病理診断取扱い規約』にはこうあります。

- 間質炎（interstitial inflammation）は、皮質・髄質領域の間質に炎症細胞浸潤が認められる
- 尿細管炎（tubulitis）は尿細管基底膜内の上皮間または上皮内に炎症細胞がとどまっている病変、内腔に浮遊する細胞は評価しない

それでは見ておきましょう。

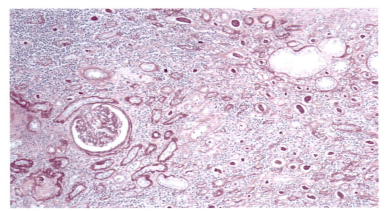
図2　間質性腎炎の弱拡大

　いかがですか？」

「糸球体の基底膜は厚い印象がありますが、それ以上に間質に細胞浸潤も多いですし、正常な尿細管がほとんど見られません」

「ここでは糸球体の話は置いておくとして、この病理を見るとやはり間質の悪さが目立ちますよね。ここからは、そういうところを解説しましょう。ここから様々な病理を見ていきます。

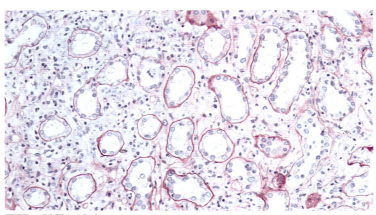
図3　間質の浮腫

　このように基底膜の間が離れている場合で炎症細胞が目立たない場合には、間質の浮腫があると言います」

「はい。これはわかります」

「次にこちらです。こちらもかなり傷んだ腎臓ですね。どこが気になりますか？」

四 IgG4関連腎臓病の浸潤細胞（および通常の間質性腎炎の話）

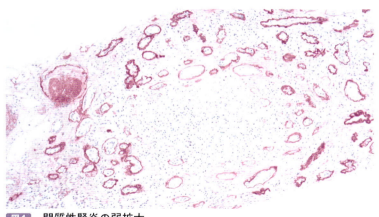

図4　間質性腎炎の弱拡大

🧑「うーん。左上に潰れた糸球体がありますが、あとはかなり傷んだ間質で浮腫というか線維化があって……」

👴「はい、それでいいと思います。ここはいろいろとあって、こんな感じでしょうか」

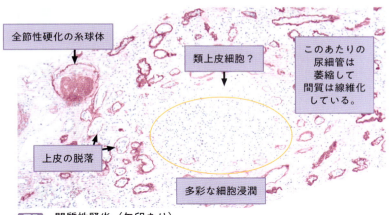

図5　間質性腎炎（矢印あり）

🧑「この類上皮細胞とは？」

👴「類上皮細胞はあとで解説しましょう。この左下のように上皮が基底膜から剥がれ落ちているのが見られるシーンがあります」

🧑「確かに」

👴「強拡大してみます。このように間質の細胞を見ると多彩な浸潤がありますね」

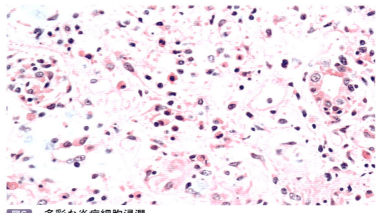

図6　多彩な炎症細胞浸潤

「中心やや右下の、2核の、細胞質が好酸性の炎症細胞があります、好酸球ですか？　そもそも、これHE染色ですよね？」

「はい、実際に顕微鏡を覗くと好酸球はラメ入りのスーパーボールみたいに顆粒を伴っていることがあります。これはアルコール固定だと抜けたりします。他には小リンパ球が主体な印象です。この黄矢頭がおそらく好酸球ですね。そして右のほうにいくと、変性した尿細管があります。HE染色なので基底膜はわかりにくいですが、通常の尿細管は基底膜で裏打ちされて、円柱状に尿細管上皮が配列されますので、上述のように**尿細管上皮細胞に炎症細胞がいると、尿細管炎**と呼びます。急性期には好中球や好酸球が多く、慢性期になるとリンパ球主体になると考えられています。極端に好中球が多い場合には細菌性の腎盂腎炎などを想定しますが、通常はそのような病態に対しては腎生検しませんね」

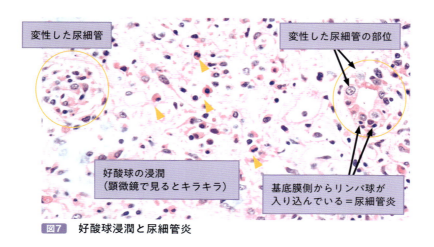

図7　好酸球浸潤と尿細管炎

「言われるとわかります」

四 IgG4関連腎臓病の浸潤細胞（および通常の間質性腎炎の話）

「最初はそんな感じでよろしいかと思います。ここでは尿細管炎に伴う尿細管の変性ですが、いろいろな形の変性があります。多くの疾患で見られるので、出てきたときに解説しましょう」

Bleb……尿細管上皮の細胞質が剥がれそうになっている状態
腫大……尿細管上皮が腫大し、尿細管腔を狭窄または閉塞している所見
空胞化（vacuolation）……空胞が見られる状態。細胞質が薄く見られる場合をさすこともある。
泡沫細胞（foam cell）……細胞内に大小の空胞が見られる状態。泡のよう見える。例えば、ファブリー病などでは糸球体上皮に見られる、ネフローゼ症候群などでは尿細管上皮に見られることがある（ただし様々の疾患で観察される）
剥離……尿細管上皮が基底膜から脱落している状態

「空胞化と泡沫化のイメージが湧きません」

「これは見たほうが早いですね。次で解説します。その前にもう一つ典型的な尿細管間質性腎炎となるとこちらです。30代でもともと元気な方が腰痛でNSAIDsを飲んでから具合が悪くなって……病院に来たらCr値が上がっていたという病気です。Cr=3 mg/dL近かったので腎生検を行いました」

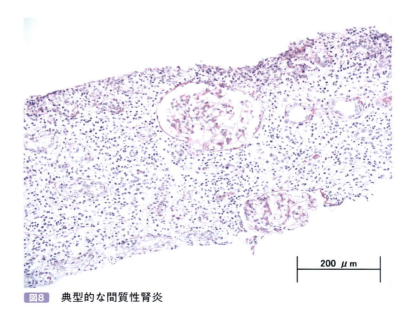

図8　典型的な間質性腎炎

「すごいですね。間質ほぼ100％炎症細胞ですね」

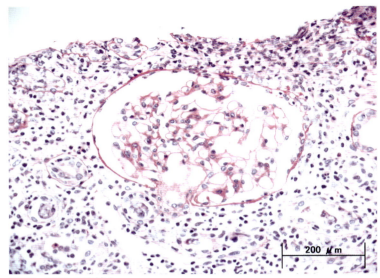

図9 図8 の強拡大

「小リンパ球、形質細胞主体ですが、好中球などが散見されますよね。これはさすがに誰が見ても、急性尿細管間質性腎炎でいいと思います。ちなみにステロイドを使ってCrは1.3 mg/dLまで戻りました」

「なるほど」

「間質性腎炎は非常に曖昧な部分が多いです。若干腎臓が腫大していることは多いですし、Gaシンチの意義もはっきりしません。これらの論文を読むと陽性ならばありそうですが、陰性であってもないとは言えない、となりそうです[3,4]。しばしば間質性腎炎の原因薬剤としてリンパ球刺激試験（DLST）が行われますが、根拠にされる論文はこちらの10例のケースシリーズで心許ないです[5]」

「長澤先生は、"DLSTは信じていない"とおっしゃいます。NSAIDsやPPI、アロプリノールなどのTINを起こしやすい薬と、TINを起こしにくい薬剤、例えばαGIなどを一緒に飲んでいてDLSTがNSAIDsは陰性でαGIが陽性だった場合に、本当にαGIを被疑薬にしていいのか？　と言っていました」

「彼らしいですね。一理ありますね。まあ再投与などはしないので真相は闇の中です」

参考文献

1) 有村義宏. ANCA関連血管炎に伴う尿細管間質性腎炎. 日腎会誌. 2011; 53: 604-609.
2) 田川小百合, 他. 急性尿細管間質性腎炎で発症した顕微鏡的多発血管炎の症例. 日内会誌. 2013; 102: 1797-1799.
3) Graham F, et al. The use of gallium-67 scintigraphy in the diagnosis of acute interstitial nephritis. Clin Kidney J. 2016; 9: 76-81.
4) Matsumura M, et al. Usefulness of gallium-67 scintigraphy for evaluating the histopathological activity in interstitial nephritis. Clin Exp Nephrol. 2023; 27: 251-261.
5) Joh K, et al. Drug-induced hypersensitivity nephritis: lymphocyte stimulation testing and renal biopsy in 10 cases. Am J Nephrol. 1990; 10: 222-230.

第6局 IgG4関連腎臓病

空胞化と泡沫化

腎病理だと目を引く所見です

「通常、細胞質はHE染色やPAS染色などで染まりますよね」

「はい」

「厳密にはPAS染色はグリコーゲンなどを染色しています。ところが例えば脂質が沈着するような疾患の場合は、エタノールなどで処理していく過程で細胞質に溜まった糖脂質などが溶け出してしまいます。沈着するので細胞は腫大、抜け落ちた糖脂質の部分には空胞が認められます」

「なるほど」

「これなんていかがですが？」

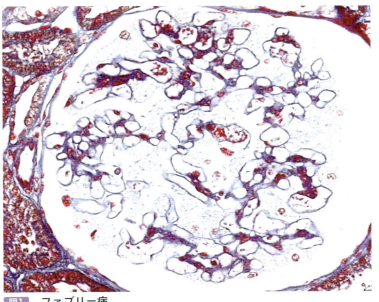

図1　ファブリー病

「これは何ですか？ マッタクワカリマセン。何かもやもやしていますね」

「どの細胞がもやもやしていますか？」

「うーん、これは、上皮細胞でしょうか？」

「正解です。こちらは激レアの疾患でファブリー病です。こちらの論文を読んでおいてください。まあ、このように腫大して空胞があることはわかると思います[1, 2]。電顕も見ておきましょう」

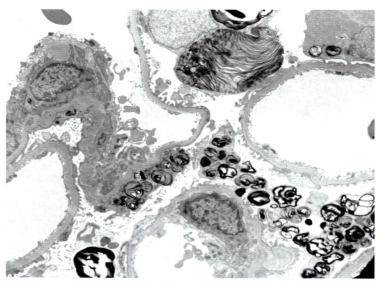

図2　ファブリー病の電顕、上皮への沈着

「これは上皮に沈着でしょうか？」

「上皮に沈着していますね。これはミエリン体（myelin body）とかzebra bodyと呼ばれますね。実はメサンギウムにも沈着している場合がありますが、ここでは明らかではありません。ただし、このミエリン体があるからといって、必ずしもファブリー病とは限りません。脂溶性の薬剤、例えばアミオダロンなどでも似たような沈着がありますし[3]、SLE（全身性エリテマトーデス）の治療などに使われるヒドロキシクロロキン[4,5]や、他にも原因がよくわからないzebra bodyの報告もあります[6]。こちらはいかがでしょうか？」

五 空胞化と泡沫化

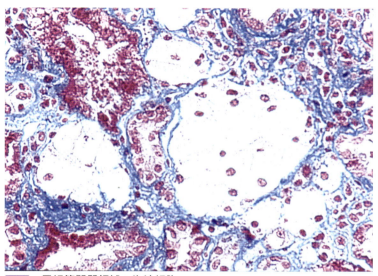

図3　尿細管間質領域の泡沫細胞

「細胞が腫大して、空胞が見えます」

「はい、認識できるようになりましたね。ただし、もともと「尿細管」なのか「間質の浸潤細胞」なのかを見分けるのは、実際にはなかなか難しいものです。「尿細管間質領域に泡沫細胞が見えます」くらいにするのがよいかもしれませんね。次はこちら」

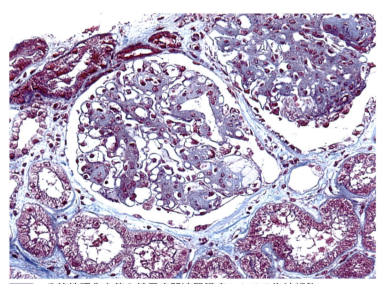

図4　分節性硬化を伴う糖尿病関連腎臓病における泡沫細胞

「何か変な糸球体ですが、5時方向に泡沫細胞があります」

「これは分節性硬化を伴う糖尿病関連腎臓病ですね。指摘の場所に泡沫細胞（foam cell）があります。マクロファージだと思いますね。これは第二内科の業績でもあります[7]」

「なるほど、泡沫化・空胞化はわかってきました。これは必ず泡沫部分に何かが沈着しているのでしょうか？」

「そうとは言い切れません。例えば、浸透圧の変化、造影剤やマンニトールの投与による尿細管の空胞化が古い教科書にありますし、低カリウム血症が持続することにより微細な空胞が尿細管に生じるという報告もあります。ネフローゼ症候群に伴う再吸収の結果として、空胞化をしていることもあります。そのため疾患特異性は低いです。Foam cellを見かけやすい疾患としては、膜性腎症、Alport症候群、何らかの沈着系疾患などになります。ここでは一つ形態的な特徴を覚えたということになります。せっかくですからこちらなんてどうですか？」

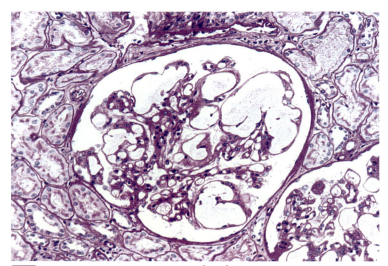

図5 Lipoprotein glomerulopathy（LPG）

「これはさっきと違うような……こちらは係蹄内に沈着ですか？　そもそも係蹄の形が変な気が……」

「これは、係蹄の内側にリポプロテインが沈着したlipoprotein glomerulopathyと呼ばれるものです。ここにはfoam cellがないのに、係蹄内に脂質が沈着しています。こちらも極めて珍しいです[8]。ちなみに電顕はこんな感じです」

五 空胞化と泡沫化

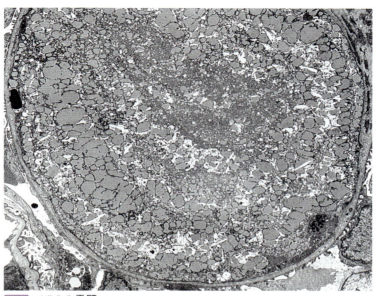

図6　LPGの電顕

「へぇ」

「まあ、たくさん見ていれば、一生に1回くらい出合うかもしれません。次はこちらどうでしょう？」

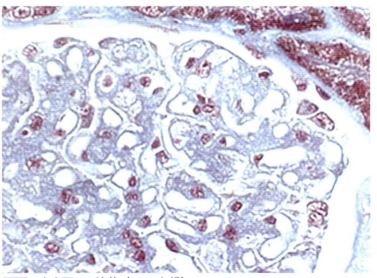

図7　内皮下への沈着（LCAT欠損）

「あまりわかりません」

「確かにちょっと画像が悪いかもしれませんね。よく見ると係蹄の内皮側がもやもやしていませんか？」

「言われれば確かに」

「たくさん見ていると、"正常とは何か違う"ということに気づいていけます。ちなみにこれはLecithin-cholesterol acyltransferase deficiency（LCAT deficiency）です。これもレア疾患です[9, 10]」

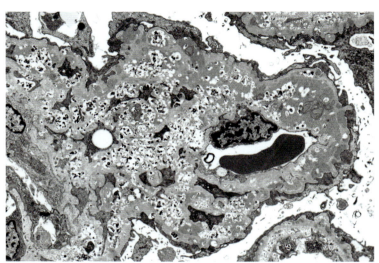

図8 LCAT欠損の電顕

「確かに内皮下やメサンギウム領域に何か沈着しています」

「はい、そのくらいでよいかと思います。こんな感じで"違いがわかっていく"のが重要です」

「わかりました」

参考文献

1) Kato Y, et al. Fabry disease with pacemaker implantation as the initial event. Intern Med. 2019; 58: 2993-3000.
2) Saito A, et al. A case of rapid progression of Fabry nephropathy with remarkable glomerulomegaly: A case report and mini literature review of weak response to enzyme replacement therapy (ERT). Ren Replace Ther. 2017; 2: 69.
3) Duineveld MD, et al. Case report of progressive renal dysfunction as a consequence of amiodarone-induced phospholipidosis. Eur Heart J Case Rep. 2023; 7: ytad457.
4) Manabe S, et al. Lupus nephritis and hydroxychloroquine-associated Zebra bodies: Not just in Fabry disease. Kidney Med. 2021; 3: 442-446.
5) Kadosawa K, et al. Zebra bodies without Fabry disease or hydroxychloroquine. Clin Exp Nephrol. 2021; 25: 94-96.
6) Ishide T, et al. Kidney podocyte Zebra bodies after lung transplantation for lymphangioleiomyomatosis. Intern Med. 2023; 62: 1965-1970.
7) Saito T, et al. Participation of macrophages in segmental endocapillary proliferation preceding focal glomerular sclerosis. J Pathol. 1993; 170: 179-185.
8) Saito T, et al. Lipoprotein glomerulopathy: Glomerular lipoprotein thrombi in a patient with hyperlipoproteinemia. Am J Kidney Dis. 1989; 13: 148-153.
9) Sato H, et al. A case of nephrotic syndrome with lecithin cholesterol acyltransferase deficiency that was improved by steroid therapy. Therapeutic Research. 2002; 23: 1329-1330.
10) Takahashi S, et al. Nephrotic syndrome caused by immune-mediated acquired LCAT deficiency. J Am Soc Nephrol. 2013; 24: 1305-1312.

第7局 腎硬化症

その壱 腎硬化症の総論

その弐 悪性腎硬化症と良性腎硬化症

その参 腎硬化症の所見01

その四 腎硬化症の所見02

第7局　腎硬化症

腎硬化症の総論

臨床的な判断か、腎生検までされた判断か？　それが問題です

「前回はかなり濃厚でしたかね」

「はい、見たことがないような疾患もたくさんありました」

「レア疾患はどこまでいってもレアなので、よく見る疾患をきちんと診断できるようになっておけば、変だなと思った場合に何かな？　と立ち止まれます。そういうときはアトラスを開いたり、私たちに聞いたりするのがよいと思います。特にレア疾患はたくさん見た人が勝ちのようなところがありますから」

「わかりました。今日は何でしょうか？」

「これまでは、積極的に診断にいく疾患ばかりでした。ループス腎炎、IgA腎症、ANCA関連血管炎、膜性腎症、IgG4-RKDなどですね。これらは何かの所見があってrule inしていく疾患といえます」

「半月体を見たら……IgA腎症かループス腎炎か、ANCA関連血管炎か？　などですね」

「病理でこれらの病変がないときにどう判断するか？　というのも重要になります。例えば、どんな病気ですか？」

「何も特徴がないもの、例えば微小変化型ネフローゼ症候群とかでしょうか？」

「そうですね。微小変化型ネフローゼ症候群（minimal change nephrotic syndrome：MCNS）などは光顕ではほとんど所見がなく、電顕でfoot processのeffacementだけという特徴があります。最近は少し流れが変わってきた印象がありますが、これは機会があったら話しましょう。患者が若くて動脈硬化歴がない場合には、それでよいと思います。しかし、MCNSなどは中年から高齢者でも生じますから、実際にはベースにある腎疾患が病理診断となり、臨床像と併せて判断するなんてことがいくらでもあるわけです」

腎硬化症の総論

「学会で、糖尿病関連腎臓病に合併したMCNSなどを診断したことがあります」

「そうです。そのために、今日は腎硬化症を解説しておくのがよいでしょう。ところで、古賀先生は腎硬化症＝nephrosclerosisをどうとらえていますか？」

「うーん。臨床的には尿タンパクが出ていて、腎炎かな？　と思って腎生検したけれどIgA腎症などではなく、糖尿病の所見もなく、動脈硬化性病変があるから腎硬化症のような印象です」

「まあ、そうですよね。実際にこのあたりは非常に曖昧な部分が多いです。次から解説していきましょう」

第7局 腎硬化症

悪性腎硬化症と良性腎硬化症

用語を整理しましょう

「個人的な見解も含みますが、歴史的には悪性腎硬化症と良性腎硬化症の鑑別が重要だった印象です。この違いはわかりますか？」

「学校の授業では、悪性腎硬化症は病理でのonion skin lesionがあるかという話でした」

「そうですよね。病理学的には、悪性高血圧であれば細動脈、小動脈のfibrinoid壊死やムコイド肥厚（mucoid intimal thickening）、タマネギ様肥厚（onion skin lesion）ですね。TMA（thrombotic microangiopathy）があったりもします。臨床上では高血圧緊急症があり、腎生検で先ほどの所見があれば悪性腎硬化症と判断します。つまり、臨床像があってそれに矛盾しない腎生検像か？　というのが重要です。では高血圧緊急症とはどのようなものでしょうか？」

「臓器障害がある極端な高血圧でしょうか？」

「そうなります。『高血圧治療ガイドライン2019』には非常にシンプルに"**血圧の高度の上昇（多くは180/120 mmHg以上）によって、脳、心、腎、大血管などの標的臓器に急性の障害が生じ進行する病態**"とあります。ただし、脳血管障害や心不全、血管縫合部からの出血をあまり高血圧緊急症とは呼ばない印象です。腎臓内科だと、

- 高血圧脳症〔画像的にはposterior reversible encephalopathy syndrome：PRES（可逆性後頭葉白質脳症）を伴うこともある〕
- 加速型-悪性高血圧（網膜出血や乳頭浮腫など）
- 急速進行性腎炎（顕微鏡的血尿、尿タンパクを伴うことが多い）

あたりが高血圧緊急症としてきます。あと臨床上は、

- 強皮症腎クリーゼ

なども、高血圧緊急症としてくることがあります。まあ、このような場合には臨床的にわかりやすく、病理でも診断しやすいですが、このような特徴的な所見がない場合どうするか、という話になりますね」

「確かにどうやって腎硬化症と診断するかがよくわからないのです」

「実は定義上も曖昧です。『糖尿病性腎症と高血圧性腎硬化症の病理診断への手引き』[1]に次のようにあります。

表1　高血圧性腎硬化症の病理学的定義

高血圧性腎硬化症は、高血圧を主体とする病理学的所見を呈し、臨床的ならびに病理学的に他の疾患を除外できるものをいう

注1：高血圧基準値は、診察室血圧値が140/90 mmHg以上とする
注2：腎病理所見では、特徴的な光学顕微鏡所見として、全節性硬化、細動脈硝子化、動脈硬化〔小動脈以上（小葉間動脈、弓状動脈）の血管内膜肥厚〕、間質線維化・尿細管萎縮を認める
注3：高血圧罹病期間や高血圧性眼底所見も参考にする
注4：高血圧を伴わない場合でも、加齢や虚血により腎硬化症を呈することがある
注5：診断に苦慮する場合には、専門医に相談することを推奨する
（和田隆志,他監.佐藤博,他編.糖尿病性腎症と高血圧性腎硬化症の病理診断への手引き.東京医学社,2015.p.3許諾を得て転載）

いかがでしょう？」

「要は除外診断っていうことですか？」

「はい、私はそうとらえています。注2に全節性硬化、細動脈硝子化、動脈硬化〔小動脈以上（小葉間動脈、弓状動脈）の血管内膜肥厚〕、間質線維化・尿細管萎縮とありますが、これらは腎硬化症に特異的な所見に見えますか？」

「いいえ、これまでのループス腎炎でもIgA腎症でも、慢性変化に似たような部分がありました」

「そうですね。しかも注4には"**高血圧を伴わなくても、加齢や虚血により腎硬化症を呈すること**"がある、とあります。他の腎炎などを丹念に除外した結果が腎硬化症というわけです。腎硬化症っぽい所見を見ておきましょう」

参考文献
1) 和田隆志,他監.佐藤博,他編.糖尿病性腎症と高血圧性腎硬化症の病理診断への手引き.東京医学社,2015.

第7局 腎硬化症

腎硬化症の所見 01

特徴がないのが特徴ともいえます

「さて、先ほどの所見を順番に解説しましょう。全節性硬化は既に話しましたね（第2局 その参「慢性病変」→p.45）」

「はい」

「細動脈の硝子化についてですが、実はこれも出てきています」

「そうでしたっけ？」

「はい。第3局その五のIgA腎症の個別の間質病変の細動脈の評価の部分ですね（→p.99〜101）」

「メモメモ、確かにありました。そこでは"そのうち解説しましょう"と言っていた気がします」

「では、ここで解説しましょう。硝子化は、英語ではhyalinosisです。腎病理では、血管そのものが硝子化するというより、硝子様沈着が正しいと思います」

「何が沈着しているのですか？」

「厳密にはよくわかっていませんが、内皮障害が生じてそこから血液中の様々な成分、主にタンパク質が染み込んでいったのでは？ ととらえています。IgMやC3なども染まりますし。

腎硬化症の所見 01

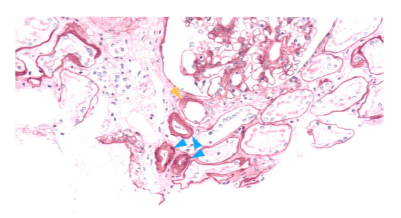

図1 硝子化を伴った輸入細動脈（黄矢頭）を認める（青矢頭は尿細管基底膜の肥厚）

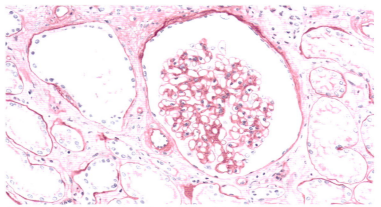

図2 硝子化、7時方向に硝子化を伴った細動脈を認める

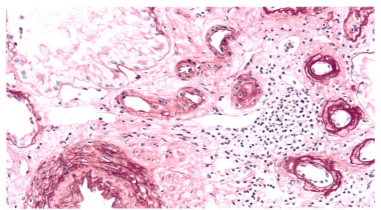

図3 中央部に蛇行した細動脈を認める、一部は内腔が閉塞しているように見える（中央右側）

このようにPAS染色で均一ですが、フィブリノイド壊死と比べても均一な感じが強いです。定義はChurgのRenal Diseaseの英語の定義がシンプルですね。"Hyaline Change: Accumulation of homogeneous, eosinophilic, moderately PAS staining material in the arteriolar wall, initially mainly in the intima, later with hyaline transformation of the whole thickness of the vessel without any remnant of muscle cell"とあり、

"Fibrinoid necrosis: Fuzziness of structural detail, nuclear pyknosis and rhexis in the media"と区別しているのです」

「英語がわかりません……」

「……。『腎生検病理診断取扱い規約』でもp.25〜26に、硝子様沈着：PAS陽性の無構造物が血管内皮下に沈着したもの、くらいの記載です。中膜の筋性肥厚が見られた場合は細動脈硬化（arteriolosclerosis）と呼ぶ、と書いてある程度ですから」

「もしかして、動脈のサイズごとに評価を変えたほうがいいのですか？」

「良いところに気づきましたね。腎臓は弓状動脈、小葉間動脈、輸入細動脈とサイズが違う血管が存在します。3章05 IgA腎症の個別の間質病変でも書きましたが、輸入細動脈になると筋層が薄くなります。特殊な動脈ですね。動脈は、ほとんど観察できない内膜（というよりは内皮細胞）、PAM染色で染まる内弾性板、平滑筋組織である中膜、結合組織である外膜の3層構造になります。通常、動脈というならばこの平滑筋層が3層以上あることになります。図を見たほうがわかりやすいですね。

内膜（intima：内皮細胞）
内弾性板（internal elastic lamina）
中膜（media：平滑筋細胞）
外膜（adventitia：結合組織）

動脈：筋層が3層以上（内弾性板をよく伴う）

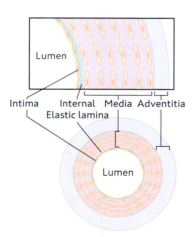

図4 動脈の定義

そのため、動脈硬化という場合には、この内膜の肥厚、厳密に言えば内皮細胞と内弾性板の間が結合組織や線維化で置き換わるものを動脈硬化というわけです。この厚さに注目して、内膜の厚さ（E）、中膜の厚さ（M）、で、E：M<1を軽度、E：M＝1中度、E：M>1高度とすることと取扱い規約にあります。面白いのが、ここは『糖尿病性腎症と高血圧性腎硬化症の病理診断への手引き』のp.16では、0（内膜肥厚なし）、1（内膜肥厚があり内膜/中膜<1）、2（内膜肥厚があり内膜/中膜≧1）と、若干違うのですね（しかも、手引きのスコア1は誤植があります）。実際には、hyalinosisは輸入細動脈によく観察されて、小葉間動脈や弓状動脈はこの内膜肥厚など軽度、中度、高度という評価に分けることが多いです」

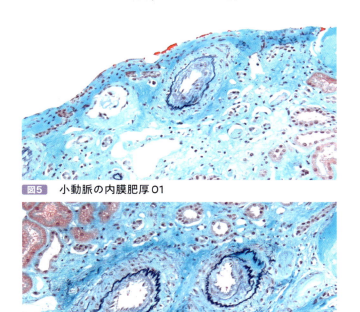

図5 小動脈の内膜肥厚01

図6 小動脈の内膜肥厚02

「そうなのですね」

「世の中にはいろいろな見方があって、輸入細動脈の硝子化は糸球体肥大や分節性硬化につながり、内腔の狭窄は糸球体の虚血につながるととらえているグループもあります[1,2]」

「それが何か関係するのですか？」

「タンパク尿が多い場合には過剰濾過が起こっておりRAA系を使ってGFRを下げる治療が望ましく、尿タンパクが少ないCKDではほどほどの降圧がよいのでは？　なんて話はありますね[3]。CKDの診療ガイドラインでも尿タンパクが陰性のCKDにはそれはほどRAA系を奨めていないわけですし」

「里見先生もそこよくおっしゃっています」

「そうなると、腎生検を見て、降圧治療の選択も変わるかもしれません」

参考文献

1) Hill GS, et al. Morphometric study of arterioles and glomeruli in the aging kidney suggests focal loss of autoregulation. Kidney Int. 2003; 63: 1027-1036.
2) Zamami R, et al. Modification of the impact of hypertension on proteinuria by renal arteriolar hyalinosis in nonnephrotic chronic kidney disease. J Hypertens. 2016; 34: 2274-2279.
3) Wright JT Jr, et al. Effect of blood pressure lowering and antihypertensive drug class on progression of hypertensive kidney disease: results from the AASK trial. JAMA. 2002; 288: 2421-2431.

第7局 腎硬化症

腎硬化症の所見02

腎硬化症でも間質障害は予後規定因子です

「残りの2つ。間質線維化・尿細管萎縮も既に出てきているので、追加での解説は不要かなと思います」

「はい、間質線維化・尿細管萎縮（interstitial fibrosis, tubular atrophy：IFTA）も0、1〜24%、25〜49%、≧50%で0〜3でスコア化としていました」

「IgA腎症のOxford分類では、尿細管萎縮、間質線維化、間質炎症は1〜5%は5%、それ以上は10%刻みで表記、細動脈硝子化は0、1〜25%、26〜50%、＞50%で評価するという違いがあることには注意です。細かいことを言えば、腎病理においては、動脈硬化だけ、つまり血管病変だけというのはまずありません。動脈硬化＋IFTAなどになります。Arteriolar nephrosclerosisと呼ぶこともありますね。実際、このIFTAをよく観察すると、被膜直下に起こっていることが多いです。どうしてだかわかりますか？」

「うーん、動脈の末梢だからでしょうか？」

「私も同意見です。弓状動脈から小葉間動脈で被膜側に向かって動脈が伸びていくので、その間のどこかで狭窄・閉塞すると、その末梢がダメージを受けやすいですね。そうなると、被膜直下に線維化が起こるのはそれほど不自然ではないと感じます。ただし例外があります。わかりますか？」

「わかりません」

「これも知っているか、知らないかだけの問題です。結論から言うと、カルシニューリン阻害薬（calcineurin inhibitor：CNI）に伴う腎障害などは少し違うパターンとなることがあります。現在は血中濃度のモニタリングが進んだために、薬が世に出た初期に見られたような小動脈のフィブリノイド壊死や血栓などは見かけなくました。ただ、細動脈の硝子様肥厚をしばしば見かけます。厳密に言うと、中膜平滑筋に染みこむように形成されるので動脈硬化による内皮下硝子様沈着とは違うはずですが、病理上は典型例でなければ鑑別は難しいです。また尿細管間質障害も特徴的で縞状線維化（striped-formed interstitial fibrosis）などが見られることもあります。もちろん腎硬化症であっても縞状線維化っぽく見えることはいくらでもあるため、これだけで判断できませんが、知識として知っておくのがいいと思います。個人的には髄質の血管の硝子様沈着はCNIに多い印象ですね」

「なるほど」

「臨床面の話をしましょう。GS（global sclerosis）がどのくらい増えるかについては前に話しました（第2局その弐の前提の話 糸球体の数／→p.41）。では、IFTAが加齢に伴いどのくらい増えるでしょうか。こちらも知っておく必要があります」

「そうですよね。そんなデータってあるのでしょうか？」

「あるにはあります。実際には腎生検は、何らかの腎臓病があるために行われるので、一般人口よりも腎機能は悪いことが想定できます。そこで、生体腎移植のドナー3,020例、腎腫瘍1,363例、腎疾患314例でGSとIFTAを比較したという論文です[1]。この論文で面白いのは、Normal compared with young、Normal for age but abnormal with young、Abnormal for ageの3群に分けているところですね。

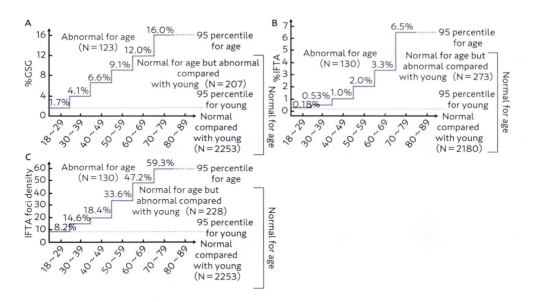

図1 年齢別GSの割合、IFTAの割合
（Asghar MS, et al. Age-based versus young-adult thresholds for nephrosclerosis on kidney biopsy and prognostic implications for CKD. J Am Soc Nephrol. 2023; 34: 1421-1432 を参考に作成）

「このIFTA foci densityって何ですか？ %GSGはGSの割合、%IFTAは線維化と尿細管の萎縮でわかりますが……」

「論文のSupplementに書いてありますが、検体の端にある線維化部分を過大評価しないために、端にあるものは0.5の係数をかけたものとあります。"The IFTA foci density was calculated from counts of all IFTA foci divided by cortex area (per cm²). If IFTA foci were located on the edge of tissue biopsy (i.e., cut by the needle), they were counted as half a focus when calculating IFTA foci density."で、実際にはGSの部分もボウマン嚢が観察されない糸球体は0.675とカウントするなど、なかなかテクニカルです。そうなると、IFTA fociのほうがぱっと見の線維化に合っているので、例えば40歳で線維化が25％であれば明らかに変だな、70歳であれば40％程度はならばあり得るかな、と思うわけですね」

「じゃあ、先生方がおっしゃる"まあ、間質は年齢相応だね"とか"年齢にすると間質悪いよね"というのは、そういう意図ですか？」

「同じ尺度で話しているかどうかを判断するのはなかなか難しいですが、1,000例以上ほど診た人なら、だいたい一致するかな？　という感じはありますね。何だかんだ言っても、腎予後という観点からはGSの割合とIFTAが最終的にものを言いますから。ただ、感覚的にばかりだと科学が進まないので、上記の論文のように論文にしておく、というのは大事ですね」

「やはり論文ですか……」

「そうですね」

「ところで、この線維化をCTやMRIでとらえることはできるのでしょうか？」

「私は病理がメインですが、例えばこのようなMRI論文がありますし[2]、エコーで線維化を評価した論文[3]では、新生児や6か月までの小児では腎皮質のエコー輝度が肝臓や脾臓よりも高いことが報告されていますね。さて、慢性腎臓病（CKD）のエコー所見と言えば、腎臓のサイズが小さい、皮質の厚さが薄い、皮質の高輝度などがあると腎機能が悪いな、と思いますが、そのようなことをAIで判断するなんて論文も出てきています[4,5]。なんと膜性腎症とIgA腎症を分類するなんていう論文すらあります[6]。現時点では病理で確認されている腎臓の解析ですし、臨床像が異なる疾患をAIで区別する意義がどのくらいあるのか？　と思います。話が脱線しましたが、線維化の論文はそれほど多くありませんが、こんなのがあります[7]。ディープラーニングを使ってエコーを解析すると、病理医が見た線維化とそれなりに相関するよという話です」

「へぇ～、そんなものがあるんですね」

「実際にどのように判断しているかはディープラーニングでブラックボックスですし、画像診断が精密になっているのに、まだ25％ごとの線維化の値となると臨床上まだ使うこ

とが若干難しいですが、3〜5年後にはかなり進歩して使えるようになると思います」

「腎硬化症に関しては、それが加齢に伴うものなのか？ それとも高血圧による動脈硬化によるものか？ というのは明確に区別することができません。先の輸入細動脈の狭窄に伴う虚血と、圧損傷による分節性硬化などは別の病因なので、病因による分類に変わるかもしれませんね（膜性腎症でも述べました）。少なくとも現状の透析の原疾患の第2位が腎硬化症というのは、導入患者のうちせいぜい5%しか腎生検されていないわけですから、臨床的診断ですね。『その他』という分類に近いです」

「確かに……」

「腎機能低下というのはGFRの減少です。どうやら1つのネフロンsingle nephronのGFRはほぼ一定で、腎機能低下はネフロン数が減ることで説明できそうです[8, 9]。歳を取ればだんだんネフロン数が減ります[9]。しかも日本人は欧米人と比べてネフロン数が少ない様ですので、腎機能低下のハイリスクと言えそうです[10, 11]」

「そうなんですね！ 耳学問でした」

「何でも調べる人っているんですよ。どうやら、血圧による腎障害の感受性はポドサイトの脱落に関係しているようです[12]」

「確かにめちゃくちゃ血圧が高くても、腎臓は全然大丈夫な人っていますよね」

「論文でも正常血圧でも腎機能が悪くなりやすい人がいることが示唆されています[13]。この論文によれば、加齢に伴うネフロンの減少は皮質表層の糸球体がメインで、血圧によるネフロンの減少は傍髄質がメインなんて話があります[14]。長澤先生と彼の師匠の伊藤貞嘉教授が述べていたStrain vessel理論、傍髄質糸球体は圧感受性が高いという話と整合性がとれますね[15, 16]。そうなると現在のガイドラインはCKDステージや年齢によって治療目標がありますが、これに加えて血圧によってポドサイトを失いやすい人はよりタイトに、圧に対して抵抗力のある人はゆるめの血圧目標などになるかもしれません。まあ、ここを尿中のポドサイトを測るだけでいいのか？ はわかりませんが、古賀先生もいろいろ考えてみてください」

「はい！」

参考文献

1) Asghar MS, et al. Age-based versus young-adult thresholds for nephrosclerosis on kidney biopsy and prognostic implications for CKD. J Am Soc Nephrol. 2023; 34: 1421-1432.
2) Ferguson CM, et al. Renal fibrosis detected by diffusion-weighted magnetic resonance imaging remains unchanged despite treatment in subjects with renovascular disease. Sci Rep. 2020; 10: 16300.
3) Hansen KL, Nielsen MB, Ewertsen C. Ultrasonography of the Kidney: A Pictorial Review. Diagnostics (Basel). 2015; 6: 2.
4) Kuo CC, et al. Automation of the kidney function prediction and classification through ultrasound-based kidney imag-

ing using deep learning. NPJ Digit Med. 2019; 2: 29.

5) Koleck TA, et al. Natural language processing of symptoms documented in free-text narratives of electronic health records: a systematic review. J Am Med Inform Assoc. 2019; 26: 364-379.

6) Kim DH, et al. Classification of chronic kidney disease in sonography using the GLCM and artificial neural network. Diagnostics (Basel). 2021; 11: 864.

7) Athavale AM, et al. Development and validation of a deep learning model to quantify interstitial fibrosis and tubular atrophy from kidney ultrasonography images. JAMA Netw Open. 2021; 4: e2111176.

8) Denic A, et al. Single-nephron glomerular filtration rate in healthy adults. N Engl J Med. 2017; 376: 2349-2357.

9) Denic A, et al. The substantial loss of nephrons in healthy human kidneys with aging. J Am Soc Nephrol. 2017; 28: 313-320.

10) Hoy WE, et al. A stereological study of glomerular number and volume: preliminary findings in a multiracial study of kidneys at autopsy. Kidney Int Suppl. 2003; 83: S31-37.

11) Kanzaki G, et al. New insights on glomerular hyperfiltration: A Japanese autopsy study. JCI Insight. 2017; 2: e94334.

12) Denic A, et al. The kidney in normal aging: A comparison with chronic kidney disease. Clin J Am Soc Nephrol. 2022; 17: 137-139.

13) Abuelo JG. Normotensive ischemic acute renal failure. N Engl J Med. 2007; 357: 797-805.

14) Haruhara K, et al. Associations between nephron number and podometrics in human kidneys. Kidney Int. 2022; 102: 1127-1135.

15) Ito S, et al. Strain vessel hypothesis: A viewpoint for linkage of albuminuria and cerebro-cardiovascular risk. Hypertens Res. 2009; 32: 115-121.

16) Nagasawa T, et al. Albuminuria indicates the pressure-associated injury of juxtamedullary nephrons and cerebral strain vessels in spontaneously hypertensive stroke-prone rats. Hypertens Res. 2012; 35: 1024-1031.

第 8 局

糖尿病関連腎臓病

その**壱** 糖尿病関連腎臓病

その**弐** 糖尿病関連腎臓病の病理

その**参** びまん性変化と結節性変化

その**四** 滲出性病変、係蹄の二重化

その**五** Polar vasculosisとその周辺

その**六** 糖尿病っぽい変化

その**七** Remission and regression of DMN（diabetic nephropathy、糖尿病関連腎臓病）

その**八** 結節性病変があれば糖尿病関連腎臓病でよいか？

第8局 糖尿病関連腎臓病

糖尿病関連腎臓病

ここ数年で臨床的な名称が変わりました

「先ほどは腎硬化症だったので、次に糖尿病関連腎臓病を解説しましょう。実は、以前は糖尿病性腎症、最近では糖尿病関連腎臓病と呼ばれるようになってきましたが、病理学的にはdiabetic glomerulosclerosisと呼ばれており、糖尿病性糸球体硬化症です。そのために腎硬化症の要素が入っていることが多いです。腎硬化症自体が、高血圧はなくとも加齢性変化がありますから、純粋に糖尿病による変化、とは滅多になりません。また『糖尿病性腎症と高血圧性腎硬化症の病理診断への手引き』[1]には下記のようにあります。

表1　糖尿病性腎症の病理学的定義

糖尿病性腎症は、糖尿病を有し、その特徴的な病理学的所見を呈し、臨床的ならびに病理学的に他の疾患を除外できるものをいう

注1：腎病理所見では、特徴的な光学顕微鏡所見として、びまん性病変、結節性病変、糸球体基底膜二重化・内皮下腔開大、滲出性病変、メサンギウム融解、輸出入細動脈の硝子化を認める
注2：電子顕微鏡所見における、糸球体基底膜および尿細管基底膜の肥厚は参考となる
注3：血管病変を主体とする腎硬化症ならびに他の腎疾患を合併してもよい
注4：糖尿病罹病期間や糖尿病網膜症も参考にする
注5：診断に苦慮する場合には、専門医に相談することを推奨する
（和田隆志,他監.佐藤博,他編.糖尿病性腎症と高血圧性腎硬化症の病理診断への手引き.東京医学社,2015.p.3許諾を得て転載）

表2　糖尿病性腎症（黄、緑）、高血圧性腎硬化症（緑）の病理評価

	病変部位	病理学的所見の評価項目	Score	Score
糖尿病性腎症に特徴的な所見	糸球体病変	びまん性病変（メサンギウム拡大、基質増加）		0〜3
		結節性病変（結節性硬化）		0、1
		糸球体基底膜二重化・内皮下腔開大		0〜3
		滲出性病変		0、1
		メサンギウム融解		0、1
		糸球体門部小血管増生		0、1
糖尿病性腎症、高血圧性腎硬化症の共通所見	糸球体病変	全節性糸球体硬化／虚脱・虚血性糸球体硬化		％
		分節性糸球体硬化		％
		糸球体肥大		0、1
	尿細管間質病変	間質線維化・尿細管萎縮（IFTA）		0〜3
		間質の細胞浸潤		0〜3
	血管病変	細動脈硝子化		0〜3
		動脈硬化		0〜2

（和田隆志,他監.佐藤博,他編.糖尿病性腎症と高血圧性腎硬化症の病理診断への手引き.東京医学社,2015.p.4許諾を得て転載）

このように、糖尿病関連腎臓病に特徴的な変化としてびまん性病変、結節性病変、糸球体基底膜の二重化・内皮下腔開大、滲出性病変、メサンギウム融解、糸球体門部小血管増生（polar vasculosis）が挙げられます。古賀先生、糖尿病関連腎臓病はどう認識していますか？」

「Kimmelstiel-Wilson-noduleのような結節性変化がある典型的な糖尿病性の病変はわかりますが、それ以外はあまり……」

「まあ、そんなものですよね。解説していきましょう」

参考文献
1）和田隆志, 他監. 佐藤博, 他編. 糖尿病性腎症と高血圧性腎硬化症の病理診断への手引き. 東京医学社, 2015.

第8局 糖尿病関連腎臓病

糖尿病関連腎臓病の病理

糖尿病性腎硬化症の最初は電顕による基底膜の肥厚です

「まずは雑談から。糖尿病関連腎臓病って臨床的にはどのように診断しますか？」

「腎臓学会の基準ですと、このようになっています[1]」

表1 糖尿病性腎症病期分類2023

病期	尿中アルブミン・クレアチニン比 （UACR、mg/g） あるいは 尿中タンパク・クレアチニン比 （UPCR、g/g）	推算糸球体濾過量 （eGFR、mL/min/1.73m²）
正常アルブミン尿期（第1期）	UACR 30 未満	30以上
微量アルブミン尿期（第2期）	UACR 30～299	30以上
顕性アルブミン尿期（第3期）	UACR 300以上あるいはUPCR 0.5以上	30以上
GFR高度低下・末期腎不全期（第4期）	問わない	30未満
腎代替療法期（第5期）	透析療法中あるいは腎移植後	

（糖尿病性腎症合同委員会・糖尿病性腎症病期分類改訂ワーキンググループ. 糖尿病性腎症病期分類2023の策定. 日腎会誌. 2023; 65: 852 許諾を得て転載）

「もともとは1991年の分類、2014年の分類があって最近改訂されました。基本的にはCKDの進行のリスク、ならびに心血管イベントの発症のリスクで層別化しています。そうなると本当は別のカットオフ値でもいいのですが、この論文中にあるように"第1～5期という表記は広く認知され、糖尿病透析予防指導管理料などの基準にも用いられていることから、現場の混乱を回避するため"に残したとあります。患者の分布を見るときや論文のときなどはこの分類を使えばいいのですが、治療選択は個別に判断していくことが重要です。さて、糖尿病関連腎臓病の病理ですが、私は基本的には糖尿病は"内皮障害（血管透過性の亢進）"と"増える"が主体の病気だと思っています」

弐 糖尿病関連腎臓病の病理

「増える？」

「順に話していきましょう。ちょっと長くなるかもしれません。糖尿病があると基底膜が厚くなってきます。これが最初期の変化で2年もすると厚くなるという話があります[2]。これは2回腎生検をした1型糖尿病の論文です。これらを踏まえて"GBMの厚さが9歳以上の男性で430 nm、女性は395 nmを超える"が糖尿病関連腎臓病の診断基準となっています[3]。ちなみにGBMの正常な膜の厚さは264〜460 nmとされています[4-6]。ちなみに9歳以上という注がつくのは、小児期にはだんだん基底膜が厚くなるという論文に基づいています[7]」

「これってもしかして光顕でわかるのですか？」

「さすがに無理です。Alport症候群などの場合にはちょっと薄いかな？　という印象は持ちますが、原則基底膜の厚さは電顕勝負です。それに光顕で基底膜が厚い場合、まずは膜性腎症などを想定します。糖尿病関連腎臓病ならばちょっと厚いかな？　くらいですかね。せっかくですから電顕を見ておきましょう。

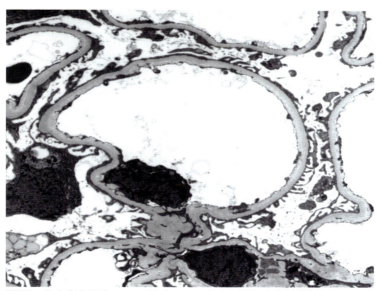

図1　微小変化型ネフローゼ（×1,500）。一部足突起が消失している。基底膜厚は正常

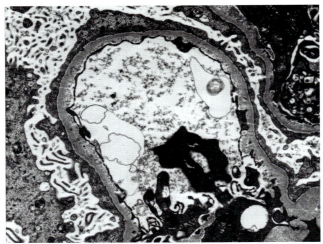
図2 微小変化型ネフローゼ（×3,300）。足突起がほとんどすべて消失している（基底膜厚は正常）

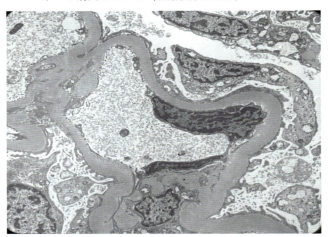
図3 初期の糖尿病性糸球体硬化症。糸球体基底膜のびまん性肥厚（diffuse homogeneous thickening）が認められる

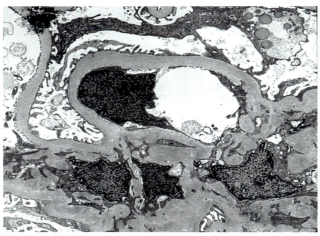
図4 初期の糖尿病性糸球体硬化症。膜性腎症と異なり、EDD（electron dense deposits）やスパイク形成のない均質性の基底膜肥厚が特徴的である

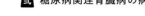

どうして増えるかについては、こちらの論文を読んでおくとよいでしょう[8]」

参考文献

1) 糖尿病性腎症合同委員会・糖尿病性腎症病期分類改訂ワーキンググループ. 糖尿病性腎症病期分類 2023の策定. 日腎会誌. 2023; 65: 847-856.
2) Perrin NE, et al. The course of diabetic glomerulopathy in patients with type I diabetes: A 6-year follow-up with serial biopsies. Kidney Int. 2006; 69: 699-705.
3) Tervaert TW, et al. Pathologic classification of diabetic nephropathy. J Am Soc Nephrol. 2010; 21: 556-563.
4) Dische FE. Measurement of glomerular basement membrane thickness and its application to the diagnosis of thin-membrane nephropathy. Arch Pathol Lab Med. 1992; 116: 43-49.
5) Tiebosch AT, et al. Thin-basement-membrane nephropathy in adults with persistent hematuria. N Engl J Med. 1989; 320: 14-18.
6) Haas M. Alport syndrome and thin glomerular basement membrane nephropathy: A practical approach to diagnosis. Arch Pathol Lab Med. 2009; 133: 224-232.
7) Morita M, et al. Glomerular basement membrane thickness in children. A morphometric study. Pediatr Nephrol. 1988; 2: 190-195.
8) Makino H, et al. Ultrastructural changes of extracellular matrices in diabetic nephropathy revealed by high resolution scanning and immunoelectron microscopy. Lab Invest. 1993; 68: 45-55.

第8局 糖尿病関連腎臓病

びまん性変化と結節性変化

病態を知ると結節性変化はかなり進んだ糖尿病性腎硬化症ととらえることができます

「基底膜の肥厚の後にメサンギウム拡大が5～7年後に出てくるとされています[1,2]。光顕では軽度のメサンギウム基質の増加＋係蹄が若干厚いので、ここでIP（免疫ペルオキシダーゼ染色）などを見てメサンギウム領域にIgAが沈着しない、基底膜にIgGが顆粒状に沈着しない、などを確認することが重要です。初期にはメサンギウム細胞が増加するという話もありますが、臨床に生かす診断のためにはIF（免疫蛍光染色）、IPの確認をするのが現実的でしょう。なぜ増えるのか？　何が増えるのか？　についてはこのあたりの論文がよいと思います[3,4]。さて、実際の病理を見ていきましょう。

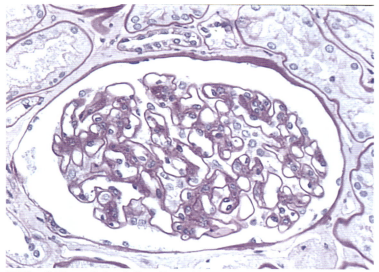

図1　光顕PAS染色。初期の糖尿病性糸球体硬化症。糸球体基底膜がびまん性に軽度肥厚している

このくらいだと初期の糖尿病関連腎臓病ととらえます。臨床的に正常アルブミンの時点で既にメサンギウムの拡大があるという報告があります[5,6]。このあたりがベースになって、下記のような糖尿病関連腎臓病の病理学的な病期分類が出ています[7]。

参 びまん性変化と結節性変化

表1 糖尿病関連腎臓病の病理学的な病期分類

Class I	GBM肥厚	GBMの厚さが9歳以上の男性で430 nm、女性は395 nmを超える
Class II	メサンギウム拡大	25％以上のメサンギウム領域がメサンギウム細胞の核1個以上に拡大
Class II a	軽度	メサンギウム領域＜係蹄腔
Class II b	高度	メサンギウム領域＞係蹄腔
Class III	結節性変化	少なくとも1つの糸球体にKimmelstiel-Wilson病変
Class IV	球状硬化	50％以上の糸球体が全節性硬化

その後、進行するとこんな感じです。

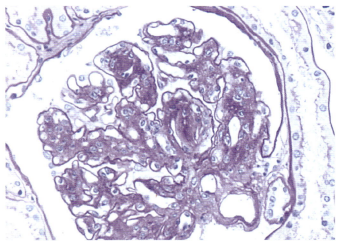

図2 中等度に進行した糖尿病性糸球体硬化症。結節性病変ができ始めている

基本的にはびまん性変化→結節性変化となります。

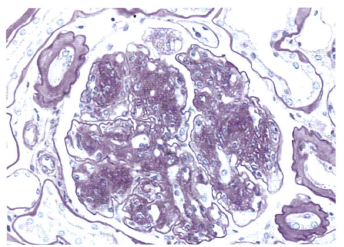

図3 高度に進行した糖尿病性糸球体硬化症。結節を認める

　　　　　このあたりが結節性病変になります」

「びまん性変化からだんだん結節性病変になるのですか？」

「おそらくそうだ、という答えになります。早期の変化としてびまん性病変があること、focalな結節性病変があっても同じ病理検体に様々なステージのびまん性病変があることからびまん性病変が最終的に結節性病変になるのだと思います[1, 8]。この結節性病変ができるのは糖尿病になってから15〜20年という話がありますね[9]。そうなると、大まかに言えば、糖尿病になってからの腎臓の変化としては、

・2年程度で基底膜の肥厚
・5〜7年でメサンギウム基質の増加
・15〜20年で結節性病変

というのが教科書的な経過になります。実臨床では、血糖に対する感受性や血糖などのコントロールの状態が影響してくる、と覚えておけばまずはいいかな、と思います」

「ざっくりなんですね」

「実際には、きちんと糖尿病と診断されている人がごく一部ですから。だいたいは明確な糖尿病歴はわからないのですよね。そうなると、上記の分類くらいに落ち着くかと思います」

「びまん性病変と結節性病変は明確に区別できるのですか」

「できませんね。微妙なところは声の大きい人が勝ちます」

「そんな長澤先生みたいなことを……」

「いやいや本当です。『Silva's Diagnostic Renal Pathology』でも『Heptinstall's Pathology of the Kidney』でも、それぞれの病理学的な特徴は書いてはあるものの、何をもって異なるとするかまでは書かれていません。要はスペクトラムということですね。ただ、論文によってはsimple noduleとcomplicated noduleと書いてあるものもあります[10]」

「ゼンゼンワカリマセン」

「簡単に言えば、simple noduleは糸球体係蹄の基本的構造が保たれているために、結節の周囲に糸球体の血管があるもの、complicated noduleはメサンギウム領域の周囲に本来あるべき毛細血管はないもの、です。実はここを踏まえて、『糖尿病性腎症と高血圧性腎硬化症の病理診断への手引き』ではp.26に"病変の周囲の毛細血管腔の位置に着目

し糸球体係蹄構築の改築を伴った後者を結節性病変とし、糸球体係蹄の構築が保持されている前者をびまん性病変と分類する"とあります。まあ、ここまでは通常記載しませんが、complicated nodule の中には血管内皮に裏打ちされている管腔構造があることもあります。こんな感じですね。基質がかなり増加していてその中に管腔構造がありますね。ただし、外側に管腔が残っている部分もあります。しかも一個の糸球体だけでは何とも……という話になります」

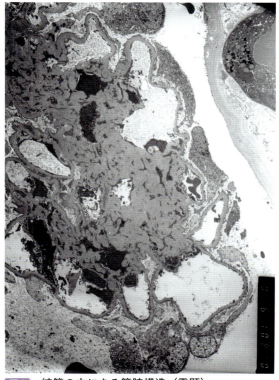

図4 結節の中にある管腔構造（電顕）

「確かに、血管が入り込んでいるのですか？」

「こちらは通常の血管との交通はないと考えられています。新生血管ではないか？ と私は思っています。糖尿病の病態として、網膜症などは新生血管が病態に関わっているので、高血糖に曝されると何かが増えて、新生血管などができるのかもしれないですね」

参考文献

1) Nyumura I, et al. Early histologic lesions and risk factors for recurrence of diabetic kidney disease after kidney transplantation. Transplantation. 2012; 94: 612-619.
2) Najafian B, et al. Pathology of human diabetic nephropathy. Contrib Nephrol. 2011; 170: 36-47.
3) Woodrow D, et al. Diabetic glomerulosclerosis－immunogold ultrastructural studies on the glomerular distribution of type IV collagen and heparan sulphate proteoglycan. J Pathol. 1992; 167: 49-58.
4) Nerlich A, et al. Immunohistochemical localization of extracellular matrix components in human diabetic glomerular lesions. Am J Pathol. 1991; 139: 889-899.

5) Ekinci EI, et al. Renal structure in normoalbuminuric and albuminuric patients with type 2 diabetes and impaired renal function. Diabetes Care. 2013; 36: 3620-3626.

6) Shimizu M, et al. Kidney lesions in diabetic patients with normoalbuminuric renal insufficiency. Clin Exp Nephrol. 2014; 18: 305-312.

7) Tervaert TW, et al. Pathologic classification of diabetic nephropathy. J Am Soc Nephrol. 2010; 21: 556-563.

8) Mason RM, et al. Extracellular matrix metabolism in diabetic nephropathy. J Am Soc Nephrol. 2003; 14: 1358-1373.

9) Hong D, et al. Nodular glomerular lesion: a later stage of diabetic nephropathy? Diabetes Res Clin Pract. 2007; 78: 189-195.

10) Stout LC, et al. Focal mesangiolysis and the pathogenesis of the Kimmelstiel-Wilson nodule. Hum Pathol. 1993; 24: 77-89.

第8局 糖尿病関連腎臓病

滲出性病変、係蹄の二重化

★★☆

糖尿病の病態を考えながら病理を見ていくと、なるほどと思います

「それでは進めましょう。次は滲出性病変です。まずはこの写真を見てください」

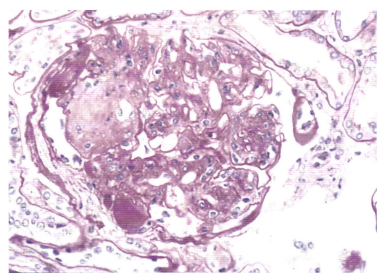

図1　進行した糖尿病性糸球体硬化症。9時から11時にかけて結節性病変、7時方向にfibrin capが認められる

「この7時方向にあるものは何ですか？」

「これがfibrin capと呼ばれるものです。これは滲出性病変（exudative lesion)の内皮下沈着と考えられています。実際にボウマン囊直下にある場合にはcapsular dropなどと言われています。これは連続切片だと係蹄と癒着している、という話もありますね[1]。次に順番は前後しましたが、係蹄の二重化もよく見られる所見です。二重化は解説しましたね（→p.60〜63）。こちらも内皮細胞が障害されて血漿成分が染み込み、新しい基底膜が作られます。ただし、これは内皮障害全般に見られる所見であり、糖尿病関連腎臓病に特異的ではありません」

「この内皮障害が上記のfibrin capと関係しているのですか？」

「はい、私はそう考えています。他にも『糖尿病性腎症と高血圧性腎硬化症の病理診断への手引き』（以下、手引き）にはメサンギウム融解・微小血管瘤などがあります」

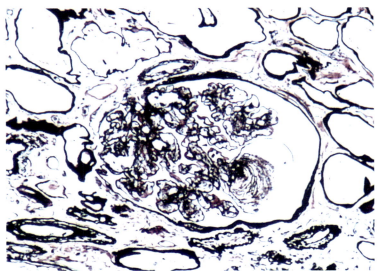

図2 光顕PAM染色。糖尿病性糸球体硬化症。結節性病変、微小血管瘤（microaneurysm）が認められる

「ちょっとよくわかりません」

「ここは手引きを見てみましょう。手引きには、メサンギウム融解は、

- メサンギウム領域における基質の融解
- メサンギウムの囊胞化
- 内皮下腔の著明な拡大
- 層状化ないし網状化を示す結節性病変

とあります」

「基質の融解、ってどうやって溶けているか判断するのですか？」

「このメサンギウム融解（mesangiolysis）というのは、Churgの『Renal Disease: Classification and Atlas of Glomerular Diseases』のp.212の悪性高血圧のところに"Mesangium shows edema of matrix and rarely, true mesangiolysis"、p.321の移植の拒絶反応のところに"The mesangium is expanded by edema of cells and matrix and sometimes by true mesangiolysis"とあります。なかなかわかりにくいですよね。手引きにはこうありますよ。"メサンギウム融解の定義は、直接的ないし間接的な原因によ

り惹起される糸球体係蹄の中心となるメサンギウムの崩壊（細胞変性・脱落、基質の融解・消失）"」

「あのぅ、わからないですが……」

「そうですよね。定義ですからね。一意に読ませる定義はなかなか難しいですよね。臨床に必要な読み方としては、メサンギウム基質はPAMで染まるため、メサンギウム細胞が溶けてしまってなくなってしまった、そうなると基底膜に囲まれる部分が抜けて見える、これがmesangiolysis。袋状に拡張すればballooningやmicroaneurysmと呼びます。英語だとこうですね[2]。"Mesangiolysis：Partial or complete dissolution of the mesangial matrix, identified by reduced staining on a PAS or silver stain"、"Capillary microaneurysm: Glomerular capillary dilatation due to loosening/detachment of the GBM from its anchoring points, usually in the context of mesangiolysis or nodular glomerulosclerosis."」

「なるほど少しわかりました」

「このmesangiolysisは様々な原因があります。内皮障害をきたす疾患全般で見られます。例えばTMA（thrombotic microangiopathy）をきたすような疾患などが多いです。そのため糖尿病性糸球体硬化症に特異的ではないですので、これだけを見つけて"糖尿性糸球体硬化症！"とは言いにくい所見ですね」

「はい」

「せっかくですから、結節の部分の電顕はこんな感じです。別の症例ですがPAMで見えたように線維が増えているのはわかりますね。

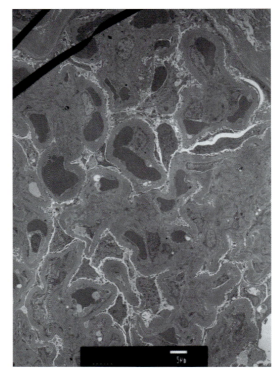

図3 糖尿病性糸球体硬化症の結節部分 01 (×1,000)

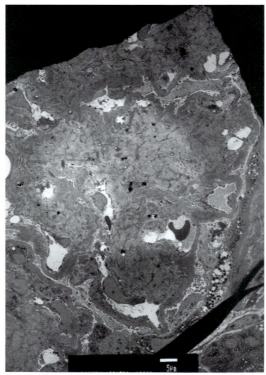

図4 糖尿病性糸球体硬化症の結節部分 02 (×1,000)

四 滲出性病変、係蹄の二重化

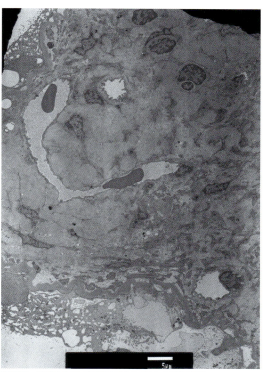

図4　糖尿病性糸球体硬化症の結節部分
（×1,500）

通常電顕まで見る必要はありませんが、ここまで見るとメサンギウム基質が増加しているのは明らかですね」

「はい」

参考文献
1) 山中宣昭. 糖尿病と腎疾患2015. 糖尿病性腎症の病理と基礎研究の最前線. 病理学総論からみた糖尿病性腎症の理解（解説）. 腎と透析. 2015; 78: 90-96.
2) Haas M, et al. Consensus definitions for glomerular lesions by light and electron microscopy: recommendations from a working group of the Renal Pathology Society. Kidney Int. 2020; 98: 1120-1134.

第8局 糖尿病関連腎臓病

Polar vasculosisと
その周辺

糖尿病性腎硬化症では様々な形の傷害を受けた血管が観察されます

「最後の1つが糸球体門部小血管増生（glomerular polar vasculosis）です。わかりますか？」

「ゼンゼンワカリマセン」

「こんな感じですね」

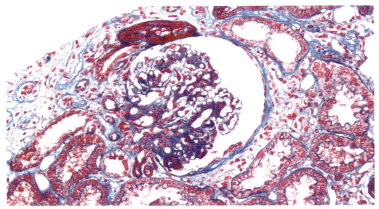

図1 AZAN染色、7時から9時方向の糸球体の外側に血管が散在している

「これって輸入細動脈じゃないんですか？」

「ごもっともです。『糖尿病性腎症と高血圧性腎硬化症の病理診断への手引き』の糸球体門部小血管増生には、"光学顕微鏡レベルで新生血管と既存の血管を区別することは困難"とありますし、"同定には、電子顕微鏡や免疫染色などを用いた鑑別が必要となる"とあるので厳密にはわからないかもしれないですね。例えば臨床論文のこちら[1]でも、あり／なしで判断しているようです。ただしその厳密性にはあまり触れられていません。もちろん、蛇行した輸入細動脈あるいは輸出細動脈という可能性はあります。それはそれで、1つの動脈硬化性病変の指標になるかもしれませんが。まあ、こんな感じで、糸球体の門部小血管があれば、polar vasculosisあり、でよいと思います。先の論文で

は糖尿病関連腎臓病の83.5％に認めたとあります」

「わかりました。こちらは臨床的な意義はあるのでしょうか？」

「先ほどの論文ではpolar vasculosisがあると、IFTAが少なく腎予後がよいとあります。他にもeGFRが保護されるという話はあります[2]」

「そうなんですね！　polar vasculosisとは一体何でしょうか？」

「こちらは新生血管ではないか？　と思っています。実はこのpolar vasculosisは吻合していて、糸球体を通らないバイパスを形成しているという話があります[3]。非常に古い論文ですが[4]、輸入細動脈と輸出細動脈のシャントが形成されています[4]。

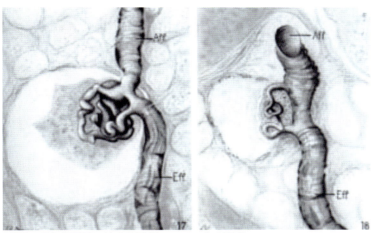

図1 輸入細動脈と輸出細動脈のシャントが形成
(MacCallum DB. The bearing of degenerating glomeruli on the problem of the vascular supply of the mammalian kidney. Am J Anat 1939；65：69-103許諾を得て転載)

しかも、傍髄質ネフロンの糸球体では、シャントが作られ、皮質表層の糸球体はただ潰れているというという古い論文もあります[5]」

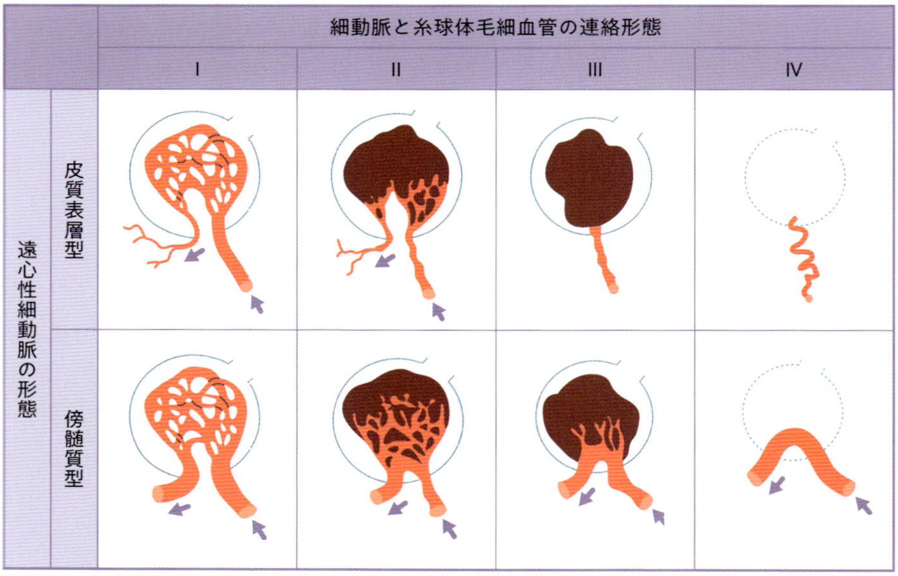

		細動脈と糸球体毛細血管の連絡形態			
		I	II	III	IV
遠心性細動脈の形態	皮質表層型				
	傍髄質型				

図3　皮質表層糸球体と傍髄質糸球体の血管の変化
（Takazakura E, et al. Intrarenal vascular changes with age and disease. Kidney Int. 1972; 2: 224-230 を参考に作成）

「こんなのがあるのですね！」

「本当にいろいろな論文がありますよ。糖尿病で網膜症の新生血管が問題になることなどを考えると、この門部の血管は新生血管ではないのかな？　と思うわけです。もちろん、もともと細い血管で輸入細動脈と輸出細動脈が結ばれていて、糸球体が潰れたことにより、このバイパスが目立つという可能性はあると思いますが。観察される小血管にも硝子様沈着などがよくありますから、血管としてのまともな働きはできないだろうな、と思います」

「なるほど」

「ここまでで、糖尿病関連腎臓病の主な病理所見ですね」

「ここって実際にはどうやって判断しているのですか？」

「基本的には、結節性病変＋動脈硬化性病変があれば、糖尿病性糸球体硬化症と判断することが多いです、結節がなくても、びまん性変化やこれまで出てきたメサンギウム融解、輸出細動脈の硝子様沈着などがあれば、糖尿病性糸球体硬化症でしょうか。他にも糖尿病っぽい変化がいくつかあるので話しておきましょう」

五 Polar vasculosis とその周辺

参考文献

1）Shimizu M, et al. Polar vasculosis is associated with better kidney outcome in type 2 diabetes with biopsy-proven diabetic kidney disease: A multicenter cohort study. J Diabetes Investig. 2023; 14: 1268-1278.

2）Furuichi K, et al. Clinicopathological features of fast eGFR decliners among patients with diabetic nephropathy. BMJ Open Diabetes Res Care. 2020; 8: e001157.

3）Min W, et al. Three-dimensional analysis of increased vasculature around the glomerular vascular pole in diabetic nephropathy. Virchows Arch A Pathol Anat Histopathol. 1993; 423: 201-207.

4）MacCallum DB. The bearing of degenerating glomeruli on the problem of the vascular supply of the mammalian kidney. Am J Anat. 1939; 65: 69-103.

5）Takazakura E, et al. Intrarenal vascular changes with age and disease. Kidney Int. 1972; 2: 224-230.

第8局 糖尿病関連腎臓病

糖尿病っぽい変化

数をこなしていくとわかる「糖尿病っぽいな」というのはこういう点です

「他にも糖尿病っぽい変化ってあるのですか？」

「たくさん見ていると、何となく糖尿病かな？ という変化に出合いますよ。例えばこちらどうですか？」

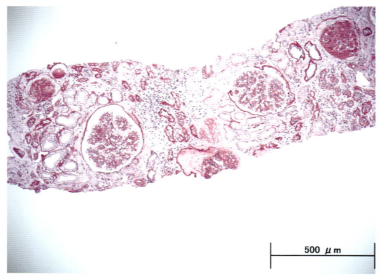

図1　尿細管基底膜の肥厚

「潰れた糸球体が2～3個、びまん性変化から結節性変化がある糸球体が2つでしょうか。若干糸球体が大きい印象です」

「はい、それでよいです。気づいていないかもしれませんが、このところどころにある尿細管の基底膜が厚いですよね。それに蛇行した尿細管基底膜ですね」

「確かに……」

220

「結構見られるのですが、特異的かと聞かれると、よくわかりません。ある程度のびまん性変化や細動脈の硝子様沈着があって、このような所見があれば"糖尿病性糸球体硬化症"と診断することが多いです。他にもこちらはいかがでしょうか？」

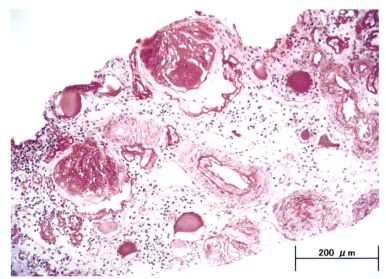

図2 糖尿病に見られるcrescent様構造

「真ん中の血管でしょうか？ 中程度の内膜肥厚はありそうですが」

「はい、その所見のとり方はOKです。実はこの12時方向の糸球体を考えていました。いかがでしょうか？」

「全節性硬化でfibrin capが糸球体の6時方向にありそうです。PAM染色ではないのでmicroaneurysm（毛細血管瘤）かはわかりません」

「私が注目したのは3時から6時方向にあるボウマン腔側のPAS弱陽性の構造です」

「これはexudative lesionでしょうか？」

「はい、そのように判断してもかまいませんが、正式な名称はないかもしれません。いろいろな呼び名があるんです。私が把握しているだけでもprotein crescents[1]、matrix crescents[2]、periglomerular fluid-filled spaces[3,4]、insudative lesions[5]でしょうか。まあいろいろあるということは、まだ重要ではないってことですね。この病変は意外と糖尿病に多いです。通常crescentと呼ぶには細胞成分あるいは線維成分が主体になりますが、それを見かけたらIgA腎症、ループス腎炎、ANCA関連血管炎などの合併を考えます。ただ、このような場合、どう呼ぶのがいいのかについてはわかりません。ただ、糖尿病ではよく見られる所見ですね。ちなみにアミロイドーシスなども想定しますが、通常はこの部分がCongo redなどで染まることはありません」

「たくさんあるのですね」

「他にも atubular glomeruli って知っていますか？」

「聞いたことがありません」

「なかなか良い図が手元にありませんが……例えばこちらです。

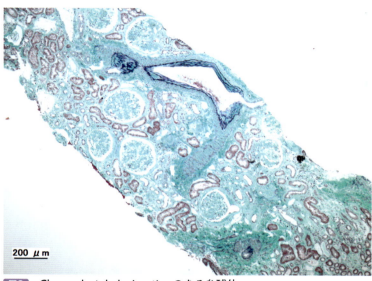

図3　Glomerulo-tubular junction のある糸球体

EM染色なので、何の病気かを診断するのは難しいですが、一番下の糸球体はボウマン嚢から尿細管につながるところが見えますね」

「はい」

「そこを glomerulo-tubular junction（GTJ）と呼びます。連続切片ですが、こちらが若干狭窄しているように見えませんか？」

六 糖尿病っぽい変化

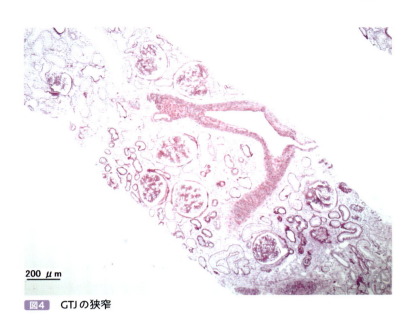

図4 GTJの狭窄

「言われてみれば……」

「このようにGTJが完全に閉塞してしまえば、いずれこの糸球体は潰れてしまいます。そのような糸球体を、尿細管がない糸球体atubular glomeruliと呼んだりします[6]。『腎生検病理診断取扱い規約』ではp.25に失尿細管糸球体とあります。この閉塞はIgA腎症で進展に関わっていると言う報告があり[7]、もちろん糖尿病でも関係しているのでは？と言われます[8]。最近の論文ではしっかりとGTJが閉塞している写真がこの論文の中にありました[9]。このグループはatubular glomeruliに関わる論文をいくつか出していますね。この2021年の論文のアブストラクトにも結構強い言葉がありますよ。"The most frequent pathway to nephron dropout starts with the penetration of glomerular capillaries into Bowman's capsule (BC), delivering an exudate into BC that spreads around the entire glomerular circumference and via the glomerulotubular junction onto the tubule, resulting in glomerular sclerosis and chronic tubulointerstitial damage."まあ、ポドサイトが剥がれて癒着して、様々な血漿成分が流れ込んでいくという過程ですが、似たようなことが細血管でも見られるために説得力があると思います[10,11]。血管であってもボウマン嚢や尿細管であっても本来血管内にあるべきものが、内皮の外に出ると様々な物質と反応し変性していくというのは、ままあると思っています」

「いろいろなことがあるのですね」

「世界は広いですし、こだわって仕事している人がいるので、そういうのも学会のポスターなどを見るといいですよ。ただ、この尿細管基底膜の肥厚やcrescent様構造などは、取扱い規約にも載っていないので、そのうち忘れ去られるかもしれませんね」

参考文献

1) Van Damme B, et al. Adhesion, focal sclerosis, protein crescents, and capsular lesions in membranous nephropathy. J Pathol. 1990; 161: 47-56.

2) Kriz W, et al. Pathway to recovery and loss of nephrons in Anti-Thy-1 Nephritis. J Am Soc Nephrol. 2003; 14: 1904-1926.

3) Kriz W, et al. Tracer studies in the rat demonstarate misdirected filtration and peritubular filtrate spreading in with segmental glomerulosclerosis. J Am Soc Nephrol. 2001; 12: 496-506.

4) Kriz W, et al. From segmental glomerulosclereosis to total nephron degeneration and interstitial fibrosis: A histopathological study in rat models and human glomerulopathies. Nephrol Dial Transplant. 1998; 13: 2781-2798.

5) Stout L, et al. Insudative lesions－The pathogenesis and association with glomerular obsolescene in diabetes: A dynamic hypothesis based on views of adcanced human diabetic nephropathy. Hum Pathol. 1994; 25: 1213-1227.

6) 山口裕. 病理から見た腎線維化. 医学のあゆみ. 2012; 240: 265-269.

7) Sato M, et al. Glomerulo-tubular junction stenosis as a factor contributing to glomerular obsolescence in IgA nephropathy. J Pathol. 2002; 197: 14-19.

8) White KE, et al. Prevalence of atubular glomeruli in type 2 diabetic patients with nephropathy. Nephrol Dial Transplant. 2008; 23: 3539-3545.

9) Kriz W, et al. The complex pathology of diabetic nephropathy in humans. Nephrol Dial Transplant. 2023; 38: 2109-2119.

10) Löwen J, et al. Pathomorphological sequence of nephron loss in diabetic nephropathy. Am J Physiol Renal Physiol. 2021; 321: F600-F616.

11) Löwen J, et al. Herniation of the tuft with outgrowth of vessels through the glomerular entrance in diabetic nephropathy damages the juxtaglomerular apparatus. Am J Physiol Renal Physiol. 2019; 317: F399-F410.

第8局 糖尿病関連腎臓病

その七 Remission and regression of DMN（diabetic nephropathy、糖尿病関連腎臓病）

★☆☆

臨床的に寛解すると、病理的に寛解することが知られています

「あのー、臨床的な質問があります」

「どうぞ」

「糖尿病性腎症、糖尿病関連腎臓病が治る、と聞いたのですが、これは組織学的にも治るのでしょうか？」

「Remission and regression of DMNですね。結論から言うと改善します。腎生検でみる病変の一部は可逆的です。例えばIgA腎症であってもメサンギウム細胞の増加などは正常化しますし、軽鎖沈着症、重鎖沈着症でも治療をすればよくなるという報告があります[1,2]。糖尿病関連腎臓病で有名になったのはこちらの論文です[3]。1型糖尿病への膵臓移植後の話です。平均年齢33歳で、罹病期間が22年でした。尿タンパクは中央値103 mg/日ですが、かなりばらつきが大きいです（7〜1,276 mg/日）。10年観察すると、糸球体基底膜の肥厚が改善し、メサンギウム領域の拡大も改善しています。論文を読むと5〜10年程度すると病理学的にも改善するのですね。

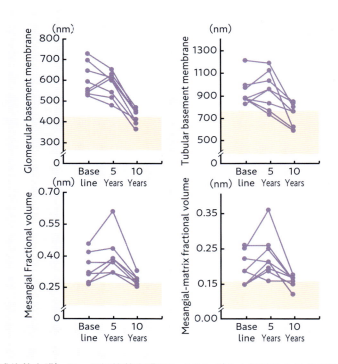

図1 GBM（糸球体基底膜）厚、尿細管基底膜厚とメサンギウム領域の大きさの経時的変化
(Fioretto P, et al. Reversal of lesions of diabetic nephropathy after pancreas transplantation. N Engl J Med. 1998; 339: 69-75 を参考に作成)

　ちょっと自験例を出しましょう。糖尿病歴20年近い網膜症の患者、Ccr 23mL/分、尿タンパク 0.8〜1.3 g/日で腎生検を行いました。こんな感じで、あまり糸球体がとれなかったのですが……」

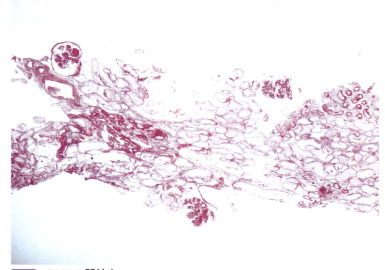

図2 DMNの弱拡大

七 Remission and regression of DMN（diabetic nephropathy、糖尿病関連腎臓病）

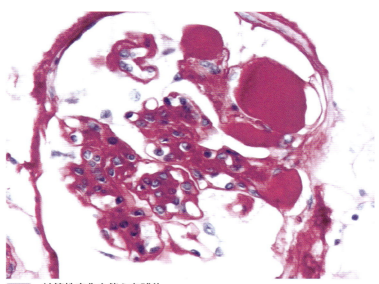

図3　結節性変化を伴う糸球体

「結節性病変に滲出性病変ですね」

「はい、電顕を見ておきましょう。

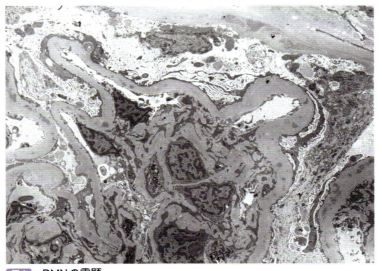

図4　DMNの電顕

　糖尿病だとGBMにちょっとしたシミのような沈着はしばしば見かけます。糖尿病だと細菌感染が多く、そのカスのようなものかも？　なんて話を聞いたことがありますね。内皮下、上皮下、メサンギウム領域に沈着物などはなく、基底膜が厚いので糖尿病性糸球体硬化症でよいと思います。この症例で、集学的治療によりネフローゼが寛解したのです。血圧 110/70 mmHg、尿タンパク 0.15 g/g Cre、Cr 1.5 mg/dL、sAlb 4.2 g/dL、HbA1c

5.6%くらいで非常に良いコントロールでした。5年後に腎癌で腎臓摘出した際の組織がこちらです。

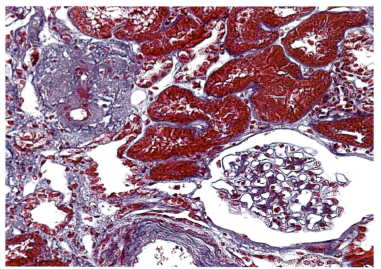

図5　2回目腎生検

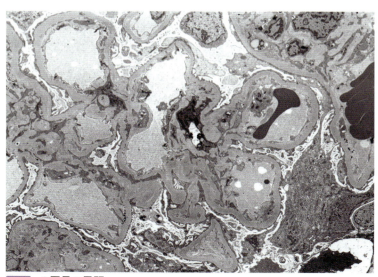

図6　2回目の電顕

このようにびまん性変化は若干ありますが、一部電顕でも改善していますね。他にもネフローゼをきたした糖尿病関連腎臓病に対して集学的治療を行った症例を経験していますが、こんな感じの腎生検でした。

七 Remission and regression of DMN（diabetic nephropathy、糖尿病関連腎臓病）

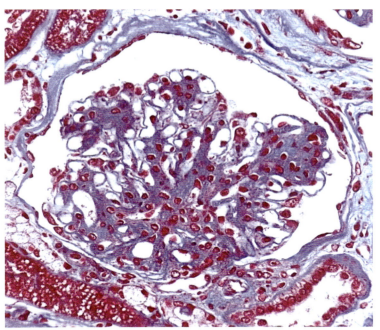

図7　症例2

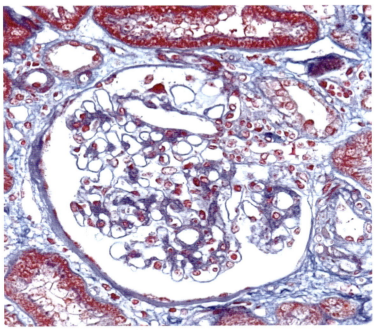

図8　症例2の2回目腎生検

このように結節性変化であっても組織学的に改善したのです。臨床的にはネフローゼも寛解しています。ちなみに電顕も確認しましたが、沈着物はなく、基底膜の厚さも改善していました」

「なるほど」

「しかもNEJMは膵臓移植ですが、こちらは60歳代後半の患者に生活指導＋薬物療法でここまで良くなったのはすごいですね。症例報告のレベルですがいくつか報告もあります[4-7]」。

「実際に血圧もかなり良く、血糖も良く、禁煙ができて、緩やかながらも低タンパク食が必要、脂質も良く、かなりハードルは高いですね。ただし上記は一例報告などが多いことに注意が必要です。チャンピオンデータですから。実臨床上はこのDNETT-JAPAN研究のように顕性タンパク尿の糖尿病関連腎臓病は集学的治療でも5年で40％程度が腎イベントに達します[8]」。

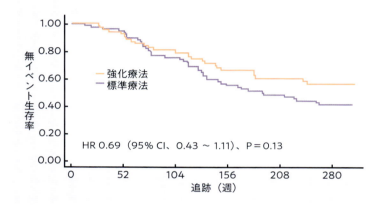

図9 顕性タンパク尿の糖尿病関連腎臓病における集学的治療と標準的治療の比較
(Shikata K, et al.; Diabetic Nephropathy Remission and Regression Team Trial in Japan (DNETT-Japan) collaborative group. Randomized trial of an intensified, multifactorial intervention in patients with advanced-stage diabetic kidney disease: Diabetic Nephropathy Remission and Regression Team Trial in Japan (DNETT-Japan). J Diabetes Investig. 2021; 12: 207-216 を参考に作成)

この論文のsupplementを見ると、集学的治療により尿タンパクは結構減りますが、腎機能はじわじわと下がるというのが真実のようです。そのために集学的治療をしても全員が良くなるわけではありませんが、たくさんの人に集学的治療をすれば一部腎機能が保たれる人が出てくる、と思います」

「そうなると、何が重要なのでしょうか？」

「かなり頑張れば、糸球体病変は改善するので、きちんとした治療介入ができるとして、治療介入時にどれだけ間質が傷んでいるか？　になるのでしょうね。結局は早期治療にまさることはないという結論になりそうです」

七 Remission and regression of DMN（diabetic nephropathy、糖尿病関連腎臓病）

参考文献

1) Hotta O, et al. Resolution of nodular glomerular lesions in a patient with light-chain nephropathy. Nephron. 2002; 91: 504-505.

2) Soma J, et al. Clinical remission and histopathological resolution of nodular lesions in a patient with gamma3 heavy-chain deposition disease. Clin Nephrol. 2008; 69: 383-386.

3) Fioretto P, et al. Reversal of lesions of diabetic nephropathy after pancreas transplantation. N Engl J Med. 1998; 339: 69-75.

4) 赤井裕輝. 糖尿病性腎症のレミッション. 治療学. 2010; 44: 342-347.

5) 赤井裕輝. 顕性糖尿病性腎症の寛解. 腎組織像も改善する. Nephrology Frontier. 2009; 8: 81-84.

6) 佐藤博, 他. 集学的治療により顕性蛋白尿が寛解した糖尿病性腎症の一例. 経時生検組織の提示を中心に. Diabetes Frontier. 2008; 19: 689.

7) 赤井裕輝, 他. 糖尿病性腎症. Point of No Return をどう考えるか. 顕性腎症からでも多角的強化療法により尿蛋白は消失する (解説). 糖尿病合併症. 2003; 17: 133-138.

8) Shikata K, et al. Randomized trial of an intensified, multifactorial intervention in patients with advanced-stage diabetic kidney disease: Diabetic Nephropathy Remission and Regression Team Trial in Japan (DNETT-Japan). J Diabetes Investig. 2021; 12: 207-216.

第8局 糖尿病関連腎臓病

結節性病変があれば糖尿病関連腎臓病でよいか？

結節性病変だけで糖尿病性腎硬化症！　は早とちりです

「あのー、もう一つ結節性病変であれば、糖尿病関連腎臓病としてよいでしょうか？」

「圧倒的に多いのが糖尿病ですが、実際には結節性変化を伴う病気は意外とあります。結節の定義も曖昧で、"Rounded accumulation of collagenous matrix expanding one or more mesangial areas"[1] とあり、細胞数が4個以上ならばメサンギウム細胞増加ですが、基質がどのくらいあれば結節か？　とはなりません。病気として、

- Idiopathic nodular glomerulosclerosis
- アミロイドーシス
- MIDD（monoclonal immunoglobulin deposition disease）

かなり珍しい病気で、必ずしも結節ではないもの
- Fibrillary glomerulonephritis（細線維性糸球体腎炎）
- Immunotactoid glomerulopathy（イムノタクトイド糸球体症）
- Fibronectin glomerulopathy（フィブロネクチン腎症）
- Collagenofibrotic glomerulopathy（コラーゲン線維性糸球体症）

などが挙げられます。クリオグロブリン腎症はMPGN様に見えることが多いですが、増殖性変化が目立たないときは、おや？　と思うことがありますね」

「全然知らない病気ばかりです」

「まあ、こういう病気は年に1回ほど出合いますが、見た瞬間、何か変と気づくことのほうが多いですから。

八 結節性病変があれば糖尿病関連腎臓病でよいか？

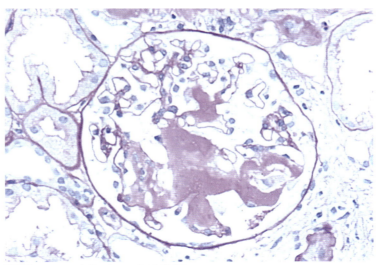

図1 アミロイドーシス（PAS染色）

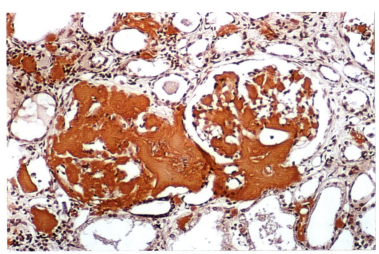

図2 アミロイドーシス（Dylon染色）

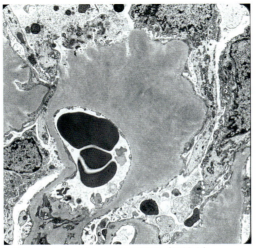

図3 アミロイドーシスの電顕（弱拡大）

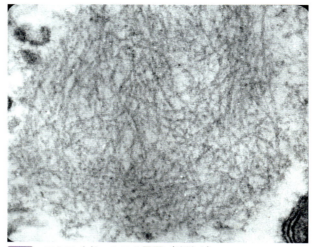

図4 アミロイドーシスの電顕（強拡大）

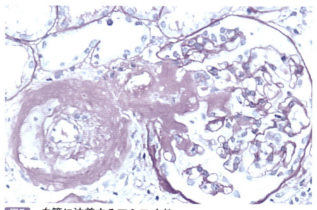

図5 血管に沈着するアミロイド

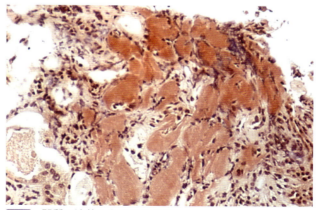

図6 間質に沈着したアミロイド

電顕の弱拡大だと砂のような無構造物質の蓄積のように見え、強拡大だと径8〜12 nm程度の線維（アミロイド細線維）の集合が見えます。枝分かれせずに交叉しているのも特徴ですね。実際には次の図のように、血管に沈着する場合や尿細管・間質に沈着する場合など実に様々なところにつくことが知られています。こちらの論文で

八 結節性病変があれば糖尿病関連腎臓病でよいか？

は、基底膜型、メサンギウム型、結節型、血管型、尿細管間質型などがあると言われており、もちろんこれがオーバーラップすることがあります[2]。面白いものとしては、千葉祐貴先生と長澤先生が報告した腎臓の髄質の血管と尿細管に沈着が目立ったAAアミロイドーシスなんかもあります[3]。そのために、ベタッとした沈着を見かけたらcongo redなどの追加染色が必要ですね。偏光顕微鏡で見ると緑色になります、apple greenとか言われますね。これは手元にないので、ぜひ見るといいでしょう。もちろん偏光顕微鏡がないとかの問題はありますし、実際にはアミロイドーシスでは病型診断が重要になってきます」

「AAとかALですか？」

「はい、実際にはそれ以外のアミロイドーシスもあります。こんなレビューも見ておくといいですね[4,5]。

表1 主要な全身性アミロイドーシス

アミロイドタンパク	前駆体タンパク	病型
AL（Aκ、Aλ）※	免疫グロブリンL鎖（κ鎖、λ鎖）	原発性あるいは骨髄腫に伴う
AH※ ※※	免疫グロブリンH鎖	原発性あるいは骨髄腫に伴う
AA	血清アミロイドA（SAA1および2）	続発性（反応性）
ATTR※	トランスサイレチン	変異型（家族性）／野生型（老人性全身性）
Aβ2M	β2-ミクログロブリン	長期透析に伴う

※特定疾患治療研究事業対象疾患に指定（医療費公費負担）
※※AHアミロイドーシスは稀
（Benson MD, et al. Amyloid nomenclature 2020: update and recommendations by the International Society of Amyloidosis (ISA) nomenclature committee. Amyloid. 2020; 27: 217-222 を参考に作成）

腎臓では圧倒的にAL、AAが多いですね。もちろんATTRで腎アミロイドーシスになったという症例はあります[6]。AAアミロイドーシスは興味深い症例が多いです。非常に様々な病気に合併します。比較的症例報告がある地中海熱に伴うもの[7]、こちらは黄色肉芽腫性腎盂腎炎に伴うアミロイドーシス[8]、レビューもあって関節リウマチ、悪性腫瘍、キャッスルマン病などが上位のようですね[9]」

「うわー、いろいろですね。そういえば、何かで処理すればALとAAが分けられるというのってありましたっけ？」

「過マンガン酸カリウム処理ですね。過マンガン酸カリウム処理でcongo red発色がなくなる場合をAA、残る場合はALと古い教科書などで書いてありますが、お勧めされていません[10]。悩ましい場合には質量分析までする必要があります。熊本大学や信州大学が強いですね。腎検体は小さく分析が難しいと聞いたことがありますが、こちらのような症例があります[11,12]」

「そうなんですね」

「他にもこんな感じで、メサンギウムのところに沈着があるかな？ 左上の血管に沈着があるかな？ は気づいてほしいですね。腎病理専門医の最終試験ならばこのレベルです。糸球体を見て確信をもてなくても、血管を見て確信してほしいです」

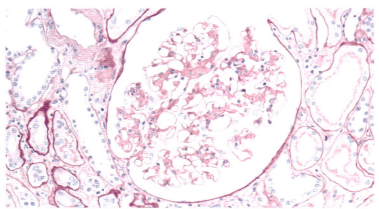

図7 メサンギウム領域のPAS陽性の沈着

「意外と……自信がありません」

「原則、PAS染色だけでという話にはならないので、気になったらcongo red染色になります。次にALアミロイドーシス関係にいきましょう」

参考文献

1) Haas M, et al. Consensus definitions for glomerular lesions by light and electron microscopy: recommendations from a working group of the Renal Pathology Society. Kidney Int. 2020; 98: 1120-1134.
2) 今井裕一, 他. アミロイド腎症とmonoclonal Immunoglobulin Deposition Disease（MIDD）.日腎会誌. 2014; 56: 493-499.
3) Chiba Y, et al. Peritubular and perivascular amyloid deposits in amyloid nephropathy. Intern Med. 2021; 60: 4001-4002.
4) Leung N, et al. 2024 Update on classification, etiology, and typing of renal amyloidosis. Am J Kidney Dis. 2024: S0272-6386: 00679-6.
5) Benson MD, et al. Amyloid nomenclature 2020: update and recommendations by the International Society of Amyloidosis (ISA) nomenclature committee. Amyloid. 2020; 27: 217-222.
6) Fenoglio R, et al. Renal involvement in transthyretin amyloidosis: The double presentation of transthyretin amyloidosis deposition disease. Nephron. 2022; 146: 481-488.
7) Inui K, et al. Long term administration of tocilizumab improves renal amyloid A (AA) amyloidosis deposition in Familial Mediterranean fever. Mod Rheumatol Case Rep. 2020; 4: 310-311.
8) Habuka M, et al. A case of systemic amyloid A amyloidosis secondary to xanthogranulomatous pyelonephritis. Intern Med. 2024; 63: 593-599.
9) Okuda Y, et al. First nationwide survey of 199 patients with amyloid A amyloidosis in Japan. Intern Med. 2018; 57: 3351-3355.
10) Bély M. Histochemical differential diagnosis and polarization optical analysis of amyloid and amyloidosis. ScientificWorldJournal. 2006; 6: 154-168.
11) Goto M, et al. Early onset Congo red-positive fibrillary glomerulonephritis associated with glomerular DNAJB9 deposits mimicking renal amyloidosis. Pathol Int. 2023; 73: 106-108.
12) Suzuki Y, et al. Possible transmission of leukocyte chemotactic factor 2 amyloidosis after interpopulational liver transplantation. Amyloid. 2024: 1-3.

第 9 局

MGRS（monoclonal gammopathy of renal significance）関連

その**壱** MIDDとその周辺

その**弐** 細線維構造

その**参** クリオグロブリン

その**四** LCDD、HCDD

その**五** 結節をきたす疾患

その**六** MPGNという病気は存在しない

第9局 MGRS（monoclonal gammopathy of renal significance）関連

MIDDとその周辺

難しいところですが、しっかりと整理しましょう

「あれ？　局が変わりましたね」

「結節を伴う糸球体の流れでこうなってしまいました。まぁ、AAアミロイドーシスときたので、ALアミロイドーシスについても話さないと片手落ちな気がします。結節を伴うものはまたあとで回収しましょう。先ほどMIDD（monoclonal immunoglobulin deposition disease）と言いましたが、大まかに説明すれば、多発性骨髄腫（multiple myeloma：MM）やその類縁疾患に伴う疾患ですね。実際にそのあたりを詳しく書いた本があって……『〜所見を「読んで」「考える」〜臨床医のための腎病理読解ロジック3 各論編；血液疾患と腎病理』（中外医学社）を読むのがいいと思います。130ページ程度ですから」

「……」

「苦手そうですね」

「はい」

「免疫グロブリンは、こんな感じの形をしています。」

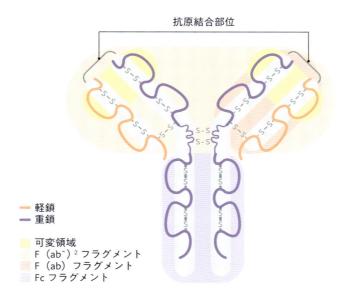

図1 免疫グロブリンの形

このY字の部分の重鎖の形でIgG、A、M、D、Eと分類されます。そこに軽鎖がつくことで可変領域となり、Fab領域が様々な抗原を認識します。根本の部分はFc領域と呼ばれ、Fc受容体と結合して……となりますが、長くなるのでこのあたりで。1987年の利根川進のノーベル賞は、遺伝子の数より抗体の種類がはるかに多いという疑問に対して、B細胞は抗体遺伝子を自在に組換えて、可変領域のタンパクを作ることで無数の抗体を作ることができることを証明しました。確かこれがスプライシングという概念の始まりで、イントロンやエクソンの概念がでてきたはずです。このときは不要な部分=遺伝子情報が載っていないイントロンと呼ばれたのですが、これはこれで何らかの役割があるというのが最近の研究じゃないかな？　と思います」

「ふぇ……」

「まあ、そんな複雑な仕組みですのでしばしばエラーができてしまいます。厳密に言えば、1つの細胞がいろいろな抗原を作るというより、ある抗体を作る細胞が増えます。これは身体の防御機構としては重要ですが、腫瘍性に無秩序に増えてしまった場合には過剰に産生されます。これをdysproteinemiaあるいはparaproteinemiaと呼びます。"異常に増殖した1つのクローンの形質細胞あるいはB細胞から均一な免疫グロブリンまたはその構成成分が産生分泌され、血液中に増加した状態"ですね※。血中や尿中のタンパクの分布を見るために電気泳動をすると、γ位にMタンパクがあるとmonoclonal

---

※　通常の方法では血中にcloneが見られないMGRSなんて話もありますので、そうなると細胞が増殖していないものの、異常タンパクがある報告もあり、なかなか難しいところです。

gammopathyと呼ばれ、骨髄生検で形質細胞が増えていない場合、この場合＜10％であればMGUS（monoclonal gammopathy of undetermined significance）、10〜30％はくすぶり型多発性骨髄腫（smoldering multiple myeloma）と呼ばれます。その中で軽鎖が増えていればlight chain deposition disease、重鎖が増えて沈着して病気を起こせばheavy chain deposition diseaseです。有名なBence Jones protein（BJP）は軽鎖であるκ、λがメインの構成成分です、二量体となって尿中に出てきます。通常タンパク質は加熱すると固まります。卵の白身のイメージです。ただしこのBJPは100℃まで温度を上げると再度溶けるという特徴が有名です。IgMが多い場合にはWaldenström's macroglobulinemiaと呼ばれて、過粘稠症候群などを起こしますね。IgM＞3 g/dLでしたかね」

「少しですがわかってきました」

「そのために、この過剰に作られたグロブリンまたはその構成成分が腎臓に沈着したことにより起こす腎障害、ととらえることができます。そうなると前述のMGUSではなく、腎臓に問題を起こしているのだからMGRS（monoclonal gammopathy of renal significance）呼びます」

「なるほど」

「MMであれば、典型には円柱腎症※として、尿細管の閉塞もありますし、腫瘍細胞の直接浸潤による障害、遊離軽鎖（free light chain：FLC）が近位尿細管に吸収され炎症やFanconi症候群をきたしたりします。もちろんこれらが合併していることもあります。前述のようにMMと診断されない段階でもMタンパクが腎臓に問題を起こすことがあります。ここは治療するべきだという話もありますが、『腎アミロイドーシスガイドライン2020』には"MGRSでは、血液悪性腫瘍同様にMタンパク産生細胞を標的にした治療介入が推奨されている（国内では保険適用なし）"とあり、多発性骨髄腫の診療指針2024でもMGRSのところに、"国内で認められたMGRSへのclone-directed therapyは、アミロイドーシスに対するDara-CyBorD療法のみであり、それ以外の腎病変に対しては保険で認められていない"とあり、治療は悩ましいです」

「そうなのですね」

「さて、病理学的には要は何がどこに沈着したか？　という分類になります。腎臓の病理学は形態からのアプローチがメインになるため、

※　現時点の診断基準で円柱腎症だけで多発性骨髄腫と診断できますが、他の腎障害の様式単独ではMMと診断できません。

単クローン性の沈着MIDDとして下記の分類があります
- 軽鎖沈着（light chain deposition disease：LCDD）、
- 重鎖沈着（heavy chain deposition disease：HCDD）、
- 軽鎖重鎖沈着症（light and heavy chain deposition disease：LHCDD）
- PGNMID（proliferative glomerulonephritis with monoclonal immunoglobulin deposits）

となります。他にも沈着物が特徴的な構造を有するものには特異的な病名がついているものがあります。例えば、

- クリオグロブリン血管炎
- Fibrillary glomerulonephritis
- Immunotactoid glomerulopathy
- Fibronectin glomerulopathy
- Collagenofibrotic glomerulopathy

などがあります」

「ちょっと待ってください、そうなると、これらの疾患は電顕勝負となるのでしょうか？」

「光顕に加えてIP、IFなどを組み合わせて判断していくことになりますが、微細構造を見るためにはやはり電顕勝負になります。例えばこんなのはいかがでしょう？　これなんか光顕だけで相当変ですが」

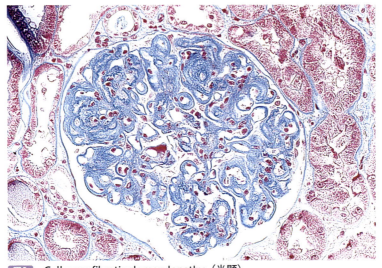

図1　Collagenofibrotic glomerulopathy（光顕）

「膜が分厚い？」

「はい、それ以上に糸球体がこのように線維で染まるというのはまずないですね。

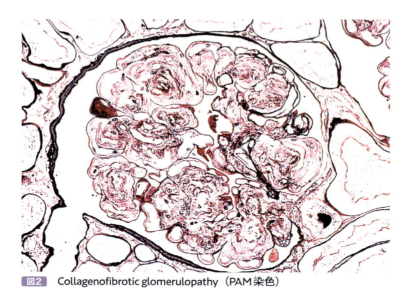

図2 Collagenofibrotic glomerulopathy（PAM染色）

明らかに線維が沈着していますよね。これを電顕で見るとこのようになります」

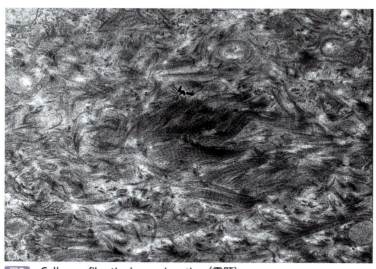

図3 Collagenofibrotic glomerulopathy（電顕）

「これは何ですか？」

「以前はcollgenofibrotic glomerulonephropathyとかtype III collagen glomerulopathy などと呼ばれていましたが、primary glomerular fibrosisと言われることもある病気です。激レアですね。ケースレポートなどがあります[1-5]」。

「なんか線維が、ごちゃごちゃ、とあります」

「ふふふ。この症例はMIDDとは関係がなくて、原因が未だにわからない、などとレビューにありますが、まあこのような場合は電顕勝負ということはありますね。この前も『CJASN』の表紙になっていました[6]。もったいないのは、医中誌で調べると全国各地から12件引っかかったのですが、ほとんどが会議録、つまり学会の抄録でした。これを学会でとりまとめてまとめるだけでも相当良い論文になりそうなものですが、こういう病気がある限りはまだまだ電顕は必要だろうな、と思うわけです。そんなことを書いている論文もありますね[7]。ちなみに、1980〜90年頃には学会などで各症例が単発的に報告されるだけでした。"それではいけない、皆で集まって検討しましょう"と、当時の新潟大学・荒川正昭教授が中心になって何度かシンポジウムが行われ、その結果が単行本の、Collagenofibrotic glomerulonephropathy. Arakawa M & Yamanaka N (eds), Nishimura Co Ltd/ Smith-Gordon and Co Ltd、になったという経緯がありました。この本は震災や異動や引っ越しでどこかに行ってしまいましたが……。こういうことを再度してほしいですね。2024年の腎臓学会でも"J-RBRにおけるOrganized depositを伴う腎症の実態"など出ていましたので期待しましょう。」

参考文献

1) Ozu H, et al. A case of primary glomerular fibrosis associated with the accumulation of type I and type III collagen. Nihon Jinzo Gakkai Shi. 1994; 36: 1315-1319.
2) Wilson AV, et al. Collagen type III glomerulopathy. Kidney Int Rep. 2021; 6: 1738-1742.
3) Miyake M, et al. Collagenofibrotic glomerulopathy. Intern Med. 2021; 60: 911-915.
4) Miyauchi JT, et al. Collagen type III glomerulopathy in a tumour nephrectomy specimen: beware of a coincidental medical kidney disease. Pathology. 2023; 55: 422-423.
5) Fogo AB, et al. AJKD atlas of renal pathology: Type III collagen glomerulopathy. Am J Kidney Dis. 2017; 69: e25-e26.
6) Cover Image. Clinical Journal of the American Society of Nephrology. 2024; 19.
7) Yamashita M, et al. The continuing need for electron microscopy in examination of medical renal biopsies: Examples in practice. Glomerular Dis. 2021; 1: 145-159.

第9局 MGRS（monoclonal gammopathy of renal significance）関連

細線維構造

★★★

非常に興味深い沈着がたくさんあります

「線維が沈着する疾患のため、こちらを先に取り上げておきましょう。基本珍しいものです。1年から数年に1回に出合うかわからない疾患にどれだけコミットするかというのは別にして、インパクトが強いですね。細線維については、太さと分枝で分けることが一般的です」

「なるほど」

「実際いきなり電顕で"これは何でしょう？"という状況は少ないです。光顕で膜性腎症？ IgA腎症？ ループス腎炎？ などとなり、確認のために電顕で見て、結節性病変で何だろう？ となることが多いですからね。後者についてものすごく単純にすると、結節性病変で、**"congo red陽性→アミロイドーシスの確認"** となります。もちろんcongo red陰性のアミロイドーシスなどの報告はあります[1-3]。感度の問題などですね。アミロイドであれば線維が10 nm前後の太さ、randomly arrangeあるいはrandom arrangementで要は一定方向に並びませんね。線維は分岐しない（nonbranching）、不規則に交叉しているのが特徴になります。そういう目で見るとこちらはいかがですか？」

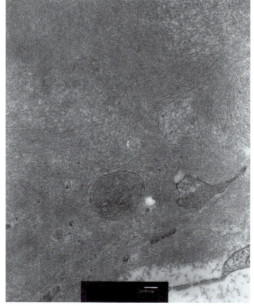

図1　アミロイドーシス電顕（×20,000）

弐 細線維構造

「確かに、ランダムに交叉しています。分枝はよくわかりません」

「Congo redが陰性だったらどうするかというと、まず考えるべきは、fibrillary GN、immunotactoid glomerulopathy（ITG）となります」

「何が違うのですか？」

「もともと同じような疾患として分類されていたようですが、枝分かれしないものをfibrillary glomerulonephritis（FGN）、管状構造のものをITGと分けました。教科書的には、

- Fibrillary GN……12〜25 nm（報告によっていろいろ）、線維状、random arrange、分枝しない
- ITG……30〜50 nm（文献によっては90 nmまでとするものもある）、管状構造、bundle、平行に配列する

となります。

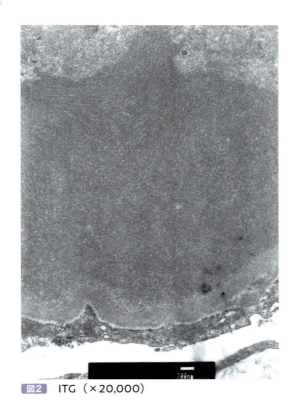

図2　ITG（×20,000）

太さはきちんと測らないといけませんが、上のアミロイドと比べると太いと思います。概ね25〜35 nmでしょうか？　12時方向は束ねてあるみたいですよね、これがbundleです。

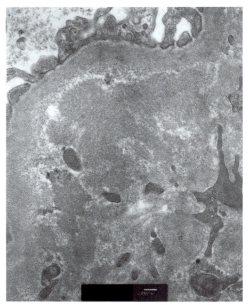

図3 ITG（×20,000）

こちらも画面中央に30 nm程度の太さの線維の束があって、ある程度整列しており、これはITGじゃないかな？　と思うわけです」

「確かにアミロイドとは違う印象が……」

「実際にアトラスに載っているようなわかりやすい図は珍しくて、実際にはこのように悩ましい症例が多いです。次はこちらです。

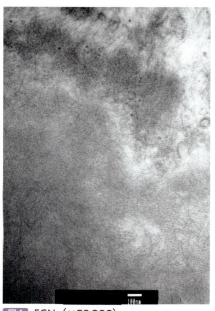

図4 FGN（×50,000）

弐 細線維構造

いかがでしょう？」

「アミロイドよりは太い？　分枝しているようにも見えますね」

「はい、計測すると20 nm程度であり、アミロイド線維よりは明らかに太いです。Random arrangementにも見えます。こちらはいかがでしょうか？」

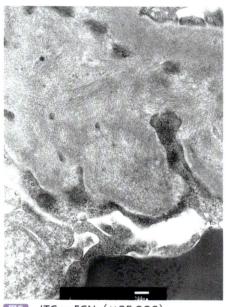

図5　ITG or FGN（×25,000）

「線維が束になっているようにも見えますし、分枝しているようにも……」

「ちなみにだいたい20 nm程度の太さでした。私も古賀先生と同様に悩みます。別の切片を見てもこんな感じで、悩ましいのですね」

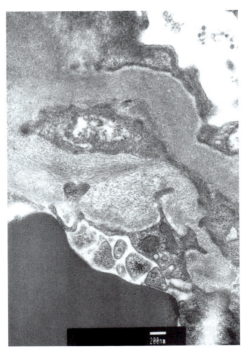

図6　ITG or FGN（×25,000）

🧑「このような場合はどうするのですか？」

👨「わかりません、と診断します」

🧑「どうすればいいのでしょうか？」

👨「こうなるといろいろな知見が必要になってきます。まずITGとFGNの両者の特徴を持つ疾患が報告されています[4,5]。免疫染色では若干違いがあり、

> FGN……IgG1、G4優位
> ITG……IgGがポリクローナルに染まる

とあります[6,7]。ただ、実際なかなか見分けがつかないと思います。そういう中でDNAJB9という抗体がFGNで糸球体に染まるという論文があります[8,9]」

🧑「確かにこの論文だとかなりしっかり染まっていますね」

👨「もちろん、この論文では、DNAJB9に染まらない症例もあります[10]。今のところITGに対してこの抗体を染めたものは見当たりませんが、線維があって、DNAJB9が免疫染色で染まればかなりFGNに絞れるのでは？　と思います。まあ、多分専門医試験などには出ませんが、腎病理関係の学会に出すなら、光顕のルーチンの染色に加えて、congo redはもちろん、IgG1-4サブクラス、κ、λ、電顕に加えてDNAJB9まで染色しない

と、他の発表と戦えないかなぁ、と思います。実際にITGに関してはかなりクリオグロブリンと鑑別は難しい場合があります。これなんかいかがでしょう？」

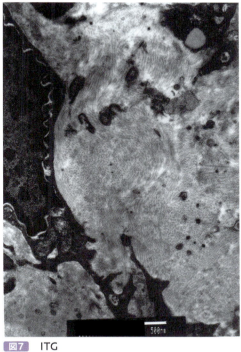

図7 ITG

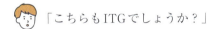「こちらもITGでしょうか？」

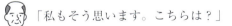「私もそう思います。こちらは？」

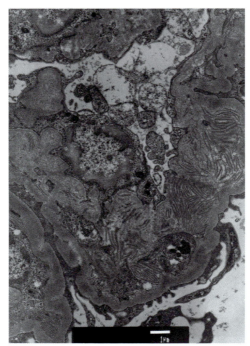

図8 ITG

🧑「こちらは、束になっていますし、分枝ははっきりとしません。30〜40 nmの太さですからimmunotactoidでしょうか？」

👨「はい、私もそう考えました。この症例は典型的ですね。非典型的ですと、難しいですね。あとこれはいかがですか？」

弐 細線維構造

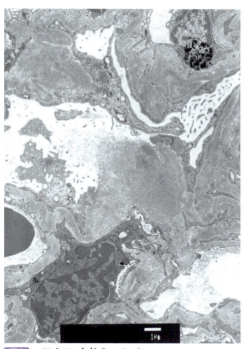

図9 アミロイドのspicula

😟「線維が細いのでアミロイドーシスでしょうか？」

😐「はい、そうですね。これは、光顕でも見えるspiculaを拡大した部分ですね」

😟「Spicula?」

😐「アミロイドーシスの糸球体係蹄の一部に見られる突出性の病変ですね。膜性腎症のスパイクよりより繊細な毛先のような構造です。アミロイドーシスに特異的とされていますね。確かに他の疾患で見たことがありません。まあ、congo redをしてわかること多いです。もし、PAM染色などでこのspiculaを見かけたらcongo redをオーダーしたほうがいいですね」

😟「わかりました」

😐「とはいえ、このような意地悪問題もありますので、いろいろと勉強しておくのがいいでしょう[11]」

😟「これはさすがに……」

😐「でも変だ、ということには気づけましたよね？」

「はい」

「そこは大事にしておく必要がありますよ」

参考文献

1) El-Meanawy A, et al. Improving sensitivity of amyloid detection by congo red stain by using polarizing microscope and avoiding pitfalls. Diagn Pathol. 2019; 14: 57.
2) Bowen K, et al. AL-Amyloidosis Presenting with negative congo red staining in the setting of high clinical suspicion: A case report. Case Rep Nephrol. 2012; 2012: 593460.
3) Yakupova EI, et al. Congo red and amyloids: History and relationship. Biosci Rep. 2019; 39: BSR20181415.
4) Stoebner P, et al. Ultrastructural study of human IgG and IgG-IgM crystalcryoglobulins. Am J Clin Pathol. 1979; 71: 404-410.
5) Mukai K, et al. A case of immunotactoid glomerulopathy with unusual microtubular deposits. Clin Nephrol. 1998; 49: 321-324.
6) Rosenstock JL, et al. Fibrillary and immunotactoid glomerulonephritis: Distinct entities with different clinical and pathologic features. Kidney Int. 2003; 63: 1450-1461.
7) Hemminger J, et al. IgG subclass staining in routine renal biopsy material. Am J Surg Pathol. 2016; 40: 617-626.
8) Nasr SH, et al. DNAJB9 is a specific immunohistochemical marker for fibrillary glomerulonephritis. Kidney Int Rep. 2017; 3: 56-64.
9) Gambella A, et al. DNAJB9 is a reliable immunohistochemical marker of fibrillary glomerulonephritis: Evaluation of diagnostic efficacy in a large series of kidney biopsies. Biomedicines. 2022; 10: 2102.
10) Kudose S, et al. Diagnostic approach to glomerulonephritis with fibrillar IgG deposits and light chain restriction. Kidney Int Rep. 2021; 6: 936-945.
11) Said SM, et al. Characteristics of patients with coexisting DNAJB9-associated fibrillary glomerulonephritis and IgA nephropathy. Clin Kidney J. 2020; 14: 1681-1690.

クリオグロブリン

第9局 MGRS (monoclonal gammopathy of renal significance) 関連

クリオグロブリン

★★☆

臨床上、非常に悩ましい疾患です

「さて、クリオグロブリンについてです。そもそもクリオグロブリンって何でしたっけ？」

「冷やすと沈澱する免疫グロブリンでしょうか？」

「そんなところですね。厳密に言えば、37℃以下にすると沈着あるいはゲル化、検査手順としては48〜72時間 4℃で放置と書いてありますね。37℃に再び加温すると再融解する**性質**のことです。教科書的には、

I 型：単クローン性免疫グロブリン（IgM＞IgG、稀だがIgAもある）
II 型：多クローン性IgGと単クローン性IgM（IgMκが多い）
III 型：多クローン性IgGと多クローン性IgM（ループス腎炎などに合併することが多い）

と分類されています。II、III型をまとめて混合型クリオグロブリン、mixed cryoglobulinemiaと呼ぶこともありますね。古い論文だと腎障害はI型で25％、II型で31％、III型で12％とされています[1]。II to IIIと書いてある論文もあります[1]。この場合はoligoclonal IgMとあります[2,3]。補体が下がるのはII型が多い印象ですね。I型ではあまり補体は下がりません。検査するときに最初は冷やして加温してのクリオ定性、その後に同定の検査となるのですね。II型だと沈澱まで数日かかるなんて話がありますし、**採血してから遠心まで37℃で維持**するのが難しいかもしれません。そのため臨床上はしばしば偽陰性となっていると思います」

「はい」

「実際にこんな感じでゲル化します、この論文を見ておくとよいと思いますよ[4]。他にも末梢血スメアでクリオグロブリンがある写真があります[5-7]。寒冷凝集素と混同していることが多いですが、クリオグロブリンの場合は低温になると勝手に凝集するもので、寒冷凝集素は"低温で赤血球表面の抗原への親和性が高まる抗体の存在"と捉えています」

「クリオグロブリン血症だと低補体血症でしたっけ？ 国試の勉強で習いました」

253

「有名ですよね。ただし全例ではないことに注意が必要です。ブラジルの研究ですが、HCV（C型肝炎ウイルス）感染でクリオグロブリン陽性の場合、これはⅡ型が多いはずですが低補体血症は多くても7割です[8]。第1局その八で補体自体を説明したように（→p.28〜30）、IgGなどと結合して活性化するために免疫グロブリンを含むクリオグロブリンが活性化するのはそれほど違和感はありません。古い教科書では古典経路であるC4、CH50が下がることが多く、C3は比較的保たれるなどありますが、臨床の現場では補体の低下のパターンだけで判断は難しいです[9]」

「そうなんですね」

「そういう観点から見ると、Ⅰ型のクリオグロブリンはMタンパクが多い多発性骨髄腫やマクログロブリン血症などが原疾患になりますし、Ⅱ、Ⅲなどは免疫異常を起こしやすいHCV感染、Sjögren症候群、全身性エリテマトーデス、関節リウマチなどの膠原病、悪性リンパ腫などのリンパ増殖性疾患、感染性心内膜炎などが挙げられます。圧倒的に多いのはHCVですね。この文献によれば60〜90％とあります[10]」

「なるほど、少し整理されてきました」

「臨床像が若干異なり、Ⅰ型はクリオグロブリンによる微小血管の閉塞、そのために血管閉塞に伴うレイノー症状が出てくることが多く、Ⅱ型、Ⅲ型は大型の免疫複合体が沈着することで血管炎がメインになることが多いです。上記の末梢血のスメアでのクリオグロブリンの大きさを考えると糸球体係蹄に詰まるくらいの大きさですよね。そういうわけで、腎病理を見てみましょう。

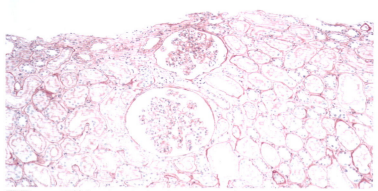

図1 PAS弱拡大。クリオグロブリン血管炎（PAS染色）。管内増殖がありそう

参 クリオグロブリン

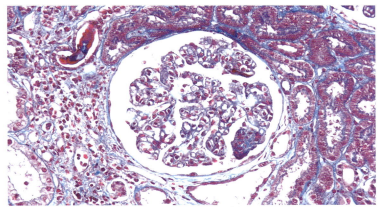

図2 クリオグロブリン血管炎（AZAN染色）。1時方向に血栓、5時方向に分節性硬化を認める

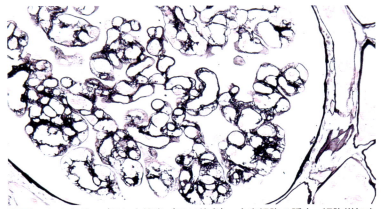

図3 クリオグロブリン血管炎（PAM染色）。内皮細胞の腫大、細胞増加を認める。一部基底膜の二重化がある

　このように膜の二重化や増殖性変化があることが組織学的には膜性増殖性糸球体腎炎（MPGN）と診断することが多いです。MPGNについては大丈夫ですか？」

「はい、あまり自信はありませんが、第2局その七で糸球体基底膜の変化とメサンギウム領域や管内細胞増多とおっしゃっていました」

「はい、その通りです。そこにクリオグロブリン血管炎というのが入っていたはずです」

「確かにあります」

「先ほど話したように、血管の閉塞に伴う血管炎症状が多いです。MPGN＋血栓などがあると、クリオグロブリン血管炎っぽいかな？　と診断を進めることになります。そして、様々な免疫複合体沈着を反映して免疫染色は派手なことが多いです」

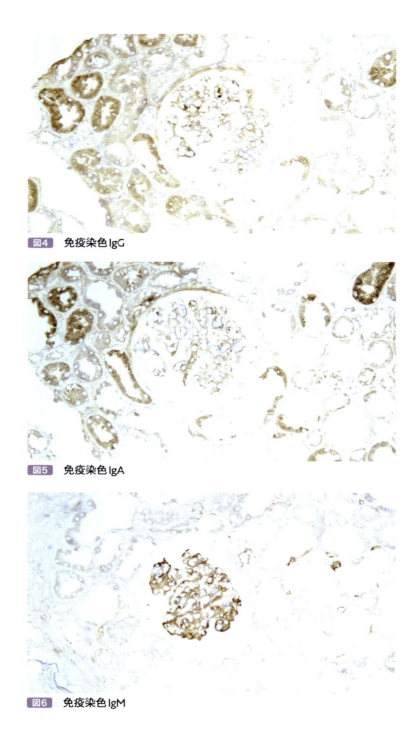

図4 免疫染色 IgG

図5 免疫染色 IgA

図6 免疫染色 IgM

参 クリオグロブリン

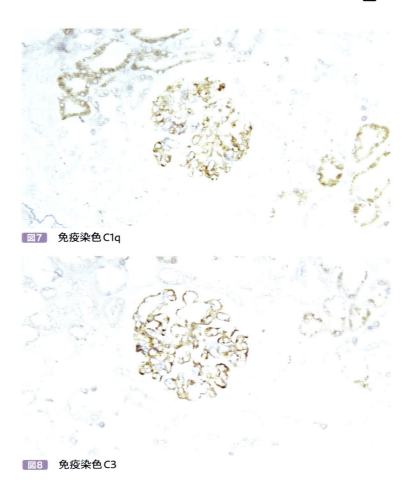

図7　免疫染色 C1q

図8　免疫染色 C3

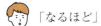「もしかしてクリオグロブリンの型によって免疫染色のパターンが変わりますか？」

「そうですね。やはりクリオグロブリンの型は圧倒的にIgMやIgGが多いですが、こちらは染まることが多い印象を持っています。C3、C1q、C4なども染まることが多いです」

「なるほど」

「クリオグロブリン血管炎は二重化があるので、内皮下に何らかの沈着があることが多いです。二重化って何でしたっけ？」

「内皮細胞が新しいGBM（糸球体基底膜）を作っていることだったはず……」

「そうですね。内皮細胞が頑張って新しいGBMを作る、これがPAM染色などで二重化に見えるわけです。そこを電顕で見てみましょう。

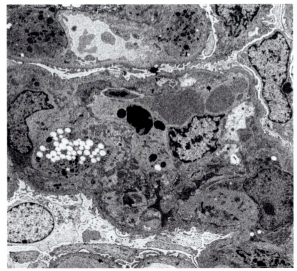

図9 　内皮下のEDD（electron dense deposit、高電子密度沈着物）

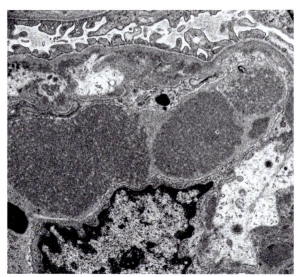

図10 　拡大、線維構造が観察される

　　こんな感じで内皮下に沈着がありますね」

「はい」

「これを拡大するとこんな感じです。

参 クリオグロブリン

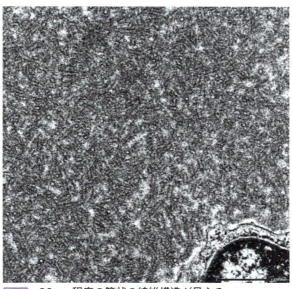

図11 20 nm程度の管状の線維構造が見える

20 nm程度の管状で若干曲がっています。Curved cylinderなどと言います。Immuno-tactoidよりは短い、線維がたくさんありますね。クリオグロブリンに伴う沈着物は内皮下やメサンギウムに多いと言われています。こちらは別の症例ですが、内皮下とメサンギウムにEDDがありますね。

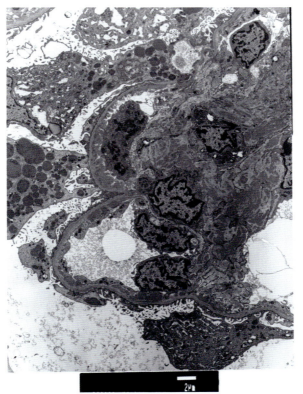

図12 内皮下とメサンギウムにEDDを認める

「このように、メサンギウムと内皮下に沈着する場合考えるべきは何でしたっけ？」

「ループス腎炎ですか？」

「そうです。ループス腎炎は、内皮下、上皮下、メサンギウムどれにでも沈着しえます。IgA腎症や膜性腎症は、原則1か所に沈着ですね。そのために、ループス腎炎などは常に念頭に置く必要がありますね」

「あのぅ、SLE（全身性エリテマトーデス）にクリオ陽性の場合にはどのように解釈すれば？」

「非常に難問ですね。前の症例のように明らかに線維構造があればクリオグロブリンと言いやすいですが、そうでない場合には意外と難しいですね。SLEに伴う免疫複合体となることも多いと思います」

「そうなんですね」

「ループス腎炎のところで話したかもしれませんが、ループス腎炎だとfinger print様の沈着がある場合があります。こちらの論文では6〜10％とあります[11]。もちろんクリオグロブリンでもあるという話もあります[12]。いくつか見てみましょう。ここから先は私見が多いので、鵜呑みにはしないでくださいね」

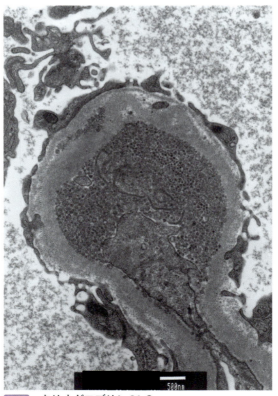

図13　クリオグロブリン01？

参 クリオグロブリン

「よくわかりません、管腔構造のように見えるのでITG（immunotactoid glomerulopathy）ですか？」

「管腔というからには中が抜けていてほしい気がします。ただ、例外はいくらもありますね。この症例は臨床情報でクリオ陽性とありましたので。私はクリオグロブリンととらえました。では、こちらは？

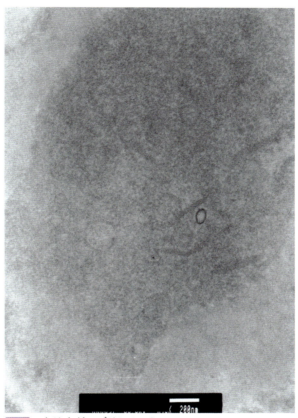

図14　クリオグロブリン02？

これはちょっと意地悪でしたね。もう少し拡大を下げるとこちら」

※　クリオグロブリンに関してはこれらの文献もオススメです[13, 14)]。沈着までとても時間がかかるslow cryoglobulinというものもあるので（この文献では2週間経って検出できている）[15)]、血清にクリオグロブリンが検出されないからといって否定することは難しいです。

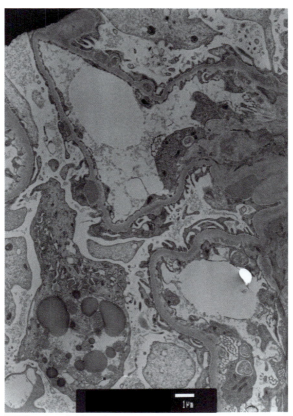

図14　クリオグロブリンの3？

「上皮下にもメサンギウムにもあって、LN（ループス腎炎）ですか？」

「はい、臨床はLNです。ただし、線維状のものがあるので拡大したら上記でした。Finger printとも呼べないですし、このように非典型例はどこまでいっても難しいですね。ループス腎炎のクラスⅣはもしかしたらクリオ陽性が多い可能性があると思います。C4が下がっていることも多く、そのためすべてが電顕まではせずにループス腎炎クラスⅣになっている印象です。まあ、あまり推測だけで話すと噛みついてくる人もいるので、このあたりで。次はLCDD、HCDDです」

参考文献

1) Brouet JC, et al. Biologic and clinical significance of cryoglobulins. A report of 86 cases. Am J Med. 1974; 57: 775-788.
2) Zaidan M, et al. Renal involvement during type 1 cryoglobulinemia]. Nephrol Ther. 2016; 12 Suppl 1: S71-81. French.
3) Ferri C. Mixed cryoglobulinemia. Orphanet J Rare Dis. 2008; 3: 25.
4) Sakai K, et al. Hyperviscosity syndrome caused by cryoglobulinemia diagnosed by observing the reversible formation of gel upon cooling and warming the patient's serum. Lancet. 2023; 402(10415): 1866.
5) Lesesve JF. Cryoglobulin deposits on a blood smear. Blood. 2012; 120: 1764.
6) Lesesve JF, et al. Cryoglobulin detection from a blood smear leading to the diagnosis of multiple myeloma. Eur J Haematol. 2000; 65: 77.
7) Lesesve JF, et al. Cryoglobulin detection from blood and peritoneal fluid smears. Int J Lab Hematol. 2011; 33: 201-204.
8) Aguiar MF, et al. Prevalence of cryoglobulinemia and cryoglobulinemic vasculitis in chronically HCV-infected Brazil-

ian patients. Ann Hepatol. 2019; 18: 685-692.

9) 岸誠司, 他. クリオグロブリン血症. 日内会誌. 2011; 100: 1289-1295.

10) Desbois AC, et al. Cryoglobulinemia: An update in 2019. Joint Bone Spine. 2019; 86: 707-713.

11) Hvala A, et al. Fingerprint and other organised deposits in lupus nephritis. Wien Klin Wochenschr. 2000; 112: 711-715.

12) Stoebner P, et al. Ultrastructural study of human IgG and IgG-IgM crystalcryoglobulins. Am J Clin Pathol. 1979; 71: 404-410.

13) Menter T, et al. Renal disease in cryoglobulinemia. Glomerular Dis. 2021; 1: 92-104.

14) Silva F, et al. New insights in cryoglobulinemic vasculitis. J Autoimmun. 2019; 105: 102313.

15) Hashimoto S, et al. A case of mesangial proliferative nephritis caused by slow cryoglobulin. Case Rep Nephrol Dial. 2023; 13: 120-128.

第9局 MGRS (monoclonal gammopathy of renal significance) 関連

LCDD、HCDD

学会などに出すならば、これが最低レベルです

「LCDD（軽鎖沈着症）とHCDD（重鎖沈着症）は光顕だけで組織学的に分類できるのですか？」

「無理ですね。免疫染色勝負になります。免疫染色で陽性に加えて、電顕での確認が必要です。歴史的には面白くて、まずLCDDが見つかり[1]、LHCDD（軽鎖重鎖沈着症）、HCDDと発見されています[2]。そのためにアミロイドーシスとは別ものとしてRandall型単クローン性免疫グロブリン沈着症と呼ばれたりしたのですね。基本的に個人の名前というよりは病態を表す名前のほうがよかろうとのことで今はmonoclonal immunoglobulin deposition disease（MIDD）と呼ばれます[3,4]。古い教科書などにはRandall型とあるので、これを見たらMIDDでいいと思います」

「LHCDDは軽鎖も重鎖も沈着するということですか？」

「その通りです。しばしば糸球体は分葉化、結節となります、この論文だと60％とありますね[5]。そうなると、光顕を見ると基本は糖尿病か？　と思われる所見なのに、動脈硬化性病変が軽微だったり、尿細管や基底膜の肥厚がない場合や、免疫染色で偏りがあったりすると糖尿病性糸球体硬化症ではないかもと思います」

「具体的には？」

「LCDDの場合はκの沈着が多いです。ALアミロイドーシスの場合にはλが多いですね[6]。LHCDDの場合には軽鎖に加えて重鎖も沈着します[7]。HCDDの場合は重鎖だけですね」

「軽鎖はκ、λでわかりますが、重鎖はどうやって調べるのですか？」

「非常に重要なところです。専門家でも一部の人しかそこまで詰めないと思いますが、こちらの論文がよいと思います。東北大学第二内科の優秀な大江佑治先生と相馬淳先生の仕事です。大江先生は若い頃からいい研究をされていますね[8]。2013年の論文ですがHCDDについてまとめられており、γ-HCDDが30例、α-HCDDが6例、μ-HCDDが1例

とあります」

「あのー、γ、α、μって……」

「苦手って言っていましたものね。おさらいしてみましょう。

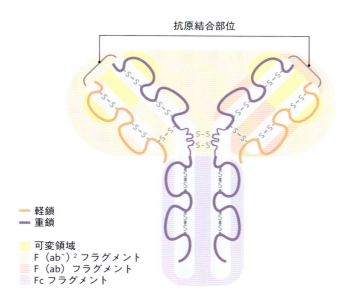

図1 免疫グロブリンの形01

そこで重鎖について見ると、

IgG……γ鎖
IgM……μ鎖
IgA……α鎖
IgE……ε鎖
IgD……δ鎖

となります」

「εって、どう読むのですか？」

「エプシロンと読むことが多いですね。さて、これらのサブクラスを染色することでHCDDの存在を確認しています。上の図を詳しく書くとこうです。

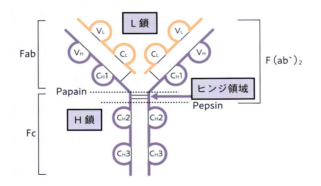

図2 免疫グロブリンの形O2

　形が似ているCHの部分と、可変部分の（variable region：VH/VL）があります。これらの重鎖と軽鎖がバラバラになって沈着したということですね。そのため、まともな形をしていないことがあります。例えば、重鎖といってもCH1部分が短くなっているかもしれないという論文があります[9]。厳密には、Fab-CH1、ヒンジ、Fc-CH2、Fc-CH3のどこに対する抗体なのかを詰めなくてはいけないですし、テクニカルには、染色の際に抗体の濃度や不活化をするか？　ホルマリン固定でいいのか？　などの検討も必要ですね。そうなるとしっかりトレーニングして一度は研究したほうがいいかもしれません」

「やはりそうですか……」

「それでは光顕で見てみましょう」

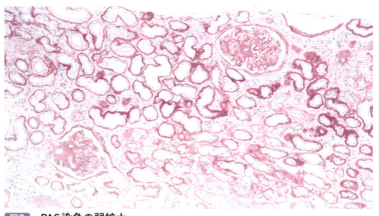

図3 PAS染色の弱拡大

「かなり荒廃した間質に糸球体2個、ベタッとした沈着があります」

四 LCDD、HCDD

「はい、そうですね。印象としてはいかがでしょうか？」

「尿細管やボウマン嚢の基底膜も厚いですが、糸球体内のベタッとした部分は結節という印象なので、アミロイドーシスでしょうか？」

「強拡大を見てみましょう。

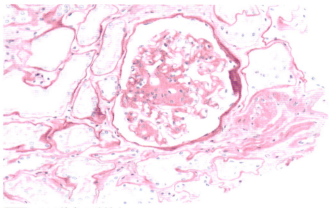

図4　PAS染色の強拡大

やはりhomogeneousな構造が見えます。PAM染色で見ると糖尿病性糸球体硬化症によるものなら線維が染まりますが、この症例では染まりませんでしたので、確かにアミロイドーシスの可能性も疑われると思います。ところがcongo redは陰性、κ、λはそれぞれ1＋程度の染色でした。電顕を見るとこんな感じでした」

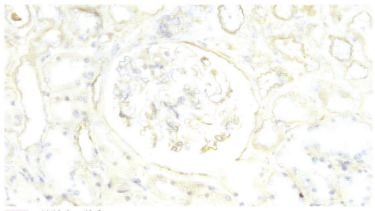

図5　強拡大κ染色

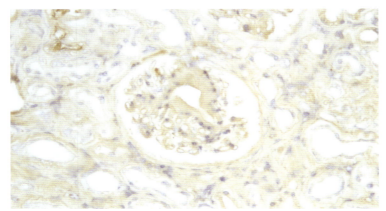

図6 強拡大λ染色

「あまりわかりません」

「そうですよね。この症例ではあまりどちらかに偏っているとは言いにくい印象です。少しだけ係蹄壁のκが強いかもしれません。そのために電顕をしてみました。こちらです」

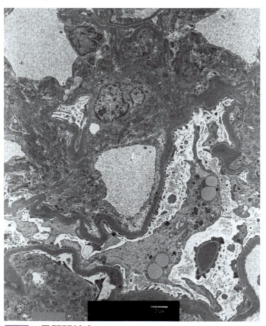

図7 電顕弱拡大

「あまりわかりません」

「ほんのりメサンギウムと基底膜に沈着がある印象です」

四 LCDD、HCDD

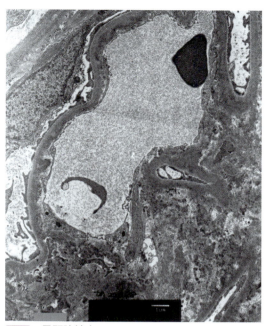

図8　電顕強拡大

　この強拡大を見ると右下の部分にEDDがまばらに、そして基底膜のlamina rara internaの部位に一致するようにelectron denseな物質が連続性に沈着しているのがわかります。電顕で見るとGBMは、内側からlamina rara interna→lamina densa→lamina rara externaで、薄→濃→薄という3層に見えます。ここでは、lamina internaの部分が濃くなっていますね、ただし、膜性腎症などのようにdepositがどんとあるわけではないので、powderyとか、ground-pepper-like depositと呼んだりします。日本では砂状ですね。そうなると、併せてLCDDと矛盾しないという診断になります」

「これだと少し見やすいです」

「これはPhotoshopでトーンカーブいじっていますからね。これで沈着などはわかりやすくなることがあります。LCDDといえば、内皮側に砂状に沈着、となるでしょうか。実際には、κ、λの沈着に差があったり、尿細管基底膜にも沈着していたりして気づくことが多いです。糖尿病性糸球体硬化症に比べて尿細管基底膜の蛇行が少ないなんていう人もいますね。凍結切片でIF（免疫蛍光染色）のほうが感度は高いと思います[10]。今では臨床でFLC（free light chain）なども容易に測れるのでそちらから気づくこともあると思います。私の写真はそれほど典型的ではないかもしれないので、こちらのアトラスがお勧めです[11, 12]」

「なるほど、これは臨床上よく出合うのでしょうか？」

「珍しいでしょうね。あっても100例で1例以下、0.5％程度かと思います。他にも尿細管に沈着するlight chain proximal tubulopathy（LCPT）や結晶形成はκが有意で1/3は結晶を作らずベタッとした沈着があるという論文がありますね[13, 14]。また、増殖性変化を伴う病変があるproliferative glomerulonephritis with monoclonal immunoglobulin deposits（PGNMID）などがありますが、これは、『〜所見を「読んで」「考える」〜臨床医のための腎病理読解ロジック3 各論編：血液疾患と腎病理』（中外医学社）、『ジョーシキ！　腎病理診断エッセンシャル』（南山堂）、『ジョーシキ！　腎生検電顕アトラス』（南山堂）が充実しているのでそちらを読んでいただくのがいいでしょう」

「わかりました。先生のコレクションにもないのですか？」

「あったはずなのですが、先ほどのcongo redスライドがなくなってしまったのです。震災でかなりスライドが壊れてしまったり、誰かが学会のときに使って返さなかったり……。そうするとよい画像は早めに保存するに限りますね」

「そうなのですね。ところでLCDDとアミロイドって合併することはありますか？」

「こういうレポートがあり合併することがあるようですね[15]。関係ないですがIgEκ型などの珍しいLHCDDなどもありますね[16]」

「げげげ。ここまでする必要ありますか？」

「悩ましいですね。免疫染色の特性として染まれば"ある"と言いやすいですが、染まらない場合には本当に"ない"と言えるかは難しいです。さらに、他のものが一緒に沈着していない、というのをどこまで詰めるか？　となりますよね。染めるための抗体を購入するのもバカにならない金額ですから。そうなると、別の手法、質量分析なども加えた判断になると思います。まあ上記で免疫染色の感度が低いと言っていますが、こちらの論文などでは免疫染色で載っています。剖検例だからかもしれませんね。残念ながら白黒ですが[17]。この中の表が秀逸で30例のLCDDのケースレポートのlight chainの染色の偏りについてまとめられています。そこではκが25例、λが5例優位なのですね。このようなケースレポート見ておくとよいと思いますよ。移植腎でLCDDが再発なんて話もあるわけですし、腎硬化症のところでも言いましたが、透析導入の原疾患で腎硬化症が第2位になっていたわけですが、腎生検をされている症例は多くないので、そうなるとこのような疾患が潜んでいる可能性は十分にありますね。κ、λはルーチンするべきだと個人的に思います[18-20]」

「わかりました」

四 LCDD、HCDD

参考文献

1) Randall RE, et al. Manifestations of systemic light chain deposition. Am J Med. 1976; 60: 293-299.

2) Aucouturier P, et al. Brief report: heavy-chain deposition disease. N Engl J Med. 1993; 329: 1389-1393.

3) Gallo G, et al. The spectrum of monoclonal immunoglobulin deposition disease associated with immunocytic dyscrasias. Semin Hematol. 1989; 26: 234-245.

4) Buxbaum J. Mechanisms of disease: monoclonal immunoglobulin deposition. Amyloidosis, light chain deposition disease, and light and heavy chain deposition disease. Hematol Oncol Clin North Am. 1992; 6: 323-346.

5) 中本安. 単クローン性免疫グロブリン沈着症, わが国の症例（総説）. 腎と透析. 1996; 41: 125-131.

6) Nasr SH, et al. Dysproteinemia, proteinuria, and glomerulonephritis. Kidney Int. 2006; 69: 772-775.

7) Yasuda T, et al. Gamma-heavy chain deposition disease showing nodular glomerulosclerosis. Clin Nephrol. 1995; 44: 394-399.

8) Oe Y, et al. Heavy chain deposition disease: an overview. Clin Exp Nephrol. 2013; 17: 771-778.

9) Lin J, et al. Renal monoclonal immunoglobulin deposition disease: the disease spectrum. J Am Soc Nephrol. 2001; 12: 1482-1492.

10) 上田善彦. 腎病理診断における免疫染色の展開. 日腎会誌. 2009; 51: 521-527.

11) Fogo AB, et al. AJKD Atlas of renal pathology: Light and heavy chain deposition disease. Am J Kidney Dis. 2016; 67: e1-3.

12) Fogo AB, et al. AJKD Atlas of renal pthology: Light chain deposition disease. Am J Kidney Dis. 2015; 66: e47-8.

13) Stokes MB, et al. Light chain proximal tubulopathy: Clinical and pathologic characteristics in the modern treatment era. J Am Soc Nephrol. 2016; 27: 1555-1565.

14) Kousios A, et al. Non-crystalline light chain proximal tubulopathy, a morphologically protean entity. Nephrol Dial Transplant. 2023; 38: 2576-2588.

15) Said SM, et al. The characteristics of patients with kidney light chain deposition disease concurrent with light chain amyloidosis. Kidney Int. 2022; 101: 152-163.

16) Isnard P, et al. Randall-type monoclonal IgE kappa light-heavy chain deposition disease. Kidney Int Rep. 2023; 8: 1464-1468.

17) 鈴木創, 他. ネフローゼ症候群で発症した多発性骨髄腫に伴う light chain deposition disease（LCDD）の一剖検例. 日腎会誌. 2013; 55: 63-70.

18) Kobayashi A, et al. Light chain deposition disease recurrence in renal allograft after long-term remission. Nephron. 2023; 147 (Suppl 1): 96-100.

19) Moiz A, et al. Late recurrence of light chain deposition disease after kidney transplantation treated with bortezomib: a case report. Ochsner J. 2014; 14: 445-449.

20) Horike K, et al. A case of recurrent light chain deposition disease after living-related renal transplantation – detailed process of the recurrence. Clin Transplant. 2012; 26 (Suppl 24): 64-69.

第9局 MGRS（monoclonal gammopathy of renal significance）関連

結節をきたす疾患

繰り返しますが、結節＝糖尿病性糸球体硬化症ではありません

「さて結節ですね。その前に結節と分葉化の違いって意識していますか？」

「あまりしていません」

「まずは結節（nodule）というのはメサンギウム基質の円形から類円形の拡大のことですね。前に定義を書きました（→p.208〜209）。そのために、1個でも結節と呼びます。分葉（lobulation）という場合には、何らかの細胞増多、メサンギウム増殖でも管内増殖でもいいのですが、それらを伴って糸球体係蹄が塊のようなセグメントの集合体に見える状態になります。糸球体の係蹄全体の変化ととらえています。MPGN（膜性増殖性糸球体腎炎）に多いです。強いて言えば、分葉化はブロッコリーのようだ、となるかもしれません。YouTubeで腎病理解説している"れなるみっち@腎病理塾"の先生はこうおっしゃっています。アメリカの腎病理の有名なAgnes Fogo先生は"あっぷっぷー"としたような糸球体と言っていたと。アメリカで"あっぷっぷ"って何て言うのでしょうか？　さて、結節が多数ある場合、糖尿病性糸球体硬化症などの場合にはあまり分葉化と呼ぶことはありません。ここはややこしいのですが、糖尿病性糸球体硬化症についてのびまん性変化とは、結節性変化を伴わない場合を指すことが多いです」

「なるほど」

「例えばこれなどは、様々なところに結節がありますね。糖尿病性糸球体硬化症を強く示唆します。細胞成分が少なくベタッとしていると結節と呼びやすいですね。

五 結節をきたす疾患

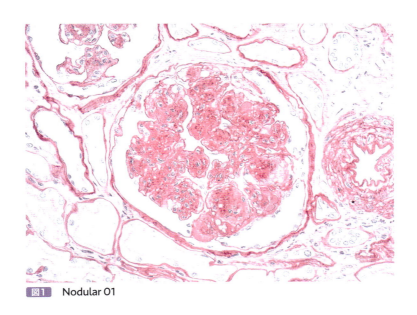

図1　Nodular 01

こちらはPAM染色です。糖尿病性糸球体硬化症ですが、4時方向は結節でもあり、メサンギウム融解でもあり、microaneurysmですね」

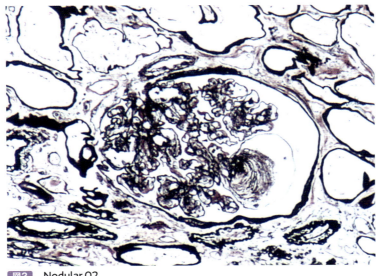

図2　Nodular 02

「はい」

「こちらはいかがでしょうか？」

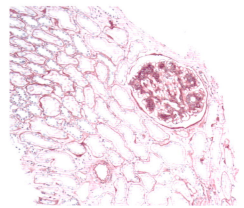

図3 Nodular & Lobular

「メサンギウム基質の拡大や、細胞増加などが見られます。ところどころに結節が見られますね。印象としては糖尿病性糸球体硬化症でしょうか？」

「はい、それでいいと思います。印象としては糖尿病性糸球体硬化症ですよね。この場合は分葉化と言ってもいいかもしれません。ただ分葉化というなら、やっぱりメサンギウム細胞の増加が目立って、係蹄腔がはっきりしないような組織のほうがしっくりきます。ではこちらは？」

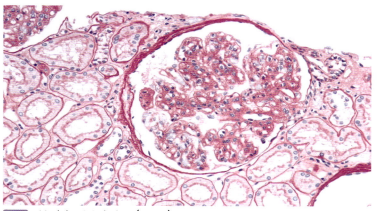

図4 Nodular & Lobular（C3GN）

「糸球体はやや大きめでしょうか。メサンギウム基質は増加し、細胞も増加していると思います。ところどころ管内増殖もあり、一部に二重化もあります。となると膜性増殖性糸球体腎炎でしょうか？」

「はい、かなりわかるようになってきましたね。これも大まかにくくれば分葉化としてもいいかもしれません。これはMPGNと明らかなので、あえて分葉化しているなんてコメント入れないと思いますが、次は古いので色が抜けていますがこちらは？」

五 結節をきたす疾患

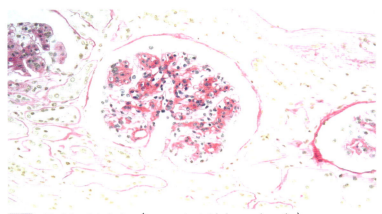

図5　Nodular & Lobular（immunotactoid glomerulopathy）

「確かに色が薄いですね。メサンギウム細胞の増加、基質の増加はあります。一部は管内増殖のように見えます。二重化はこのスライドだとよくわかりません。これだとMPGNでしょうか？」

「十分かと思います。非常に悩ましいですね。これを糖尿病性糸球体硬化症と判断する場合はあるかもしれません、この糸球体だけ見れば、ですけどね。図3 ～ 図5 は順に、idiopathic nodular glomerulosclerosis、C3腎症、immunotactoid glomerulopathy（ITG）となります。先にC3腎症について解説しておきましょう、こちらは免疫染色でC3が強く染色されました。他の補体成分や免疫グロブリンはほとんど染色されません。

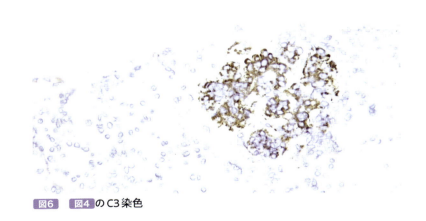

図6　図4 のC3染色

この電顕はいかがでしょう？　ちょっとアーチファクトが入っていますが」

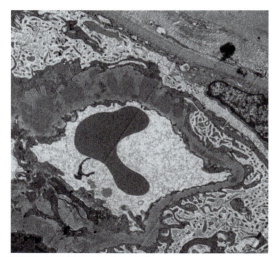

図7　図4の電顕（MPGN）

「はい。基底膜はところどころ厚く、係蹄内にEDDを認めます。内皮下か上皮下かはよくわかりません」

「係蹄の10時から1時方向にかけて膜性腎症ステージII～III相当の上皮下沈着物が認められるほか、2時方向に内皮下沈着物が認められますね。この症例は治療反応が悪いために3回目の腎生検なので、治療介入と長い経過を反映して修飾が入っていますが、上皮下沈着物があるので、Burkholder型のMPGN type III（後述→p.283）に相当すると思われます。さて次にいきましょう。図5はκ、λがあまり染まらず電顕ではこのようでした。

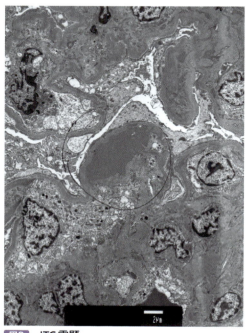

図8　ITG電顕

五 結節をきたす疾患

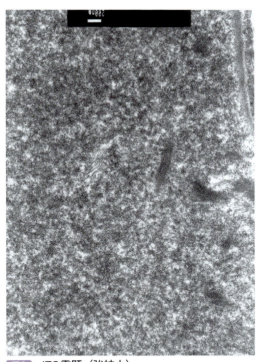

図9　ITG電顕（強拡大）

　25～30 nmの線維が整列しているところから、ITGかな？　と思っています。何となくクリオグロブリンにも見えますが、血清的には補体の低下やクリオグロブリンの検出はされませんでした」

「なるほど」

「そうなると 図3 ですね。こちらは糸球体の変化に比べて間質や血管が良すぎたのですね」

「確かに尿細管基底膜やボウマン囊肥厚などはありません」

「そうなのです。ちなみに免疫染色ではκ、λの偏りもありませんでした」

「電顕は？」

「このときは電顕の検体に糸球体が入っておらず観察はできませんでした。戻し電顕（電顕用の組織を採取せず、後に電顕所見を必要とした場合に、パラフィンブロックから試料作製を行う方法）も考えたのですが、こちらも検体が足りずに断念です」

「そうなんですね……」

「臨床的には糖尿病歴はありませんした。喫煙歴もありません。数年後にリウマチ熱に伴う僧帽弁置換の手術をしました。リウマチ熱は腎炎を起こしますが、このようなnoduleを作るという報告は見当たりません。そうなると、idiopathic nodular glomerulosclerosisととらえています。喫煙者に多いと言いますが、患者が吸っていないと言えば吸っていないととらえるしかないですからね[1-3]。これらのことから、単純に結節といっても安易に糖尿病性糸球体硬化症とせずにしっかりとLCDD（軽鎖沈着症）などがないかを考えていく必要がありますし、MPGNであれば、どうしてMPGNになったのかを考えることが重要ですね」

参考文献

1) 瀬川裕佳, 他. 正常血糖, HbA1cを呈した結節性糸球体硬化症の1例. 日腎会誌. 2017; 59: 619-627.
2) 菊田知宏, 他. 喫煙と高血圧の関与が示唆された若年発症の特発性結節性糸球体硬化症の1例. 日腎会誌. 2010; 52: 959-965.
3) Markowitz GS, et al. Idiopathic nodular glomerulosclerosis is a distinct clinicopathologic entity linked to hypertension and smoking. Hum Pathol. 2002; 33: 826-835.

第9局 MGRS（monoclonal gammopathy of renal significance）関連

MPGNという病気は存在しない

学生に一番人気のある腎炎ですが、きちんと説明できますか？

「あのぅ、1つ気になったのですが……」

「はい、どうぞ」

「これまで出てきたMPGNですが、ループス腎炎だったり、クリオグロブリン血管炎だったり、immunotactoid glomerulopathy（ITG）、C3GNとたくさんありました。膜性増殖性糸球体腎炎という病気ってあるのですか？」

「よいところに気づきましたね。実は第2局その七でも解説しましたが、MPGNというのは**糸球体の障害のパターン**です。細胞増加があって、係蹄の変化に二重化があればいいのですから。この細胞増加は基本的には管内増殖を意味しますが、メサンギウム領域の細胞増加でもいいですし、細胞自体も何でもいいです。炎症細胞であってもメサンギウム細胞であっても……。そうなるとよくわかっていない臨床医が、MPGNという組織診断を見て、膜性増殖性糸球体腎炎という病名をずっとつけている場合があります、これは変ですよね。そのために臨床においてMPGNを起こす疾患にどれほど調べているかが重要になると思います」

「なるほど」

「歴史的な経過を話すと、MPGNはI型、II型、III型と分類されていました。簡単にすると、

- I型……メサンギウムと内皮下沈着（メサンギウム細胞が内皮下腔に間入している）、厳密にいえばlamina densaが温存される場合。
- II型……糸球体基底膜への沈着と書かれていることが多いが、糸球体基底膜の変性に伴うdense deposit様変化と考えられている
- III型……メサンギウムと上皮下沈着、first form：Burkholder型とsecond form：Strife & Anders型に分類されることもある。Burkholder型は上皮下沈着、Strife & Anders型はlamina densaまたは内皮下沈着とされI型と区別ができない

と分類されていたのです、これらはあくまで形態的な分類であり、病因的な分類が進んでいきました。せっかくですから図を見てみましょう。

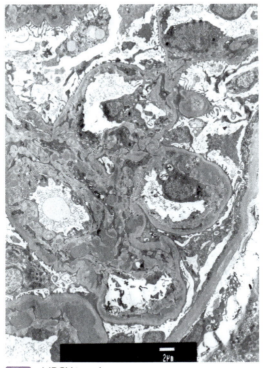

図1　MPGN type I

内皮下沈着がありますし、腫大したような内皮細胞があり、ところどころ二重化がありますね」

「何となくわかります」

「これはどうでしょう？　ちょっと古いですが」

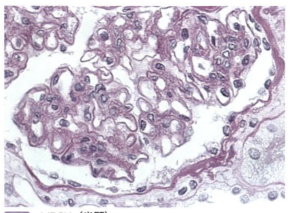

図2　MPGN（光顕）

「メサンギウムが増えているように見えますが、膜は若干厚いです。管内増殖はそれほど目立ちません。PAM染色はどうでしょうか？

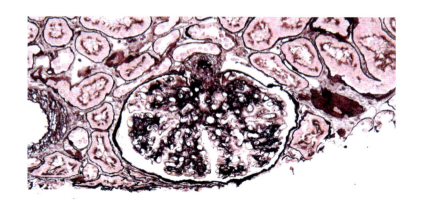

図3　MPGN type II PAM

何ですかこれ？　見たことがありません」

「これがDDD（dense deposit disease）ですね。係蹄が変性してPAM染色の銀が染まらなくなっています。電顕はこんな感じですよ。

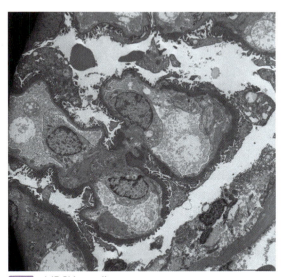

図4　MPGN type II

こちらはlamina densaが妙に厚いですね。まあこれは変性疾患としてとらえたほうがいいので、『ジョーシキ！　腎生検電顕アトラス』（南山堂）のp.106〜109か、『Nephrology Frontier』（メディカルレビュー社）の7巻のp.158〜161を読んでください」

「言われてみれば濃いような気が……文献をありがとうございます」

「こちらは？」

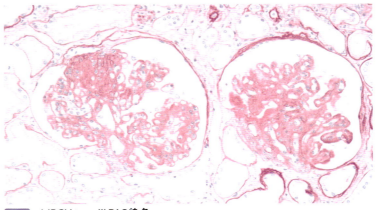

図5　MPGN type III PAS染色

「これは膜が明らかに厚いですし、管内増殖もあります。メサンギウム基質も増えていてメサンギウム増殖もありそうです。MPGNですよね。

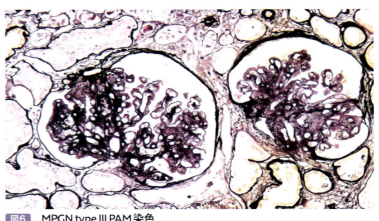

図6　MPGN type III PAM染色

二重化もあるようです。光顕はMPGNでよいと思います」

「はい。それでは、電顕はこちら。

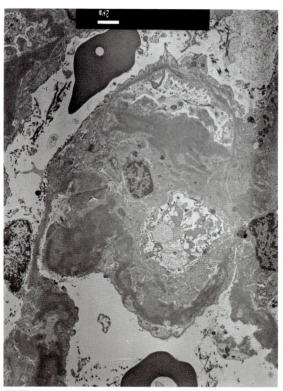

図7　MPGN type III

こんな感じで、基底膜のlamina densaが不明瞭化し、基底膜内や上皮下に沈着が見られるようです。一部パラメサンギウムにも沈着しているようにみえます。このような電顕って見たことはありましたっけ？」

「えーと、ループス腎炎でしょうか？」

「そうです。このように上皮下＋メサンギウムなどはループス腎炎との鑑別が重要です。そのために電顕だけの分類はそれほど意味がないですよね。別の疾患が混ざっているわけですから」

「言われてみれば」

「I型については、内皮下沈着として分類されますが、病因として考えるべきは主に下記になります。

- C3GN
- PGNMID
- Immune complex mediated glomerulonephritis
- クリオグロブリン血管炎

もちろんIgA腎症などもメサンギウム沈着に加えて内皮下にちょっとだけ沈着することもありますが、これはMPGNと呼ぶことはないですね。もちろん光顕上はMPGNパターンをとることもあります。ループス腎炎も同様ですね。II型、III型については非常に珍しいのでここでは解説しなくていいでしょう。要は、**MPGNとは特異的な疾患を指す言葉ではないので、臨床的に考えるならば、光顕でMPGNを見たときには、臨床情報と免疫染色のパターンから病気を考える**ことが重要です。電顕では、IC（免疫複合体）が沈着しているか？　していないか？　を考えてからオーダーしましょう。MGRSではMPGNパターンは意外と多いので、こういうことを想定していないと、何も情報が増えず、MPGNという病名だけで変な治療をすることになってしまいます」

「ICが沈着している場合と、していない場合でどう考えればいいですか？」

「これまでの紹介も必要になりますが、以下の通りですね」

EDD（electron dense deposit）が見られた場合
- ICと考え、再度SLE（全身性エリテマトーデス）がないかを検討する
- 光顕ではフルハウスパターンだけど臨床的には明らかなSLEがない場合などが有名かもしれない[1]
- 線維沈着があるかないかの判断
- 線維があればアミロイドーシス、クリオグロブリン、immunotactoid glomerulopathy、fibrillary GNなどを考える
- 上記がはっきりしない場合にはICなどを考える。Fibrillary GNなどを疑えば光顕の免疫染色でDNAJB9の染色を考える。臨床に戻って、ALアミロイドーシスであれば、κ、λのチェックが必要で、クリオグロブリンであれば再検、補体のチェックが必要

EDDがみられない場合
- EDDがない、線維沈着もないICをどこまで詰めるか？　というのも、施設の実力と予算次第になるが、LCDD、LHCDD、HCDDなどを染め分けるかになる。この場合はMPGNとは違うパターンの電顕像

「LCDDでは電顕上powderyな沈着が特徴的でしたよね」

「はい、そうですね。その他、感染関連のもの、有名なのがA型β溶連菌ですが、ブドウ球菌やMRSAでもあります。この場合にはIgA dominant postinfectious GNなどを最近よく見かけますが、ウイルスで言えば、パルボB19、EB、コクサッキー、HIVなどの報告を見かけたことあります」

「やはり、そのくらい鑑別しないといけないですか？」

六 MPGNという病気は存在しない

「うーん、病態がシンプルで、若い人がわかりやすく感染症になってそのあとに腎炎が発症して腎生検……という流れなら誰もが納得するかもしれません。ところが実際にはそういうわけではないので、特にMPGNの場合には内皮障害で起こりますから、高齢で背景疾患などが多いと非常にややこしくなりますね。まあ、MPGNで報告するなら、上記のことをしっかり考えて準備してから発表しないと、学会の場では、腎病理に命をかけている人に裂裟懸けでバッサリ、というより、薩摩示現流で真っ正面から脳天かち割られますね」

「怖いです……」

「まあ、いろいろと話しましたが、要はMPGNという病気はないので、何によるMPGNかということを十分に意識するに尽きるかと思います。また、II型は特別だとして上皮下沈着や内皮下沈着は、電顕を見ないと本当のところはわからないとなります。まあ光顕像でスパイクのある膜性腎症を上皮下沈着とみなすのはかまいませんが、学会などでは電顕所見を呈示せずに上皮下沈着と決めつけてしまうのはNGですね」

「はい！」

参考文献

1) Wen YK, et al. Clinicopathological study of originally non-lupus "full-house" nephropathy. Ren Fail. 2010; 32: 1025-1030.

第 10 局

巣状分節性
糸球体硬化症

その 壱　巣状分節性糸球体硬化症

その 弐　Diffuse podocytopathies

その 参　一次性FSGSについて

その 四　FSGSの病理

その 五　IgG dusting

その 六　電顕によるpodocyte effacementについて

第10局 巣状分節性糸球体硬化症

巣状分節性糸球体硬化症

形態的な変化と病因を分けて考えましょう

😀「ずいぶん話しましたね。ループス腎炎から始まって、IgA腎症、血管炎、膜性腎症、その後IgG4関連腎臓病で間質性腎炎を話して、腎硬化症、糖尿病関連腎臓病、MIDD関連で珍しい病気を話して、これでほとんど解説をした気がしますが、何か抜けていますか？」

🧑「そうですね。あっ、微小変化型ネフローゼ症候群と巣状分節性糸球体硬化症です」

😀「なるほど、微小変化型ネフローゼ症候群はあまり病理的な面白さがありませんが、腎臓の本でそれを解説しないのはちょっとおかしいですね。その前に巣状分節性糸球体硬化症について解説しましょう。古賀先生はどうとらえていますか？」

🧑「Focal segmental glomerulosclerosisなので、ところどころの糸球体に分節性硬化が起きている病気、ととらえていますが一次性とか二次性とかがよくわかりません」

😀「そのあたりが整理されていないとしっくりこないかと思います。まず認識するべきは、**FSGSというのは糸球体障害のパターン**です」

🧑「あれ？　MPGNでもそんなことをおっしゃっていましたね」

😀「はい、昔の形態的な分類からスタートしており、最近の流れは病因別に分類するのが主流です。まずは形態的な分類について確認しておきましょう。FSGSというには"糸球体の分節性の硬化性病変が巣状に観察される"ことが必要になります。この巣状は1％でもいいですし、99％でもいいです。例外としてはColumbia分類のcollapsingバリアントは硬化性病変がなくても診断してよいことになっています。この段階では何による硬化性病変かは問題にしていません」

🧑「一次性と二次性の分類は、何によって分けるのですか？」

😀「最近では一次性FSGSはpodocytopathyという概念でくくられることが多いですね」

巣状分節性糸球体硬化症

「それは何ですか？」

「次以降で解説していくことにして、よくある表を載せておきましょう。二次性のFSGSの原因です」

一次性（primary）	・抗ネフリン抗体など
二次性（secondary）	・Virus-associated ・Drug-induced ・Adaptive
遺伝性（genetic）	

「これってなんでもアリってことですか？」

「まあ、そういうことになります。病理学的にも臨床診断的にも使われているので、こんがらがりますが、全身浮腫で尿タンパクが多いネフローゼ症候群で来院して、腎生検をしたらFSGSだった、というのと尿タンパク多めだけでネフローゼ症候群はきたさない症例を腎生検してFSGSだった、というのを区別するのがいいですね。実際にそのようにとらえたほうがいいよという論文もあります[1]。そのうえで、液性因子が絡む可能性がある一次性と他に原因がある二次性を分けるのがいいのではないか？　と思います。一次性ネフローゼ症候群に関わる液性因子としてもたくさんの候補があります。例えば、familial、congenitalと呼ばれたりもします。多数の遺伝子が想定されています[※]。suPAR（soluble urokinase-type plasminogen activator receptor）、CLCF1（cardiotrophin-like cytokine factor 1）、抗CD40抗体、sCD-40L（soluble CD40 ligand）、CASK（calcium/calmodulin-dependent serine protein kinase）、抗ネフリン抗体なども言われていますし、薬剤や遺伝子は山ほどありますよ。すごく詰めるなら、『難治性ネフローゼ症候群 巣状分節性糸球体硬化症 FSGSの臨床』（東京医学社）を読んでみてください」

「はい」

参考文献

1) Sethi S, et al. Focal segmental glomerulosclerosis: towards a better understanding for the practicing nephrologist. Nephrol Dial Transplant. 2015; 30: 375-384.

※ 遺伝性だと小児が多い印象ですが、成人でもFSGSの原因遺伝子としてTRPC6、Alport症候群で有名なCOL4A3、COL4A5などが報告されています。

第10局 巣状分節性糸球体硬化症

Diffuse podocytopathies

最近よく耳にする概念です

「Podocytopathyは、ここ10年ほどで出てきた概念の印象です。内科学会誌には2019年に出ていますね[1]。ここにあるように"典型的には一次性ネフローゼ症候群の疾患が含まれる"となります。ポドサイト障害が主の病態ということですね」

「どんな腎疾患でもポドサイトは障害されるのでは？」

「まあそうですよね。最終的にはどんな疾患でもポドサイトは障害されます。そのあたりの最新の知見を含めて、遺伝子、薬剤、感染、血行動態などの病因から再定義しようという動きがあります。海外では結構過激で、ERAのX（旧Twitter）ではポドサイト障害はMCNS（微小変化型ネフローゼ症候群）、ポドサイトがなくなってしまう、あるいは脱落してしまうとFSGSなんていう絵がありました[2]」

「そうなるとわかりやすいですね」

「MPGNのところで述べたように、糸球体障害のパターンとしてFSGS、障害の原因は……というような記載が臨床上は必要になるかと思います」

「なるほど」

「その前に、どうしてFSGS硬化性病変ができるのかという話をしておいたほうがいいですね。古賀先生、糸球体が潰れていくのには、どのようなパターンがありますか？　最終的にはどんな糸球体も全節性硬化global sclerosisになるわけですが」

「ううむ。糖尿病性糸球体硬化症では結節などがあるし、虚脱した糸球体もあるし……よくわかりません」

弐 Diffuse podocytopathies

「もちろんいろいろあります、大まかに言えば、以下の通りです。

- メサンギウム基質の増加で係蹄が閉塞してしまう
- 半月形成が起こるような強い炎症などでそのまま閉塞してしまう
- ポドサイトが脱落してそこから係蹄が閉塞する
（上記が教科書などに書いてありますが、私見になりますが、下記などもあります）
- 虚脱……糸球体への血流の途絶
- 血栓などによる閉塞……ループス腎炎のヒアリン血栓やクリオグロブリン血管炎に伴う血栓、内皮障害などでも生じる可能性がある
- Atubular glomeruli……尿細管の閉塞

まあ、いろいろな形で血流や尿の流出が途絶して糸球体が働かなくなって潰れていくわけです。一次性のFSGSなどのようにポドサイトが脱落すると、その修復のためにボウマン嚢側の上皮細胞（parietal epithelial cells：PEC）が伸びてくるといわれています[3-6]。これらは動物実験のモデルが多く、本当に人間での病因といえるかは難しいところですが、様々な工夫をして人間で研究が進められました[7, 8]。他にも人間であれば、尿中ポドサイトがMCNSよりFSGSで多いという報告があります[9-11]。まあ、ざっくりとした話になりますが、内皮、GBM、上皮というのは互いに作用して構造を保っており、そのどれか1つでもある程度傷んでしまうと正常の構造を保てず硬化していくのだろうなととらえています」

「なるほど」

「定義としては分節性硬化＝係蹄が残存、球状硬化＝正常の係蹄がないとなっています」

「はい、そこは以前聞きました」

「そうなると、病理学的には、**"分節性硬化をきたす糸球体が、全糸球体の1～99％存在する"** という非常に範囲が広いものになります。ただし、他の疾患、例えばIgA腎症、膜性腎症、ループス腎炎などがある場合には、そちらが診断名になります。これらの疾患がなく、分節性硬化病変が目立つ場合の診断名になることが多いです。そうなると腎硬化症などもあまり特徴がないのが特徴ですので、分節性硬化などがある場合にはFSGSと診断されるかもしれません。教科書的にもFSGSの病因として高血圧と書いてあります。『腎生検病理取扱い規約』のp.91にも "糸球体内圧の上昇や血流量の増加に伴い、糸球体肥大や内皮下への硝子化物の浸み込みが出現する。進展すると分節性硬化となり、さらに充実型の球状硬化となる" とあるので、腎硬化症と二次性のFSGSは分けて考えるのは難しそうです。というわけで、一次性のFSGSですね」

参考文献

1) 岡部匡裕, 他. ポドサイトパチー. 日内会誌. 2019; 108: 116-123.

2) ERA－European Renal Association.
https://x.com/ERAkidney/status/1669646270242209793?s=20（閲覧日：2024年4月9日）

3) Nagata M, et al. Glomerular damage after uninephrectomy in young rats. II. Mechanical stress on podocytes as a pathway to sclerosis. Kidney Int. 1992; 42: 148-160.

4) Kriz W, et al. The podocyte's response to stress: the enigma of foot process effacement. Am J Physiol Renal Physiol. 2013; 304: F333-347.

5) Kriz W, et al. The role of podocytes in the development of glomerular sclerosis. Kidney Int Suppl. 1994; 45: S64-72.

6) Ueno T, et al. Aberrant Notch1-dependent effects on glomerular parietal epithelial cells promotes collapsing focal segmental glomerulosclerosis with progressive podocyte loss. Kidney Int. 2013; 83: 1065-1075.

7) Nagata M, et al. Cell cycle regulation and differentiation in the human podocyte lineage. Am J Pathol. 1998; 153: 1511-1520.

8) Nagata M, et al. Origin and phenotypic features of hyperplastic epithelial cells in collapsing glomerulopathy. Am J Kidney Dis. 1998; 32: 962-969.

9) Hara M, et al. Cumulative excretion of urinary podocytes reflects disease progression in IgA nephropathy and Schönlein-Henoch purpura nephritis. Clin J Am Soc Nephrol. 2007; 2: 231-238.

10) Shirai Y, et al. Morphologic analysis of urinary podocytes in focal segmental glomerulosclerosis. KIDNEY. 2021; 360: 477-486.

11) Hara M, et al. Urinary podocytes in primary focal segmental glomerulosclerosis. Nephron. 2001; 89: 342-347.

参 一次性FSGSについて

第10局 巣状分節性糸球体硬化症

一次性FSGSについて

国家試験では難治性のネフローゼですが……

「というわけで、podocytopathy という観点でのFSGSの話です。イメージとしてはネフローゼ症候群をきたす疾患の中で、国家試験でいえば治療反応が良い場合はMCNS（微小変化型ネフローゼ症候群）、難治性の場合はFSGSと分けられるところです」

「確かにそのように思っていました」

「まあ臨床上はそれでかまいません。ただ、病理学的にはいろいろと面倒なところがあります。一次性のFSGSは、5つの型に分けられています。Columbia分類です。2004年に出ていますね[1]。腎病理の世界ではなかなかすごい面子ですね。あっぷっぷー（→p.272）のFogo先生がセカンドです」

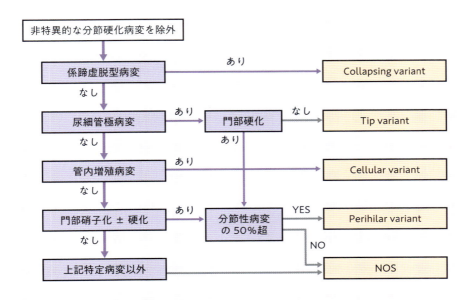

図1　Columbia分類のアルゴリズム

「どうしてこれらに分けられたのですか？」

「これは推察ですが、Tip lesion[2]、Cellular lesion[3]、Collapse type[4]というのが報告されており、Columbia分類の10年前の時点で"FSGSっていろいろあるよね"という論文があります[5]。さらにCellularとCollapseは同じでは？　という人もいたようですが[6]、こちらの論文で"there is acute retraction (that is, "collapse") of the glomerular basement membrane without endocapillary hypercellularity and accompanied by visceral cell hypertrophy and hyperplasia. This is to be distinguished from examples of cellular FSGS in which there is endocapillary hypercellularity (including proliferation of endothelial cells, foam cells, infiltrating leukocytes and karyorrhectic debris) as well as extracapillary (that is, visceral cell) proliferation, mimicking a proliferative glomerulonephritis. Extracapillary hypercellularity characterizes both these forms, but only the collapsing lesion has glomerular basement membrane wrinkling and retraction."[7]と管内増殖を認めないものがclassic collapseで、予後も違うと述べています。そんなことを全部ひっくるめて、このアルゴリズムで分類しようとなったのかなと思っています」

「面倒なアルゴリズムですね。」

「それ以上に問題がいくつかあって、アルゴリズムはありますが、複数の病変があったときに本当にこの診断でよいのか？　予後がそれほどくっきり区別できないという問題があります。前出の論文の中でも"Subclassifications of disease on morphological grounds are valid only if they carry meaningful clinical or pathogenetic implications. It remains to be determined how the different morphologic subtypes of FSGS may reflect differences in etiology, pathogenesis, prognosis, or optimal therapy. It is possible that different severities or types of podocyte injury will be identified in the various subcategories of FSGS, with different implications for patient prognosis and management. We hope the proposed pathologic schema will allow studies to be devised that address these issues using standardized and reproducible terminology."と最後のパラグラフにあり、分類を作った時点でこう書いてあるのは慧眼ですよね」

「すみません、Google翻訳で訳してみます」

「……」

「なるほど、形態分類は臨床的、病因的な意味を持つ場合にだけ有効であり、今後の研究でポドサイト障害の重症度やタイプが異なるかもしれないという話ですね」

「はい、そういうことになります。実際にデータとしてはCollapsing型の予後が悪いというのはこちらです[8]。

参 一次性FSGSについて

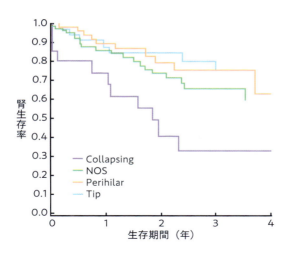

図2 FSGSの病型別の予後
(Thomas DB, et al. Clinical and pathologic characteristics of focal segmental glomerulosclerosis pathologic variants. Kidney Int. 2006; 69: 920-926 を参考に作成)

「Collapsingは予後が悪いが他はあまり変わらない、という結果だと思います」

「そうなるとあまり意義がないと？」

「個人的には治療方針や予後が変わらないのであれば分類する意義は少ないと思っています。そもそも、国によってFSGSのColumbia分類の有病率はかなり違います。

表1 FSGSのColumbia分類の有病率の違い

1st Author	年	国	症例数	ネフローゼ(%)	Collapsing(%)	Tip(%)	Cellular(%)	Perihilar(%)	NOS(%)
Thomas	2006	アメリカ	197	70	11	17	3	26	42
Deegens	2008	オランダ	93	63	5	37	0	26	32
Nada	2009	インド	210	記載なし	2	13.5	8	4	72.5
Taneda	2012	日本	80	44.8	16	30	14	16	24
Kwon	2014	韓国	111	37.8	0.9	18	2.7	15.3	63.1
Tuttle	2023	アメリカ	824	100	7	22.1	3	6.6	64

主に成人の分類ですがこんな感じです[9-13]」

「どうしてですか？」

「いわゆるアフリカン・アメリカンに多い、HIV感染症などの有病率などがかなり多いと考えられています」

参考文献

1) D'Agati VD, et al. Pathologic classification of focal segmental glomerulosclerosis: A working proposal. Am J Kidney Dis. 2004; 43: 368-382.

2) Howie AJ, et al. The glomerular tip lesion: a previously undescribed type of segmental glomerular abnormality. J Pathol. 1984; 142: 205-220.

3) Schwartz MM, et al. Focal segmental glomerular sclerosis: the cellular lesion. Kidney Int. 1985; 28: 968-974.

4) Weiss MA, et al. Nephrotic syndrome, progressive irreversible renal failure, and glomerular "collapse": a new clinico-pathologic entity? Am J Kidney Dis. 1986; 7: 20-28.

5) D'Agati V. The many masks of focal segmental glomerulosclerosis. Kidney Int. 1994; 46: 1223-1241.

6) Schwartz MM, et al. Primary focal segmental glomerular sclerosis in adults: prognostic value of histologic variants. Am J Kidney Dis. 1995; 25: 845-852.

7) Valeri A, et al. Idiopathic collapsing focal segmental glomerulosclerosis: a clinicopathologic study. Kidney Int. 1996; 50: 1734-1746.

8) Thomas DB, et al. Clinical and pathologic characteristics of focal segmental glomerulosclerosis pathologic variants. Kidney Int. 2006; 69: 920-926.

9) Deegens JK, et al. Pathological variants of focal segmental glomerulosclerosis in an adult Dutch population--epidemiology and outcome. Nephrol Dial Transplant. 2008; 23: 186-192.

10) Taneda S, et al. Histological heterogeneity of glomerular segmental lesions in focal segmental glomerulosclerosis. Int Urol Nephrol. 2012; 44: 183-196.

11) Nada R, et al. Primary focal segmental glomerulosclerosis in adults: is the Indian cohort different? Nephrol Dial Transplant. 2009; 24: 3701-3707.

12) Kwon YE, et al. Clinical features and outcomes of focal segmental glomerulosclerosis pathologic variants in Korean adult patients. BMC Nephrol. 2014; 15: 52.

13) Tuttle KR, et al. Clinical characteristics and histopathology in adults with focal segmental glomerulosclerosis. Kidney Med. 2023; 6: 100748.

四 FSGSの病理

第10局 巣状分節性糸球体硬化症

FSGSの病理

★★★

よく見る病理像ですが、どれくらい想像力を働かせられるか？　です

「そういうわけで、あまり病理的には分類しても面白くないかなとは思いますが、少し病理について話しておく必要はありますね。

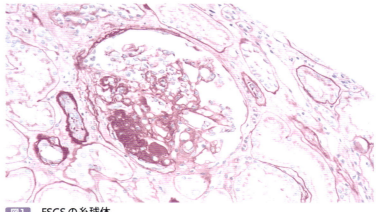

図1 FSGSの糸球体

いかがでしょうか？」

「6時から9時にかけて、分節性硬化があり、一部ヒアリン血栓のようなところがあります。Columbia分類だとわかりません」

「はい、それでよいと思います。血栓ではないので、ヒアリン沈着の所見としたほうがいいですね。Columbia分類ですと、前のアルゴリズムでは、虚脱はないとしても、尿細管極の病変か門部の病変かがわからないですよね。管内増殖はちょっとあるかもしれませんが、この糸球体だけでは何とも言えません。そもそも糸球体が何個あるのか？という情報が事前に必要になると言えます」

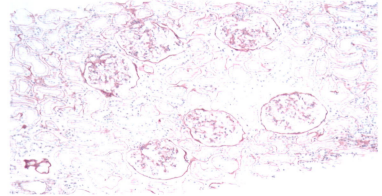
図2 腎生検弱拡大

「ほとんど正常に見えます」

「次の画面でこんなのがあれば？」

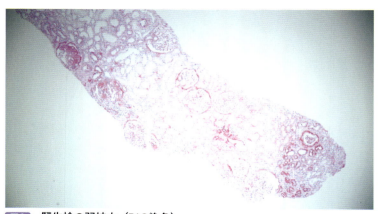
図3 腎生検の弱拡大（PAS染色）

「左から2番目の糸球体は分節性硬化に見えます」

「それではこちらは？」

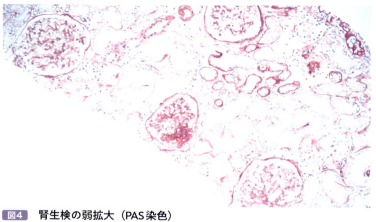
図4 腎生検の弱拡大（PAS染色）

四 FSGSの病理

「真ん中の糸球体には分節性硬化があると思います」

「はい、それでよいと思いますよ。こんな感じで検体をくまなく見て、このような分節性硬化があれば、FSGSの診断になってしまいますよね」

「確かに……」

「しかし、IgA腎症や膜性腎症があるときに、FSGSというのはおかしいですよね」

「はい」

「そのため、FSGSパターンをとるけれど診断は膜性腎症、MPGNのパターンをとるけれど診断はIgA腎症、というのが筋だと思います。他にもいろいろ問題はあって、Columbia分類のどちらともとれる症例が存在するという報告もあります[1]。アルゴリズムで言えばtip variantがあれば下位のcellularの病変があってもtip variantと分類されます。この論文ではtip variantにcellularを伴うことが80％程度あるとありますし[2]、経時的に腎生検すると亜型が変化したり[3]、FSGSが原疾患時で腎移植を受けた場合に移植腎に再発すると原疾患とは異なる亜型になったりしますね[4,5]」

「ふぇぇ、先生はどうお考えですか？」

「私見がかなり多いですが、focalな糸球体に病変、分節性硬化が起きるというのは賛成です。硬化病変の病変場所、例えばperihilarやtipなどは確率的に起こるので、腎生検のタイミングで出てくる像は違うかな？　たまたま門部だったり、尿細管極だったりかもしれないので、本質的には違いはないかもしれません。Cellularも上記の論文から合併していることが多いので、病態には関係しそうだと思っています。Collapsingはかなり病勢が強い組織を見ておいて、これは予後不良と関連しているのかなと……。まあ、病因が違うものを形態的だけで分類するのは難しいと思います。そういえば、collapsingで増えるのはポドサイトではないというのは日本人が出していますね[6]」

「そうなんですね、そうなるとColumbia分類は意味がない？」

「そこまでは言いませんが、学会では既存の分類に入れることを大切にされている人もいますから、既存の分類で話すくらいのことをしておいたほうがいいですね。分類があれば、組織像を想像しやすいメリットもありますし、ほんのりFSGSの病型と遺伝子異常の関連なども示唆されていますし[7]」

「そうなるとどう考えればいいのでしょうか？」

「臨床上気をつけるべきは、腎障害のパターンであるために何によってFSGSになったかを想定して治療につなげることですね。特徴的な分節性硬化があってFSGSと診断されていても、本態が高血圧による合併症であれば腎硬化症ととらえて治療する必要があります」

「なるほど、これからは気をつけて見るようにします」

「あと、小児のFSGSは再発も考えて特に慎重に診断する必要がありますよ。一次性の場合には再発することがあるのでプランが変わりますし、遺伝性の場合にはデリケートな問題もはらんできます。そして、二次性FSGSでもFSGSという診断だけでは、痩せてしまって尿タンパク排泄が見かけ上増加して、炎症などで血清アルブミンが下がったときに"ネフローゼだ！"と言ってステロイドなどを入れてしまうのはちょっと違うと思うのです」

「わかりました。ところで、FSGSとMCNSって違いがあるのでしょうか？」

「また改めて説明しましょう」

参考文献

1) Taneda S, et al. Histological heterogeneity of glomerular segmental lesions in focal segmental glomerulosclerosis. Int Urol Nephrol. 2012; 44: 183-196.
2) Stokes MB, et al. Glomerular tip lesion: A distinct entity within the minimal change disease/focal segmental glomerulosclerosis spectrum. Kidney Int. 2004; 65: 1690-1702.
3) Zhong Y, et al. The evolution of morphological variants of focal segmental glomerulosclerosis: a repeat biopsy-based observation. Nephrol Dial Transplant. 2016; 31: 87-95.
4) IJpelaar DH, et al. Fidelity and evolution of recurrent FSGS in renal allografts. J Am Soc Nephrol. 2008; 19: 2219-2224.
5) Canaud G, et al. Recurrence of nephrotic syndrome after transplantation in a mixed population of children and adults: course of glomerular lesions and value of the Columbia classification of histological variants of focal and segmental glomerulosclerosis (FSGS). Nephrol Dial Transplant. 2010; 25: 1321-1328.
6) Suzuki T, et al. Genetic podocyte lineage reveals progressive podocytopenia with parietal cell hyperplasia in a murine model of cellular/collapsing focal segmental glomerulosclerosis. Am J Pathol. 2009; 174: 1675-1682.
7) Nagano C, et al. Clinical, pathological, and genetic characteristics in patients with focal segmental glomerulosclerosis. Kidney360. 2022; 3: 1384-1393.

第10局 巣状分節性糸球体硬化症

IgG dusting

★★★

ずっとそこにあったはずなのに見えていなかったもの

「第10局その弐（→p.290）で、MCNS（微小変化型ネフローゼ症候群）はポドサイトの傷害、FSGSはポドサイトの剥離とおっしゃっていたので」

「まあ、そのあたりは歴史的経緯と最近の研究を踏まえて話しておきましょう。私が研究したわけではないので、あくまで論文などから、こう予想しているという話になります」

「はい」

「膜性腎症のところでもありました、ネフローゼ症候群の人の血清を健常の人に投与したらネフローゼになったという論文がありました[1]。そのために、血清因子が存在するかという話はずーっとあったのですね[2,3]。臨床的には、腎移植してもFSGSなどが再発することから信じられていました。膜性腎症は第5局で述べたように免疫複合体が上皮下に沈着する病気として分けられましたので、MCNSとFSGSはどうなんだ？　となりますね」

「はい」

「そこで最近出てきたのがこの論文です[4]。MCNSの一部では抗Nephrin抗体価が高いという話が出てきました。まあ、それだけならばMCNSでLDLコレステロールが高いのとさして変わりませんが、この論文の興味深い点は、IF（免疫蛍光染色）によるポドサイトのIgGの染色の局在が抗ネフリン抗体による染色の局在とほぼ一緒である、ということにあります。この論文中ではpunctate IgGとありますね。ネット上で探すと"dusting IgG"と呼ばれています」

「あれ、MCNSって免疫染色陰性ではなかったでしたっけ？　FSGSは硬化部にIgM、C3が非特異的に沈着と聞いていましたが」

「そこが盲点だったのかもしれません。染まらないという目で見ると、染まらないと認識するのでしょうね。Wattsらの論文を読むと、確かにポドサイトの位置にポツポツとIgGが染まっているのです。もちろん、係蹄が浮き上がるくらいで一部ハレーション気

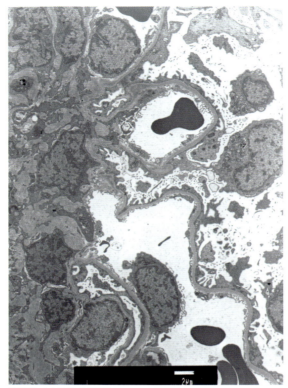

図1　MCNSの電顕01

味だったりするので、ゲインかexposure timeを相当上げていると思いますが」

「Exposure time?」

「カメラは光を取りこんで、焼き付けるけるわけです。シャッターを開く時間を長くすればたくさん光を取りこみますから、少しの光でも色がつきます。その分光が強い部分は白飛びします。まあ知らなくてもいいですね」

「はぁ」

「そんなわけで、この抗ネフリン抗体がMCNSなどの病態に関与するのでは？　という力が強くなってきた印象がありますね。NEJMでも論文が出ましたし[5]。そうなると、抗体が関与するから免疫抑制が有効だとか……。これがMCNSの典型的な電顕です。

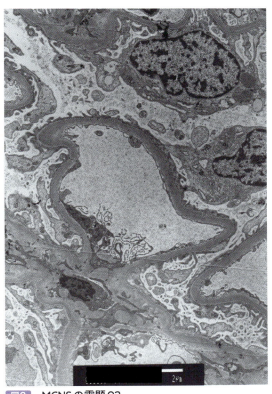

図2 MCNSの電顕02

　「まあ、こんな感じで、上皮がベタッとしていますが、EDDはありませんね。そうなるとIgGなどが沈着しているわけではなく、くっついている程度だろうというのは了解しやすいです」

「あのー、どうやってこの上皮が融合しているか判断するのですか？」

「厳密には、融合ではなくて足突起が消失しています。正常の上皮細胞はたこ足のような形の突起を伸ばしていて、そして1つのスリット膜の両端で隣り合う足突起は互いに別の上皮細胞に由来すると言われています。そういう図を立体的に見たい場合にはこちらの論文がよいでしょう。そういうものを二次元に落とし込む作業が病理では必要です[6, 7]。

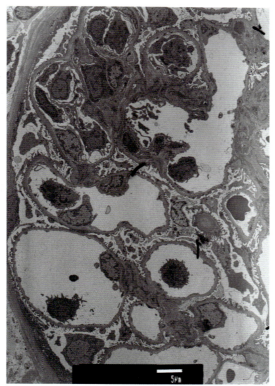

図3 正常の糸球体の電顕

　これはほとんど正常ですが、上皮細胞の足突起に間がありますよね。これが消失してしてします。まあ。ただしどんな腎疾患でもpodocyte effacementはみられるので、特異的な所見ではないですね。MCNSでは、**そのくらいしか所見がない**もの、ととらえています」

🧒「なるほど」

👨‍⚕️「そうなると、MCNSからFSGSの一部は抗ネフリン抗体による疾患であり、その中で何らかの理由で上皮が剥がれ落ちてFSGSになるものから、podocyte effacementくらいしか変化を起こさないMCNSまであるのは理解できますね」

🧒「そうなんですね」

👨‍⚕️「膜性腎症のところでもPLA2Rだけではなく様々なものが見つかってきているように、MCNS/FSGSでもこのネフリン抗体を皮切りにいろいろと見つかってきて、原因抗体によるMCNS/FSGSパターンのネフローゼ症候群などに変わっていくでしょうね」

🧒「ますます大変になりそうですね」

304

「面白いもので、punctate IgG って聞いたことはある？　と病理の友だちに尋ねたら、皮膚科の領域であったなぁと教えてくれました[8]。面白いもので、あのWattsらの論文のあとには、punctate IgG という表現をよく見かけるようになったのです[9,10]。昔の人は気づいていたのか？　と思って古い論文を読みましたが、やはりそのあたり、ポドサイトの染色などは触れられていません[11]。Churgのアトラスでも特徴的なパターンはない、たまにC3とかがつくということがあります」

「先生はdusting IgG を見つけましたか？」

「あるかなー、と思ってIPでのMCNSやFSGSのIgGを見ているのですが、あまりこれだ！　というのがないのですよね。Photoshopでトーンカーブなどをいじってもわかりません。条件が違いますからね。Wattsらの論文のメソッドにはこうありますから。"For routine clinical immunofluorescence, 4 μm cryosections were fixed in 95% ethanol for 10 minutes and incubated with FITC-conjugated polyclonal rabbit F(ab)2 anti-human IgG antibody (Dako; F0315) diluted 1:20. FITC-conjugated sheep anti-human IgG1, IgG2, IgG3, and IgG4 (binding site: AF006, AF007, AF008, and AF009, respectively) diluted 1:20 were used for IgG subclass evaluation."、この通りすれば再現できるかもしれません。ここにカメラの設定もありますね。"Immunofluorescence images were acquired on an Olympus BX53 microscope with an Olympus DP72 camera at 150 ms exposure"」

「このDakoって何ですか？」

「これは有名な抗体の会社ですね。免疫染色ってテクニカルに結構難しくて、抗体がへたっていないか？　とか、固定がホルマリンなのか？　エタノールなのか？　凍結切片なのか？　などいろいろなチェックポイントが必要です。しかも研究会などでこの話題だと、共焦点レーザー顕微鏡などで見たりと、条件がいろいろ必要なようです。そういうことを知っておく必要があります。そうなると一度は研究したほうがいいですね」

「大学院ですか……」

「まあ、それはさておき、このようにポドサイトにつくIgGなんかも、これまでついてきたのに誰も気づかなかったわけです。『難治性ネフローゼ症候群 巣状分節性糸球体硬化症 FSGSの臨床』（東京医学社）のp.28には"ELISA法による血漿中の抗ネフリン抗体価と移植腎生検組織でのネフリンとの共局在したIgGの沈着を調べたところ、多くの症例で抗ネフリン抗体の関与が示された"とあります。それは論文にもなっていますね[12]。まあ、ピロリ菌だってゴミだと思われていたのに、それが2005年のノーベル生理学・医学賞ですから。どうしても病理などだと偉い先生が言ったことが鵜呑みにされたり、声が大きい人が勝ったりしますが、サイエンスというのはしっかり事実を残しておくということが重要ですね」

「もう少しいいですか？　電顕のことなのですが……」

「ではまた改めて」

参考文献

1) Gentili A, et al. Proteinuria da trasfusione di plasma di nefrosici in individut non nefropatici [Proteinuria caused by transfusion of blood from nephrotic to non-nephrotic individuals]. Minerva Med. 1954; 45: 603-608. Italian.
2) Hoyer JR, et al. Recurrence of idiopathic nephrotic syndrome after renal transplantation. Lancet. 1972; 2: 343-348.
3) Savin VJ, et al. Circulating factor associated with increased glomerular permeability to albumin in recurrent focal segmental glomerulosclerosis. N Engl J Med. 1996; 334: 878-883.
4) Watts AJB, e al. Discovery of autoantibodies targeting nephrin in minimal change disease supports a novel autoimmune etiology. J Am Soc Nephrol. 2022; 33: 238-252.
5) Hengel FE, et al. Autoantibodies targeting nephrin in podocytopathies. N Engl J Med. 2024; 391: 422-433.
6) Shirato I, et al. Cytoskeletal changes in podocytes associated with foot process effacement in Masugi nephritis. Am J Pathol. 1996; 148: 1283-1296.
7) Shirato I, et al. Fine structure of the glomerular basement membrane of the rat kidney visualized by high-resolution scanning electron microscopy. Cell Tissue Res. 1991; 266: 1-10.
8) Ko CJ, et al. Punctate pemphigus: an underreported direct immunofluorescence pattern. J Cutan Pathol. 2014; 41: 293-296.
9) Hada I, et al. A novel mouse model of idiopathic nephrotic syndrome induced by immunization with the podocyte protein Crb2. J Am Soc Nephrol. 2022; 33: 2008-2025.
10) Zhang PL, et al. Punctate IgG staining particles localize in the budding ballooning clusters of reactive foot processes in minimal change disease. Ultrastruct Pathol. 2024; 48: 121-127.
11) Larsen S. Immunofluorescent microscopy findings in minimal or no change-disease and slight generalised mesangioproliferative glomerulonephritis. Fluorescent microscopy results correlated to symptoms and clinical course. Acta Pathol Microbiol Scand A. 1978; 86A: 531-542.
12) Shirai Y, et al. A multi-institutional study found a possible role of anti-nephrin antibodies in post-transplant focal segmental glomerulosclerosis recurrence. Kidney Int. 2024; 105: 608-617.

六 電顕による podocyte effacement について

第10局 巣状分節性糸球体硬化症

電顕による podocyte effacement について

あくまで足突起の消失です。融合はしません

「電顕でpodocyte effacementですが、これはあり・なしの定量的なものでしょうか？ 1個の糸球体しか見えない場合、あるときは"あった"ですが、ないときには"ない"、という診断になってしまいますよね」

「よいところに気づきました。確かに腎病理で使われるdiffuseという言葉はびまん性にということですから、定義上は最低2個以上の糸球体を見ないとダメですね。実際に光顕では、最低限の糸球体の数について説明しました（→p.41〜43）。話を戻して、電顕でもより正確にしようという論文はあります。例えば、これらですね[1,2]。論文を読んでもらうといいですが、画像ソフトで取りこんで解析しています。Deegensは足突起の幅の中央値で解析しており、コントロールが562 nm、MCNS（微小変化型ネフローゼ症候群）だと1,725 nm、一次性FSGSだと3,236 nm、二次性FSGSだと1,098 nmとあります。Sethiらはeffacementが起きている係蹄の割合で判断しています。一次性FSGSだとほぼ係蹄の全域で消失していると論文中に書いてあります。平均96％とありますね」

「そんなのがあるのですね」

「まあ、光顕や臨床像から診断がついているものなので、電顕だけを見て診断というわけにはいかないですがいろいろと面白いですね。そうなると、一次性FSGSだというのはポドサイトが主因の病気で、二次性のものはポドサイトへの影響がそれほど大きくありません。そうなると自ずから治療方針が変わってきますよね。この点はColumbia分類より重要な点だと思います。そういうレビューも出てきていますね[3]。それ以上に電顕で8つの係蹄といいますが、それぞれ同じ糸球体の8つの部分なのか、それとも別の糸球体なのかは気になります。同じ糸球体であれば、係蹄の中でも病変のあるところとないところがあるので、その意味ではfocalですし、別の糸球体の係蹄を選んでいるならサイエンスですよね」

「電顕でないと診断できない病気はありますか？」

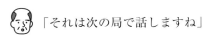「それは次の局で話しますね」

参考文献

1) Deegens JK, et al. Podocyte foot process effacement as a diagnostic tool in focal segmental glomerulosclerosis. Kidney Int. 2008; 74: 1568-1576.
2) Sethi S, et al. Focal and segmental glomerulosclerosis: clinical and kidney biopsy correlations. Clin Kidney J. 2014; 7: 531-537.
3) Milioglu L, et al. Management of adult patients with podocytopathies – an Update from the ERA immunonephrology working group. Nephrol Dial Transplant. 2024; 39: 569-580.

第 11 局

電顕が診断の
キーとなる疾患

その 壱 電顕で診断できる腎疾患

その 弐 Alport症候群、TBMDの電顕

その 参 Alport症候群の遺伝子など

第11局 電顕が診断のキーとなる疾患

電顕で診断できる腎疾患

慣れると面白い電顕

「電顕でないとわからない疾患といえば、例えば、thin basement membrane disease（TBMD）などでしょうか。厳密に言えばimmunotactoidやfibrillary GNなども電顕での線維が診断の決め手になりますが、それらは既に解説しましたね」

「はい」

「古賀先生は、Alport症候群とTBMDの違いをどうとらえていますか？」

「うっ、両者とも係蹄壁が薄い、くらいしか……」

「まあそうですよね。TBMDは臨床的には良性家族性血尿（benign familial hematuria）などと呼ばれることもあります。Alport症候群とTBMDは遺伝的にヘテロな疾患だと考えられています。最近では、良性という名前をつけないほうがいいかもという話題が散見されますね」

「ヘテロって何ですか？」

「日本語だと異質性になりますが、ニュアンスが少し違いますね。英語だとhomogeneity（均一）の対義語がheterogeneityなので、そうなると多様性とかそういう意味でしょうか。そのため遺伝子は一緒でも表現型は様々なんてイメージを持っています」

「なるほど」

「Alport症候群は、難病情報センターの記載には"慢性腎炎、難聴、眼合併症を呈する症候群で、しばしば末期腎不全へと進行します"とあります。そこには病因として、"腎臓の糸球体という部分を構成するのに重要な蛋白である4型コラーゲンのα3鎖、α4鎖またはα5鎖をコードしている遺伝子COL4A3（常染色体顕性/潜性）、COL4A4（常染色体顕性/潜性）、COL4A5（X染色体連鎖型）遺伝子のいずれかに変異がある場合発症します。こ

れらのタンパクは内耳や眼にも存在するため、難聴や眼症状を合併します"とあります。ただ、TBMDの患者も同様の遺伝子異常があることが知られており、40％程度にCOL4A3/COL4A4の変異があるという論文もあります[1-3]。「世界的にはIV型コラーゲン変異に起因する臨床スペクトラム」というとらえ方になってきているようです[4]。どちらも係蹄壁に特徴がありますが、その前に厚さの話をしておきましょう。前に糖尿病のところで触れていますが、GBMの厚さが9歳以上の男性で430 nm、女性は395 nmを超える、のが基底膜肥厚の定義です。ここに年齢が入っているということは、成長に従って基底膜はじわじわと厚くなっていくということです[5]。

表1 小児の年齢別GBMの厚さ

年齢（歳）	GBMの厚さの正常範囲（nm）	
	男性	女性
出生時	135～253	137～251
1	146～273	146～267
2	156～292	154～283
3	167～312	163～299
4	177～332	172～315
5	188～351	180～331
6	198～371	189～347
7	209～391	198～363
8	219～410	206～379
9歳以上	230～430	215～395

(Morita M, et al. Glomerular basement membrane thickness in children. A morphometric study. Pediatr Nephrol. 1988; 2: 190-195 を参考に作成)

そのためGBMの肥厚を診断するためには腎生検時の年齢を考慮する必要があります。成人になれば関係がありませんが、臨床的には血尿が優位で腎生検をしたところ、IgA腎症ではないということがスタートになります」

「はい」

「そこで、パラメサンギウムにEDDがあるか？　係蹄壁の厚さがどうなっているか？　を知るために電顕を行います。教科書的、典型的にはAlport症候群ならば係蹄壁のlaminationがあり、TBMDではびまん性に壁が薄い、となります。もちろん、IV型コラーゲンα2鎖、α5鎖を染めてAlport症候群ならば染色が弱い、TBMDならば問題はない、とありますが電顕も免疫染色もどちらも意外と判断が難しいものです。もちろんこのあとに遺伝子検査なども必要になってきます。中途半端なので、次のところで画像を見ましょう」

参考文献
1) Lemmink HH, et al. Benign familial hematuria due to mutation of the type IV collagen alpha4 gene. J Clin Invest. 1996; 98: 1114-1118.
2) Buzza M, et al. COL4A4 mutation in thin basement membrane disease previously described in Alport syndrome. Kid-

ney Int. 2001; 60: 480-483.

3) Voskarides K, et al. COL4A3/COL4A4 mutations producing focal segmental glomerulosclerosis and renal failure in thin basement membrane nephropathy. J Am Soc Nephrol. 2007; 18: 3004-3016.

4) Kashtan CE, et al. Alport syndrome: A unified classification of genetic disorders of collagen IV $a345$: A position paper of the Alport Syndrome Classification Working Group. Kidney Int. 2018; 93: 1045-1051.

5) Morita M, et al. Glomerular basement membrane thickness in children. A morphometric study. Pediatr Nephrol. 1988; 2: 190-195.

・ Savige J, et al. Expert guidelines for the management of Alport syndrome and thin basement membrane nephropathy. J Am Soc Nephrol. 2013; 24: 364-375.

弐 Alport症候群、TBMDの電顕

第11局 電顕が診断のキーとなる疾患

Alport症候群、TBMDの電顕

まずは典型像の確認です

「こちらがAlport症候群の電顕です。

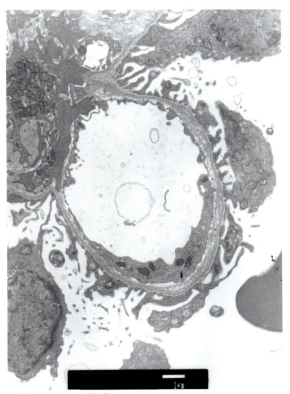

図1 Alport症候群

　この糸球体の基底膜は不規則に肥厚しており、lamina densaが重層化しています。通常この係蹄の3層、lamina rara interna、lamina densa、lamina rara externaは薄い→濃い→薄い、という色合いです。でもlamina densaがおかしいですよね。この係蹄では内皮が目立ちます。Fenestra（開口部）がないように見えますね」

「何となくわかります」

「次はTBMD（thin basement membrane disease）です。

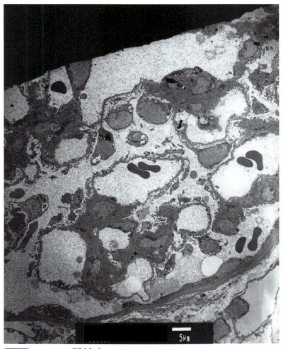

図2 TBMD弱拡大

慣れてくるとわかりますが、これはパッと見で係蹄壁が薄いですね。非常によく足突起が保たれています。内皮もほとんど見えませんね。これで計測すると誤差が大きすぎます。拡大するとこんな感じです。まあ係蹄壁の3層は保たれており、厚さは150〜200nmというところでしょうか」

弐 Alport症候群、TBMDの電顕

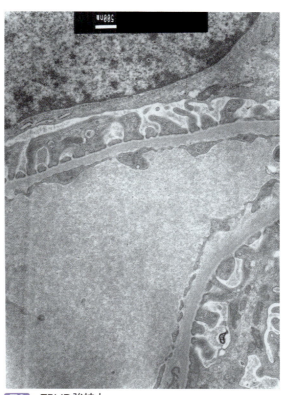

図3　TBMD強拡大

「拡大すると、ゼンゼンワカリマセン」

「そうですよね。まあ、慣れです慣れ。このくらい典型的だと臨床的な経過と併せて判断して、家族歴があって血尿単独であれば、TBMDで良いと思います。でもこれで家族歴がないとなると、組織学的にはTBMDが疑わしいが、臨床的に判断してください、となりますね」

「なるほど」

「実際には悩ましいことのほうが多く、次のもAlport症候群ですが……」

「確かにlamina densaが層状化しています」

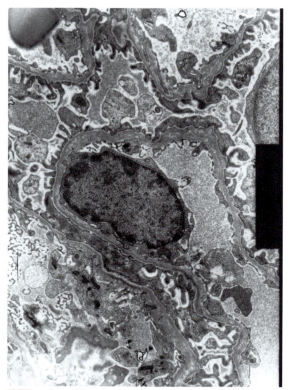

図4 Alport 強拡大

「こちらのような場合、基底膜が一部厚かったり薄かったり、一部足突起が消失していたり、メサンギウム基質が増えていたり、などと様々な要素が入ってくると、電顕では判断が難しいです」

弐 Alport症候群、TBMDの電顕

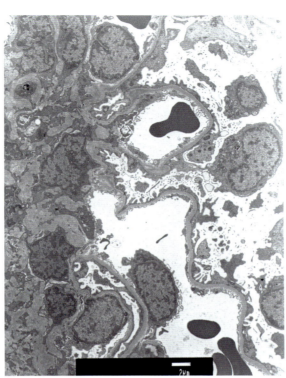

図5 様々な所見がある電顕

「そのような場合はどうするのですか？」

「先ほど述べた所見を列挙しますね。そして、Alport症候群に合致する臨床情報があれば、"Alport症候群に矛盾しない電顕像です"と書きますし。まあ、このあたりが電顕の限界でしょうか」

「そうなんですね。何でも診断できると思っていました」

「まあ、歳をとって声が大きくなれば、その場の人たちも納得しますが、論文などにして別の世界や別の時代の人まで納得させられるか？ となると難しい部分が多いですよね」

「やはり論文なんですね……。ところでこの厚さってどうやって測るのですか？」

「うーん。こだわる人はピーク・ライト・スケールで測りますが[1]、最近ではスケールと一緒に撮影してPhotoshopとかと思います。先のFSGSのポドサイトもimage Jというソフトでしたし」

「わかりました」

参考文献

1）城謙輔. 腎生検の電顕所見の読み方と診断：各論2糸球体基底膜. Nephrology Frontier. 2011; 10: 398-405.

第11局 電顕が診断のキーとなる疾患

Alport症候群の遺伝子など

★☆☆

ここから先は遺伝子検査も診断の主流に入ってくると思います

「IF（免疫蛍光染色）を見ておきましょう。赤がα2鎖、緑がα5鎖です。真ん中の図は、マージしたものです」

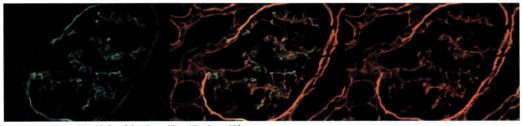

図1 コラーゲン染色（赤が α2鎖、緑が α5鎖）

「マージ？」

「重ね合わせる、という意味ですね。さてちょっと面倒なのですが、Ⅳ型コラーゲンに限らず、コラーゲンはα鎖と呼ばれるα-ヘリックス構造を持つポリペプチドが3つ重なり合った、特徴的な三重らせん構造から構成されます。Ⅰ型コラーゲンから、Ⅶ型まであったと思って調べたら、この論文だと28種類もあるとあります[1]。さて糸球体係蹄の基底膜のⅣ型コラーゲンは膜型と呼ばれています。Alport症候群やTBMD（thin basement membrane disease）はここの傷害ですし、加齢でⅠ型コラーゲンが減少すればシワですし、Ehlers-Danlos syndromeはⅠ、Ⅲ、Ⅴ型コラーゲンの遺伝子変異が原因ですね。前に説明した抗GBM抗体型糸球体腎炎はⅣ型コラーゲンα3鎖のNC1部分に対する自己抗体と考えられています[2]。さて、この三重らせん構造は、全部同じホモ三量体とヘテロ三量体ですが、糸球体基底膜のコラーゲンはα1-1-2、α3-4-5、α5-5-6のヘテロ接合体ですね。X染色体連鎖型はα5の異常なので、α3-4-5、α5-5-6が障害されます。そのためにα5の染色が落ちますね」

「確かに……そんな気がします」

「ま、慣れですね。通常TBMDであればこの α5 の染色は落ちない、ということなります。ただし、免疫染色なので、うまく染まる分にはよいですが、うまく染まらない場合、テクニカルな問題なのか？　ということを常に意識する必要があります」

「そうなると遺伝子診断が必須ですか？」

「非常にデリケートな部分ですね。まずX染色型は、男性は予後が悪いです。どうしてだかわかりますか？」

「うーむ」

「簡単に言えば、男性はXY、女性はXXですね。XXであればどちらの遺伝子が不活化されるかは確率で決まるので、非常に軽症な人から重篤な人まで出てきます。男性はX染色体1つですから表現型が強く出ます。これはX連鎖型の疾患の特徴ですね。ファブリー病なども同様です。しかも遺伝子変異のパターンでも腎予後が違います。末期腎不全に至る年齢がtruncatingだと平均25歳、splice-site変異で28歳、missenseで37歳とあります[3]。常染色体顕性では男女差はないが50〜60歳で末期腎不全という話はありますし[4]、常染色体潜性の場合には最も重症で10〜20歳で末期腎不全と言われています。日本からのデータもあります[5,6]。ややこしいのがX染色体に遺伝子変異があっても無症候な人がいたり、その子どもが発症したりすることがあります。さらにアドバンスな知識が欲しい方はこちらもどうぞ[7]」

「少しわかってきました」

「問題は、Alport症候群に対して最適な治療が十分にないということです。ガイドラインには、RAA系の投与が勧められています。このくらいなのですね。実際にSGLT2阻害薬やMRAなどが効くか？　というデータは不十分です。エクソンスキッピングという治療も出てきているようです[8]。しかも遺伝情報ですので、扱いはデリケートです。生涯変化しないですし、自分の未来がある程度わかってしまう可能性があります。特に婚姻の際や未成年などの場合にどうするか？　となりますよね。例えば古賀先生の彼女が軽症のAlport症候群でX連鎖型だったりしたどうします？」

「彼女はいませんが……。すぐに答えが出せません」

「それが普通ですよね。じゃあ、仮に子どもをつくるとなったとしたら、男児の場合には1/2の確率でAlport症候群を発症し、女児だと1/2の確率で保因者になるわけですよね。そういうときにどうしましょうか」

「ますますわかりません」

「まあ、そうなりますよね。医学知識のある古賀先生ですらそうなのですから、一般の方ならますますわかりませんよね」

「じゃあどうすればいいのですか？」

「患者さん次第なところはありますが、遺伝子検査のメリットやデメリットについて、遺伝カウンセラーや臨床遺伝専門医とよく相談しておく必要がありますね」

「出生前診断なんかも絡んできますか？」

「私が知る限り、腎疾患に対して、出生前診断は聞いたことはありません。先天性尿路疾患ではすることがあると思いますが。染色体数の異常だけだったのですかね？　ただ1つ言っておくとすれば、ここはややもすれば優生思想につながることもありますので、注意が必要ですね」

「優生思想って？」

「ここで話す内容でもありませんが、優生思想とナチスドイツとか、各国の優生保護法の話、日本のハンセン病患者の話、最近では2016年のやまゆり園の事件などいろいろとあります」

「今度読んでみます」

「まぁここは病理学的な話をする場のため、あまり遺伝子のほうは解説しなくてもいいかと思いますが、診断は正確にするべきですね。実際に病理で診断しきれなかった疾患に対して遺伝子解析で診断がついたという話は各国で出てきています。ADTKDやAlport症候群などが多いですね。こういうことを考えると病理だけで、何でも診断ではなく、遺伝子検査なども行うのが重要でしょう[9-12]。あくまで臨床医としては、診断するメリットなどをよく考える必要があると思います」

参考文献

1) Shoulders MD, et al. Collagen structure and stability. Annu Rev Biochem. 2009; 78: 929-958.
2) Hudson BG, et al. Molecular characteristics of the Goodpasture autoantigen. Kidney Int. 1993; 43: 135-139.
3) Bekheirnia MR, et al. Genotype-phenotype correlation in X-linked Alport syndrome. J Am Soc Nephrol. 2010; 21: 876-883.
4) Kamiyoshi N, et al. Genetic, clinical, and pathologic backgrounds of patients with autosomal dominant Alport syndrome. Clin J Am Soc Nephrol. 2016; 11: 1441-1449.
5) Yamamura T, et al. Genotype-phenotype correlations influence the response to angiotensin-targeting drugs in Japanese patients with male X-linked Alport syndrome. Kidney Int. 2020; 98: 1605-1614.
6) Yamamura T, et al. Natural history and genotype-phenotype correlation in female X-linked Alport syndrome. Kidney Int Rep. 2017; 2: 850-855.
7) Savige J, et al. Digenic Alport syndrome. Clin J Am Soc Nephrol. 2022; 17: 1697-1706.
8) Yamamura T, et al. Development of an exon skipping therapy for X-linked Alport syndrome with truncating variants in COL4A5. Nat Commun. 2020; 11: 2777.
9) Mallawaarachchi AC, et al. Genomic testing in patients with kidney failure of an unknown cause: A National Australian Study. Clin J Am Soc Nephrol. 2024; 19: 887-897.
10) Groopman EE, et al. Diagnostic utility of exome sequencing for kidney disease. N Engl J Med. 2019; 380: 142-151.
11) Popp B, et al. Prevalence of hereditary tubulointerstitial kidney diseases in the German Chronic Kidney Disease study. Eur J Hum Genet. 2022; 30: 1413-1422.
12) Fujimaru T, et al. Genetic diagnosis of adult hemodialysis patients with unknown etiology. Kidney Int Rep. 2024; 9: 994-1004.

エピローグ

「お疲れさまです」

「お疲れさまです」

「まあ、このくらいが自信を持ってできれば、それなりに診断ができると思いますよ。これで古賀先生はレベル2にはなったんじゃないですか？」

「レベルってあるんですか？」

「簡単に言えば、診断した病理の数を10のn乗とすると、下のようになります。

レベル1＝10^1……糸球体、尿細管、血管がわかる
レベル2＝10^2……何となく病気がわかる
レベル3＝10^3……典型的な診断ならできる
レベル4＝10^4……ほとんど一発で診断できる
レベル5＝10^5……神の領域

東北大学でだいたい3万件の検体があるので、私がだいたいレベル4でしょうか。10万件診断した人はいわゆる日本のレジェントとされているかもしれません、あとはどれだけ考えて診断したか、ですね。この本も含めて、どうしても綺麗な典型例がアトラスに載ってしまいますから、非典型的なものはなかなか載せられません。そうなると、どれだけの病理を読んだかが重要になると思います。専門医試験ならばレベル2で十分だと思いますよ」

「わかりました。もっと珍しい病気ってあるんですか？」

「いくらでもありますよ。珍しいだけにパッと思いつかないですが、例えばこちらはいかがでしょうか」

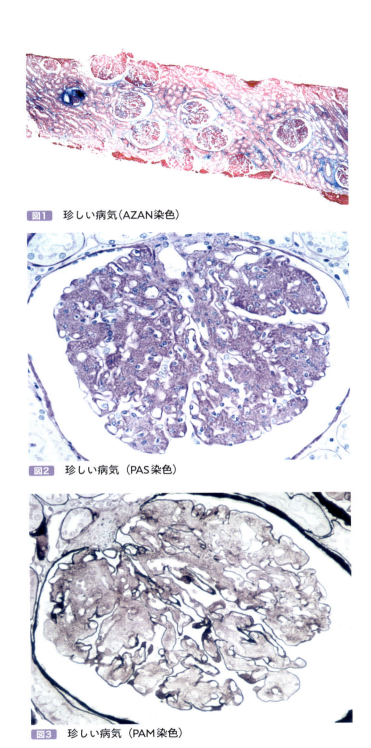

図1 珍しい病気（AZAN染色）

図2 珍しい病気（PAS染色）

図3 珍しい病気（PAM染色）

「うーん、分葉に見えるので、MPGN（膜性増殖性糸球体腎炎）ですかね？　強拡大があれば結節かもうちょっとわかると思いますが……。

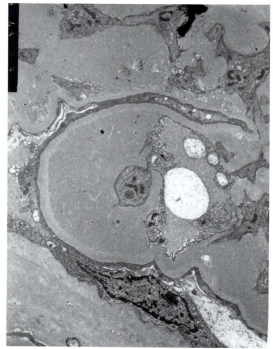

図3 電顕弱拡大

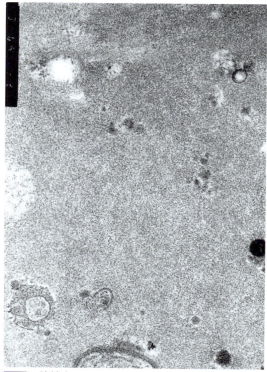

図4 強拡大

これは何ですか？　線維でもないですし……」

「その通りですね。線維は観察されません。私も細粒子集合体として、診断当時は"不明"としてきました。1991年にfamilial lobular glomerulopathyという報告があり[1]、そのように暫定診断していました[2]。その後、いろいろな報告が出てきてfibronectinの沈着だというのがわかってきました[3-5]。かなり変わった病理なので、アトラスを見ておけばわかると思います[6]」

「本当にいろいろあるのですね」

「そうなのです。ここでは解説しませんでしたが、移植腎などもありますのでまだまだ勉強することがありますが、今回はいわゆる普通の腎生検ということでこのくらいで、しっかり診断してステップアップしてください」

「ありがとうございます！」

参考文献

1) Abt AB, et al. Familial lobular glomerulopathy. Hum Pathol. 1991; 22: 825-829.
2) Sato H, et al. Familial lobular glomerulopathy: First case report in Asia. Am J Kidney Dis. 1998; 31: E3.
3) Strøm EH, et al. Glomerulopathy associated with predominant fibronectin deposits: a newly recognized hereditary disease. Kidney Int. 1995; 48: 163-170.
4) Assmann KJ, et al. Familial glomerulonephritis characterized by massive deposits of fibronectin. Am J Kidney Dis. 1995; 25: 781-791.
5) Ishimoto I, et al. Fibronectin glomerulopathy. Clin Kidney J. 2013; 6: 513-515.
6) Lusco MA, et al. AJKD atlas of renal pathology: Fibronectin glomerulopathy. Am J Kidney Dis. 2017; 70: e21-e22.
7) Rostagno A, et al. Fibrillary glomerulonephritis related to serum fibrillar immunoglobulin-fibronectin complexes. Am J Kidney Dis. 1996; 28: 676-684.
・Uesugi N, et al. Clinicopathological and morphometrical analysis of 5 cases from 4 families of fibronectin glomerulopathy. Nihon Jinzo Gakkai Shi. 1999; 41: 49-59.

※　世の中にはクリオグロブリン血症でありつつ、Fibrillary腎炎であり、細線維は免疫グロブリンとフィブロネクチンの複合体というややこしすぎるものも存在します[7]。

むすびに

　『この局面にこの一手！　Dr.長澤直伝！＜番外編＞臨床で役立つ！　腎生検・腎病理の定跡』はいかがだったでしょうか？

　これまでの3冊は長澤先生との対話だったので、脱線が多かったのですが、今回のハカセ先生はほとんど脱線せずに解説していただきました（本当はラーメンとお寿司の話が大好きな博覧強記でありながらユーモアのある先生です）。

　この本は本当に難産で、これまでの本はだいたい3か月程度で書き上げられましたが、1年半もかかってしまいました。

　ここまで読んで「自分だったらこう書くなぁ」とか「いつかは自分で書きたい」と思っている人がいたら、思い立った日から写真やアイデアを書きためていってください（この本を書く上で、あの写真入れたい、と思うことがたくさんありましたが、どうしても思い出せないのが悔やまれます）。

　思いと積み重ねは、1年で院内勉強会、3年で地域の勉強会、10年で学会のシンポジウムなどにつながっていき、どんどんと加速していくと思います。皆さんが楽しく継続したものは様々な良いものを呼び込むと思います（別に信じなくても良いのですがそういうものなようです）。

　さて、1冊目から古賀先生を見ていただいた読者はいかがでしょうか？　私としてはゆるい感じの古賀先生がだんだん腎臓内科っぽく成長したなと思っております。

　ぜひ皆さんも古賀先生に優しく突っ込みつつ、研鑽していただければと思います。

　ここまで読んでいただいて感謝申し上げます。

2024年秋

長澤　将

索引

欧文・記号

anti brush border antibody disease （ABBA） ……………… 23
antibody-mediated rejection （AMR） ……………… 30
apple green ……………… 235
atubular glomeruli ………… 222
autoimmune pancreatitis （AIP） 160
Berden 分類 ……………… 133
Bird's eye ……………… 162
Burkholder 型 ………276, 279
C1q 腎症 ……………34, 35
C3 腎症 ……………… 275
C4d ……………… 30
calcineurin inhibitor （CNI） … 194
capsular drop ……………… 211
collgenofibrotic glomerulone-phropathy ……………… 242
Columbia 分類 ……………… 288
congo red ……………… 235
DDD （dense deposit disease）281
DNAJB9 ……………… 248
dusting IgG ……………… 301
dysproteinemia ……………… 239
effacement ……………… 38
Ehrenreich & Churg の分類 … 145
Fanconi 症候群 ……………… 41
fibrin cap ……………… 211
foam cell ……………… 177
foot process effacement …… 105
glomerular density ………… 41
glomerulo-tubular junction （GTJ） ……………… 222
ground-pepper-like deposit 269
Haas 分類 ……………… 80
hemispheric nodule ………… 78
Heptinstall's Pathology of the Kidney ……………… 208
idiopathic nodular glomerulosclerosis ……………… 275
IgA 沈着症 ……………… 31
IgG 腎症 ……………… 35

IgM PC-TIN （tubulointerstitial nephritis with IgM-positive plasma cells） 31
IgM 腎症 ……………… 32
immunotactoid glomerulopathy （ITG） ……………… 275
Kimmelstiel-Wilson-nodule 201
lamination ……………… 311
Lecithin-cholesterol acyltransferase deficiency （LCAT deficiency）184
Lee 分類 ……………… 80
light chain proximal tubulopathy （LCPT） ……………… 270
lipoprotein glomerulopathy 182
mesangial interposition …… 106
microvascular inflammation （MVI） ……………… 30
microvillous change/transformation ……………… 105
Mikulicz's disease （MD） … 160
Mikulicz 病 ……………… 160
monoclonal gammopathy … 239
mucoid intimal thickening … 188
M タンパク ……………… 239
onion skin lesion ……………… 188
Oxford 分類 ……………… 80
paraproteinemia ……………… 239
peritubular capillary ………… 131
peritubular capillary （PTC） ……………… 30, 172
PLA2R 抗体 ……………… 152
podocyte effacement ……… 304
podocytopathy ……………… 288
powdery ……………… 269
PRES ……………… 188
proliferative glomerulonephritis with monoclonal Immunoglobulin deposits （PGNMID） 270
punctate IgG ……………… 301
Randall 型単クローン性免疫グロブリン沈着症 ……………… 264
renal limited IgA vasculitis … 108
Silva's Diagnostic Renal Pathology ……………… 208
simple nodule と complicated

nodule ……………… 208
single nephron ……………… 197
Sjögren 症候群 ……………… 160
storiform fibrosis ……………… 162
Strife & Anders 型 ……………… 279
striped-formed interstitial fibrosis ……………… 194
thin basement membrane disease （TBMD） ……………… 310
thrombotic microangiopathy （TMA） ……………… 188
vacuolation ……………… 177
Waldenström macroglobulinemia 31
zebra body ……………… 180

和文

あ

悪性腎硬化症 ……………… 188
悪性リンパ腫 ……………… 170
遺伝カウンセラー ……………… 321
エピトープ拡散 ……………… 155

か

可逆性後頭葉白質脳症 ……… 188
加速型－悪性高血圧 ………… 188
カルシニューリン阻害薬 …… 194
間質の浮腫 ……………… 174
寒冷凝集素 ……………… 253
弓状動脈 ……………… 101
強皮症腎クリーゼ ……………… 188
空胞化 ……………… 177
軽鎖沈着症 ……………… 225
血管極 ……………… 88
原発性マクログロブリン血症 31
高血圧緊急症 ……………… 188
抗体関連型拒絶反応 ………… 30
抗ネフリン抗体 ……………… 302

さ

サルコイドーシス ……………… 165
シェーグレン症候群 ……………… 32

糸球体肥大······················ 193
自己免疫性膵炎················ 160
失尿細管糸球体················ 223
縞状線維化······················ 194
重鎖沈着症······················ 225
小葉間動脈······················ 101
新生血管·························· 209
スパイク·························· 140
組織学的重症度（H-Grade）　84

た

大量 γ-グロブリン　··········· 156
多中心性キャッスルマン病··· 170
タマネギ様肥厚················ 188
低出生体重児···················· 41
点刻像···························· 140

な行

尿細管炎·························· 173
尿細管基底膜···················· 220
尿細管性アシドーシス········· 41

は行

花筵様線維化···················· 162
傍尿細管毛細血管·········· 30, 172
泡沫細胞·························· 177

ま行

膜型ループス···················· 55
膜性腎症様 ApoE 沈着症······ 144
ミエリン体（myellin body）　180
ムコイド肥厚···················· 188
メサンギウム細胞間入········· 106
毛細血管内炎症·················· 30

や行

輸出細動脈······················ 101
輸入細動脈······················ 101
良性腎硬化症···················· 188

ら

臨床遺伝専門医················ 321
臨床的重症度···················· 85
リンパ球刺激試験（DLST）··· 178
ループス腎炎の ISN/RPS 分類 54
れなるみっち@腎病理塾······ 272

監修者プロフィール

佐藤 博（さとう ひろし）
東北大学名誉教授

　岩手県二戸市出身、1973年盛岡一高卒業、1979年東北大学医学部卒業。岩手県立磐井病院（一関市）で初期研修後、1981年東北大学第二内科入局。1990年医学博士号取得（学位論文「膜性増殖性糸球体腎炎の電子顕微鏡による組織学的研究─とくに上皮下沈着物の意義について」はHeptinstall's Pathology of the Kidney, 7th Editionに引用されている）。2007年東北大学腎・高血圧・内分泌学分野助教授、2010年東北大学薬学研究科臨床薬学分野教授、2019年JR仙台病院長を歴任し、2024年4月に公職から引退。

　成人以後の約50年間にわたり、朝は紅茶（ダージリン）で始まり、夜はスコッチウイスキーで一日を終えるのが日課。好きな食べ物は、ホヤ、チーズ、寿司の大トロ。最近はペースが落ちたが、40歳から60歳までの20年間は「ほとんど毎日」ラーメンを食べる生活が続いた。休日には「三食ともラーメン」のことがあり、連食も頻繁だった。「そんなに食べて飽きないの？」とよく聞かれるが、ラーメンにはスープの種類（醤油・塩・味噌など）だけでなく、「鶏ダシ・煮干しダシ・貝ダシ・鮮魚系……」や「あっさり・こってり」「細麺・太麺・極太麺」「ストレート麺・ちぢれ麺」「つけ麺・まぜそば」など多彩なバリエーションがあるので、決して飽きることがない。コンスタントに食べ続けるコツとしては、「常に最安値の品を注文」「大盛は注文しない」「サイドメニューは注文しない」「スープは極力残す」などが挙げられる。

著者プロフィール

長澤 将（ながさわ たすく）
東北大学病院 腎・高血圧・内分泌科

　経歴は大して変わっていないので橙・水・緑色本を参照ください。

　最近面白かった映画『ジョーカー：フォリ・ア・ドゥ』は個人的にはかなり良かったです。とりわけ挿入歌が良かったと思いませんか？　「Me And My Shadow」「That's Entertainment」「Get Happy」「I've Got The World On A String」「When You're Smiling」「Bewitched」「When The Saints Go Marchin' In」などのジャズの曲の他に「Close To You」もありましたね。

　前『ジョーカー』も冒頭の「Temptation Rag」「Here Comes The King」、ロッカールームで「Everybody Plays the Fool」（The Main Ingredient、NYのグループ、2018年2月11日の山下達郎のサンデーソングブックでかかって知りました。天気のいい日曜日午後に似合う一曲）、お風呂のシーンでは「The Moon Is A Silver Dollar」（Lawrence Welkのですね、Glen n Miller & his orchestraでも演奏していますね）、誤射シーン「Slap the Bass」（Fred AstaireのShall We Danceの中タップダンス好きです）、病院での「If You're Happy And You Know It」（Joaquin Phoenixダンスうまいな、というより味があります）、地下鉄で男たちの「Send In the Clowns」「My Name is carnival」「Simle, That's life、Rock 'n' Roll (Part 2)」「Spanish Flea」……と書いていたら、長すぎて編集部に「短くしてください」と言われました。

　Xでも情報収集＆発信中！→長澤将（腎臓内科医）@RealTNagasawa

この局面にこの一手！
Dr.長澤直伝！＜番外編＞臨床で役立つ！　腎生検・腎病理の定跡

2025年1月23日　　第1版第1刷 ©

監修者 ························· 佐藤博　SATO, Hiroshi
著者 ··························· 長澤将　NAGASAWA, Tasuku
発行者 ························· 宇山閑文
発行所 ························· 株式会社金芳堂
　　　　　　　　　　　　　〒606-8425 京都市左京区鹿ケ谷西寺ノ前町34 番地
　　　　　　　　　　　　　振替　01030-1-15605
　　　　　　　　　　　　　電話　075-751-1111（代）
　　　　　　　　　　　　　https://www.kinpodo-pub.co.jp/
デザイン ····················· naji design
印刷・製本················· シナノ書籍印刷株式会社

落丁・乱丁本は直接小社へお送りください．お取替え致します．

Printed in Japan
ISBN978-4-7653-2023-8

JCOPY ＜(社)出版者著作権管理機構 委託出版物＞
本書の無断複写は著作権法上での例外を除き禁じられています．複写される場合は，そのつど事前に，(社) 出版者著作権管理機構（電話 03-5244-5088，FAX 03-5244-5089，e-mail：info@jcopy.or.jp）の許諾を得てください．

●本書のコピー，スキャン，デジタル化等の無断複製は著作権法上での例外を除き禁じられています．本書を代行業者等の第三者に依頼してスキャンやデジタル化することは，たとえ個人や家庭内の利用でも著作権法違反です．